新冠肺炎疫情常态化下感染预防与控制实践指引

新冠肺炎疫情常态化下感染预防与控制实践指引

主　编　李六亿　吴安华

副主编　杨　芸　张浩军　高晓东　乔　甫
　　　　　徐　艳　陈文森　姚　希

编　者　（按姓名汉语拼音为序）

蔡　玲	甘肃省人民医院	任　南	中南大学湘雅医院
陈丽萍	新疆乌鲁木齐市眼耳鼻喉专科医院	申俊萍	山西白求恩医院
		沈　燕	复旦大学附属中山医院
陈文森	江苏省人民医院	史庆丰	复旦大学附属中山医院
陈　翔	复旦大学附属中山医院	孙吉花	滨州医学院附属医院
陈亚男	连云港市第一人民医院	孙　伟	复旦大学附属中山医院
崔扬文	复旦大学附属中山医院	卫　丽	四川大学华西医院
傅建国	厦门大学附属中山医院	吴安华	中南大学湘雅医院
高晓东	复旦大学附属中山医院	徐　艳	贵州省人民医院
葛子君	江苏省人民医院	薛文龙	山西白求恩医院
黄辉萍	厦门大学附属第一医院	杨　乐	常州市第二人民医院
黄　英	南京市第二医院	杨亚红	甘肃省人民医院
郎耀雄	山西白求恩医院	杨　悦	江苏省人民医院
李六亿	北京大学第一医院	杨　芸	山西白求恩医院
李占结	江苏省人民医院	姚　希	北京大学第一医院
梁　燕	武威市凉州医院	叶　青	武汉大学人民医院
林　吉	四川大学华西医院	臧　凤	江苏省人民医院
林佳冰	复旦大学附属中山医院	张冰丽	北京大学第一医院
刘　波	江苏省人民医院	张浩军	甘肃省人民医院
马红秋	安徽医科大学第一附属医院	张　翔	江苏省人民医院
乔　甫	四川大学华西医院	张映华	甘肃省人民医院

北京大学医学出版社

XINGUAN FEIYAN YIQING CHANGTAIHUAXIA
GANRAN YUFANG YU KONGZHI SHIJIAN ZHIYIN

图书在版编目（CIP）数据

新冠肺炎疫情常态化下感染预防与控制实践指引 / 李六亿，吴安华主编. —北京：北京大学医学出版社，2021. 10（2021. 12 重印）

ISBN 978-7-5659-2476-7

Ⅰ. ①新⋯　Ⅱ. ①李⋯②吴⋯　Ⅲ. ①新型冠状病毒肺炎 - 疫情防控　Ⅳ. ① R512.930.1

中国版本图书馆 CIP 数据核字（2021）第 192371 号

新冠肺炎疫情常态化下感染预防与控制实践指引

主　　编：李六亿　吴安华
出版发行：北京大学医学出版社
地　　址：（100191）北京市海淀区学院路 38 号　北京大学医学部院内
电　　话：发行部 010-82802230；图书邮购 010-82802495
网　　址：http://www.pumpress.com.cn
E-mail：booksale@bjmu.edu.cn
印　　刷：北京瑞达方舟印务有限公司
经　　销：新华书店
责任编辑：刘云涛　　责任校对：靳新强　　责任印制：李　啸
开　　本：880 mm × 1230 mm　1/32　印张：9.625　字数：270 千字
版　　次：2021 年 10 月第 1 版　2021 年 12 月第 2 次印刷
书　　号：ISBN 978-7-5659-2476-7
定　　价：42.00 元

前　言

　　庚子年伊始，新型冠状病毒肺炎疫情突袭而至，全国人民众志成城、共克时艰，积极投入到这一场没有硝烟的"战疫"中，感染控制的战友们奔赴一线，夜以继日，深入发热门诊、隔离病区，开展病区改建、优化感控流程、指导消毒隔离，护佑医患安全。在党中央和国务院的正确领导下，武汉解封，我国在抗击新冠肺炎疫情中取得了阶段性的胜利。常态化疫情防控阶段，国际疫情形势依然严峻，我国部分地区还存在新冠肺炎的聚集发生。新疆乌鲁木齐新冠肺炎抗疫攻坚战中，从全国抽调感染防控专家组参与抗疫，在国家卫生健康委的正确指导下，感染防控专家们在总结武汉抗疫及对新冠病毒相关特性了解更加清晰的基础上，进一步完善和细化新冠肺炎疫情感染防控工作，总结出一系列科学精准的防控策略；同时纠正了前期过渡或不当的感染防控措施，注重科学防控、精准施策，取得了较好的实践经验。为了总结推广新冠肺炎疫情感染防控的有效措施，巩固疫情防控成果，按照国家卫生健康委的指示，国家医疗救治专家组的感染防控专家们及全国各省参与一线抗疫的部分感控专家共同编写了这本《新冠肺炎疫情常态化下感染预防与控制实践指引》。

　　按照平疫结合的思路，本书共分为8章，内容涵盖了医院感染管理及感染防控基本要求，新冠肺炎患者筛查与诊治部门的感染防控，医院感染监测与暴发的处置，医务人员个人防护，感染性职业暴露的监测、处置与预防，清洁、消毒与隔离，重点部门、重点人群、重点环节的感染防控，检验科微生物实验室的感染防控。从新冠肺炎疫情常态化下及新冠肺炎疫情期间的不同防控要求进行全面阐释，较好地结合了平疫结合的主导方针，因地制宜、结合实际，针对定点救治医院、病区、发热门诊、过渡病房等防控提出具体的方案，针对医疗机构防控薄弱环节，如经呼吸道传染病病区的建筑布局新建与改建思路等进行深入探讨，着重各项防控措施的落地，更好地指导医疗机构的医院感染防控工作。

本书主编李六亿教授、吴安华教授等均有较丰富的新冠肺炎疫情抗疫实战经验，哪里有疫情哪里就有他们的身影，同时他们还协助国家卫生健康委制定全国新冠肺炎疫情感染预防与控制指南、医务人员个人防护指引等。本书本着科学、严谨、务实的精神，在国家卫生健康委的指导下，感染防控专家组对每一部分的内容都进行了深入的论证，引入了新冠肺炎疫情防控中循证医学的相关数据，对目前存在的争议问题达成共识，避免防护过度或防护不足。本书另一特点为重点总结新冠肺炎疫情医院感染防控中存在的问题、难点及策略，总结了疫情感染防控中常见的错误，并提出解决思路及做法。这是一本注重科学化、循证化和可操作性的医院感染防控实践指引，内容贴近临床，实用性、针对性强，在常态化疫情防控中对医疗机构医院感染防控提供理论和技术支持，具有较好的参考价值，并能为今后应对类似的呼吸道传染病疫情的感染预防提供较好借鉴。

由于出版周期短以及对于新冠肺炎的相关研究还在继续，本书难免存在一定的不足，某些知识点有待于循证医学的研究，同时涉及面还不全，某些部门的防控未纳入等，肯请广大读者批评指正。

李六亿　吴安华

2021 年 6 月

目　录

第一章

医院感染管理及感染防控基本要求

第一节 医院感染管理原则要求

新型冠状病毒肺炎（简称新冠肺炎）是一种新发呼吸道传染病，是近百年来传播速度最快、范围最广的呼吸道传染病，是人类面对的最大的公共卫生难题之一。由于传播途径多样且阻断难度大，无症状感染者有传染性，患者早期症状不特异，难以识别，给医院感染防控带来了巨大的挑战。

目前，国内在党中央的正确领导下，万众一心、团结抗疫，新冠肺炎的传播得到有效控制，但国际疫情还在不断蔓延，不少国家新冠肺炎疫情出现反弹，因此我国防控输入性传播面临着巨大的压力。根据目前我们对新冠肺炎疫情特性的了解，新冠肺炎疫情的医院感染防控将转入常态化工作，包括如何与其他呼吸道疾病和感染性疾病鉴别，做到早发现；如何规范医院诊疗流程，对疑似新冠肺炎病例有效隔离；医疗机构如何同时满足日常诊疗和疫情防控需求，做到两手抓、两手硬；定点医疗机构如何平战结合，尽快应对突发的暴发疫情等，这些都是医疗机构面临的挑战。秋冬季是呼吸道传染病的高发季节，面对即将到来的秋冬季，我们应对这些艰巨的挑战，需要有成体系的、有组织的医院感染防控。

我国卫生行政部门自 1986 年开始进行有组织的医院感染管理工作以来，通过 30 多年的推进，已经建立了一套行之有效的医院感染管理体系，法律、法规、规范和技术类标准体系。医院感染管理工作的组织形式也以《医院感染管理办法》为依据在各级各类医疗机构中基本建立。

在疫情常态化防控的背景之下，制定医院感染防控策略，让医院感染管理的要求落地、让医院感染管理的组织良好有效运行，必须切实落实"四早"，即早发现、早报告、早诊断、早隔离。如何让医院感染防控措施落实，真正让每一个医疗机构都能筑牢医院感染防控的堡垒，是我们面临的重要课题。本节将针对上述问题做出阐述。

一、完善医院感染管理组织构架

医院感染管理策略的制定要结合日常诊疗需要和医院感染防控的要求，需要综合考量。医院感染管理既涉及专业要求也涉及管理决策，而合理的医院感染管理组织架构是一切运行的基础。医院感染管理委员会是医疗机构医院感染管理策略的决策机构，在突发的疫情面前，委员会机制的良好运行和正确决策是防控工作有序开展的前提。

医院感染管理部门是决策的技术支持和措施落实的组织部门。能否为感染控制决策提供充足的技术支持并有力落实防控措施十分关键。因此在应对疫情中配备合格和足量的感染管理专职人员就显得十分重要。专职人员的专业技术能力、管理协调能力都是在人员配备中需要重点考虑的能力。专职人员通过提出准确的专业技术要求、开展全方位的培训与督导，及时发现问题并协调改进。

临床一线人员是医院感染管理的落实者，也是组织构架中的基础。临床医院感染管理小组要有明确的分工，组长由部门负责人担任，小组中要有医生、护士，分别负责患者识别和各项防控措施落实和督导。工作要有机制，有主动性，能组织针对性的培训，主动发现问题并改进。

二、发挥制度与流程在疫情应对中的作用

新发突发传染病的应对需要医院整体的应对，靠的是在制度和流程的规范下，一系列完整措施的落实。疫情应对不仅需要临床医务人员的规范诊疗和科学防护，还需要诊疗流程的整体优化、防控措施的整体落地，甚至还需要建筑布局的优化与改造。整体的推进必须要有制度、流程，才能有效、有序、完整。

制度制定中照搬上级文件、制度与执行衔接不到位是容易出现的问题，疫情应对中制度和流程是大家共同遵照的行为准则，因此

制度科学、详细、可执行才能避免某一个环节出现大的疏漏。制度的制定也要明确做什么、怎么做、谁来做的问题。

对于现阶段新冠肺炎疫情医院感染防控工作，不断深化和细化应急预案是极为重要的。新冠肺炎疫情仍然处于全球大流行的状态，防控压力持续存在，无论是出现突发的疫情还是在医疗救治中出现可疑的新冠肺炎患者，都需要医疗机构有应急预案来及时应对。

医疗机构整体的应急预案应当针对疫情平稳状态、本地有小规模社区病例和本地疫情暴发等不同的疾病流行情况细化，对预检分诊实施的模式、消毒、隔离和防护的措施适时调整。

另外，应急预案还应该细化急危重症患者救治中的防控要求，采用合理的预检机制在救治中实现新冠肺炎疑似患者的早期识别，同时又不影响救治效率与效果。

三、有效开展医院感染防控的培训并突出及时性、可及性、针对性和有效性

培训是推进制度、落实流程的重要手段，新冠肺炎疫情防控中的培训在疫情应对中显得尤为重要，每一位进入收治新冠肺炎患者病房的人员都必须要经过培训，不论是医生、护士、保洁员还是设备维修员。此时的培训一定要突出及时性、可及性、针对性和有效性。

培训的及时性要求必须在医务人员接触患者、面临风险前获得其应掌握的医院感染防控知识，综合医院门诊的医生要知道出诊时须戴好口罩、做好手卫生，不能在医疗区域吃饭、喝水；进入新冠肺炎定点病房的医务人员则要知道以怎样的流程进出医疗区域、如何有效防护、出现职业暴露如何应对。培训及时性是保障医护安全的基础。

培训的可及性是医院感染防控培训一大挑战，因为培训对象的广泛性、工作内容和防控知识与技能掌握的差异增加了培训可及性的难度。解决培训可及性的方法就是多种形式、多条途径、不同对象的多样培训方法。从形式上讲可以采用文字、课件、视频、图文、海报等多种形式，针对不同的对象，特别对保洁、保安等没有医学

背景、接受能力有限的培训对象，优先选择视频、海报等形式。从途径上讲可以逐级培训、线上培训，对于操作性较强的培训还要进行面对面的培训和演示。从对象上除了医、护、技以外，还要关注到管理人员、标本配送员、护理员、设备工程师、医疗废物收集员、保安甚至包括医院配备的警务人员等。全覆盖的培训才能解决可及性的问题。

培训的针对性也是必须要考虑的问题，新冠肺炎疫情防控中除了普适性的防护和手卫生的知识以外，不同的岗位承担着不同的职责与任务，需要针对不同的岗位设计不同的培训内容。

培训的有效性是措施落实的重要影响因素。如何去考量，需要不断创新。应急演练、口头考试和操作考试都是重要的方法。针对常见错误设置线上自测考试也是非常受欢迎的、有效的形式。

四、扎实的医院感染防控基础是应对突发疫情的基石

新冠肺炎疫情防控中的医院感染防控，不仅考验了医疗机构的应急应对能力，更考验了医院感染防控的基础能力。按照标准预防的要求，严格落实手卫生、咳嗽礼仪、消毒隔离、防护用品的使用、医疗废物管理工作等，可有效防控疫情在医院内的传播。

医务人员日常个人防护落实情况也很大程度影响了疫情应对效果。本次疫情应对中出现了一些平日防护不足，疫情出现过度恐慌而防护过度的现象。医务人员全面掌握个人防护的科学方法与要求方可解决平日防护不足和疫情状态过度恐慌的问题。因此夯实医院感染防控的基础才是应对疫情的良策。

我国针对医院感染防控工作已经建立了完善的法律法规体系。日常感染防控工作的执行已经有法可依，这就要求医疗机构做到有法必依。将基础感染防控措施严格落实是疫情常态化防控的重要组成部分。

五、坚持做好医院感染监测工作，杜绝发生医院感染暴发事件

医院感染的监测是疫情防控中的重要环节，对于新冠肺炎的医

院感染防控工作也起到了重要的作用，在新冠肺炎的监测中监测的主体和一线应该由临床一线的医师承担，以及时发现患者病情的变化，及时通过三级查房和发热会诊等对患者新出现的感染相关症状进行进一步的检查和鉴别诊断，及时发现可疑的新冠肺炎患者，这是疫情期间监测工作的基础。

医院感染管理专职人员应对医院的重点部门和全院医院感染发生情况、下呼吸道感染情况动态监测，及时发现感染的异常升高并调查、分析原因。对于所有疑似的医院感染聚集性发生都要分析并排查其原因。另外，还要关注医院内所有的医、护、技及其他各类工作人员的健康监测情况，及时发现问题并科学采取对策。

六、根据新冠肺炎疫情传播的三个环节，采取有效防控措施

新冠肺炎疫情的科学防控离不开最经典的传染病传播链理论，防控措施应围绕隔离传染源、切断传播途径和保护易感人群来开展。要避免出现脱离这三类措施的过度防控现象，也要杜绝违反这三类措施的情况。医疗救治中，坚持对"四类人员"（确诊患者、疑似患者、不能排除感染可能的发热患者、确诊患者的密切接触者）实施"四早"和"四集中"（集中患者、集中专家、集中资源、集中救治）是应该遵循的基本原则。在医疗机构选择有效的防控措施时也应当考量是否围绕切断传染病传播链开展了科学、有效、适度的防控措施。

七、加强风险评估，开展对重点部门、关键环节、高风险人群的感染防控工作

医院感染风险评估是一种有效的集中优势资源解决重点问题的重要管理思路与手段，在医院感染的日常防控中起到了重要的作用。新冠肺炎疫情下，医院感染防控的重点部门、关键环节和高风险人群都发生了变化。因此需要建立科学有效的风险评估的量表，有效识别新冠肺炎疫情下的高风险部门，对高风险部门给予更多的关注。通过制定针对性的制度、流程、应急预案等，开展培训、考核，督

导与持续改进，筑牢高风险部门、关键环节和高风险人群的感染防控壁垒。

八、根据暴露新冠肺炎的风险，医务人员采取分级防护、科学防控、精准施策

新冠肺炎疫情下，医务人员有担当、能担当，不管在疫情暴发早期的医疗救治中，还是在疫情常态化防控后保障日常医疗工作都做出了重要的贡献，同时也承担着更大的风险。医务人员防护是防控措施中的重要一环，广受关注。

医务人员防护要求应该是在标准预防的基础上结合暴露新冠肺炎感染的风险而确定，新冠肺炎感染风险的管控要依靠预检分诊、患者有效筛查和合理安置、正确分区为前提，所以医务人员防护的有效性是有重要前提的，因此在判定不同岗位的风险时一定要结合其他重要措施实施情况。另外，分级防护标准的制定还要结合新冠肺炎疫情在当地流行的情况，动态地、及时地进行调整。不同感染风险级别的划分及其防护要求的具体内容，本书将在后面相应的章节中详细介绍。

九、新冠肺炎疫情的感染防控要坚持践行三线思维

新冠肺炎疫情的感染防控工作已经进入了常态化，要长期落实和坚持践行防控要求。新冠肺炎的医院感染防控工作是诊疗活动的有机组成部分，因此一定要坚守感染防控是贯穿诊疗活动的"主线"的思维，动员所有参与诊疗活动的人员，落实疫情防控要求。同时，预防疫情在医院内出现传播，是疫情下诊疗工作中保证患者安全的"底线"，要杜绝在诊疗中带给患者二次伤害。疫情防控需要依法依规，其中感染防控是依法执业中的重要内容，也是不可触碰和逾越的"红线"。

（姚　希　李六亿）

第二节　医疗机构的感染风险评估

由新型冠状病毒（2019-nCoV）感染导致的新冠肺炎（Corona Virus Disease 2019，COVID-19），是中华人民共和国成立以来，传播能力最强、传播范围最广、控制难度最大的呼吸系统传染病。但作为传染病防控，临床实践已经证实，隔离传染源、阻断传播途径、保护易感人群依然是最为经典有效的防控方法。全面采取最为严格的防控措施，可以控制病毒的传播和流行，但不分轻重缓急采取"一刀切"式的管理方式，务必会造成社会和医疗资源的巨大浪费。作为医疗机构，首先应进行感染风险评估，根据风险等级有针对性地采取相应的防控措施，从而合理化利用医疗资源。

一、风险评估

风险评估（risk assessment）包括风险识别、风险分析和风险评价全过程。其一般流程为定义流程、目标风险、确定风险评估报告基础、确定风险形成原因及后果、确定风险的影响程度、确定风险发生的可能性、确定风险级别、确定风险处置策略及策略的有效性、修订风险评估各要素并形成风险评估报告。繁而简之，包括定性和定量两个层面。通过风险识别和风险分析了解医疗机构风险所在。通过定量分析，采用半定量方式，确定风险排序从而遴选出最紧迫、最急需解决的风险点。目前常见的风险评估的管理工具有灾害脆弱性分析（Hazard Vulnerability Assessment，HAV）、失效模式和效果分析（Failure Mode and Effect Analysis，FEMA）、美国感染控制和流行病学专业协会（Association for Professional in Infection Control and Epidemiology，APIC）风险评估工具表等。各种风险评估工具各有优势，医疗机构可以综合考量本机构的特点合理选择。在新冠肺炎疫情期间，需要根据地区风险等级、以及医疗机构内部科室的风险划分综合考虑，制定针对性的感染防控策略和手段。

二、地区疫情风险等级划分

根据疫情风险，国家以县域为单位制定了高、中、低风险等级。低风险地区：无确诊病例，或连续 14 天无新增确诊病例。中风险地区：14 天内有新增确诊病例，累计确诊病例不超过 50 例；或累计确诊病例超过 50 例，14 天内未发生聚集性疫情。高风险地区：累计确诊病例超过 50 例，14 天内有聚集性疫情发生。根据政府部门实时发布的国内疫情风险等级，医疗机构应动态调整流行病学调查的范围区域，对来自高、中风险地区就诊患者应重点加强管理，详细询问并记录轨迹史，了解流行病学史，并根据临床症状及体征、影像学资料（如 CT 检查结果）以及核酸检查结果等，由专人引导至发热门诊就诊或排除新冠感染后转至相应专科诊治。

三、医疗机构内部感染风险等级划分

医院作为特殊的公共场所，就诊、住院患者人员高度集中，也是疑似或确诊新冠肺炎患者未出现或出现症状后的主要去向，容易造成交叉传播且防控难度大，是常态化疫情防控工作的重点和难点。医院应开展动态化风险评估，充分考虑可能的传播风险，杜绝院内交叉感染的发生。

（一）医务人员感染风险操作等级划分

针对医疗机构新冠肺炎交叉感染风险等级，目前国内还缺乏权威并且统一的划分依据。有的依据区域或部门划分，但难以全面覆盖，并且存在同一区域或部门内部会划分入不同感染风险级别的情况，如《新冠肺炎疫情期间医疗机构不同区域工作岗位个人防护专家共识》，发热门诊、隔离病区、病理科、消毒供应中心等，同一部门既有中风险人员，又有高风险人员；有的既依据区域又夹杂操作划分，但不符合等级划分唯一性和推理性基本原则，遇到具体临床实际情况，让工作人员很难通过常规推理准确而迅速地划分风险级别，如《新冠肺炎疫情期间医务人员防护技术指南（试行）》，防护用品使用图表中既有区域划分同时也混杂有操作类别划分。本书在参考众多规范和专家共识基础上，首次提出以操作风险作为感染风险划分依据，从而尽量符合唯一性和推理性，此处操作指广义性概念，既包括具体临床操作，也包括如接诊、问诊等操作。

根据操作的风险等级，医疗机构内交叉感染风险划分为低、中、高三个风险等级。低风险操作（低风险等级）：不存在直接或间接接触疑似或确诊新冠肺炎患者或标本，如低风险区域医疗机构未接诊来自中、高风险区域等具有流行病学史的患者时。中风险操作（中风险等级）：存在直接或间接接触疑似或确诊新冠肺炎患者或标本，或常规就诊涉及呼吸系统和消化系统自然腔道、急诊手术等而未排除疑似或确诊新冠肺炎（以上操作均除外产生气溶胶的操作）。高风险操作（高风险等级）：存在为疑似或确诊新冠肺炎患者或标本进行产生气溶胶的操作可能。

（二）医务人员感染风险防护划分

明确感染风险操作之后，应有针对性采用对应性的防控用品，从而最大化保护医务人员，最大化合理使用防护用品（表 1-1）。

表 1-1　不同操作感染风险级别的防护用品选用

适用交叉感染风险操作等级	防护级别	防护用品								
		工作服	工作帽	医用外科口罩/普通医用口罩	医用防护口罩	防护面屏或护目镜	乳胶手套	隔离衣/防护服	靴套	正压头套或全面型呼吸器
低风险操作	一级防护	+	±	二者择一	－	－	±	－	－	－
中风险操作	二级防护	+	+	+	+	+	+	二者择一	+	－
高风险操作	三级防护	+	+	－	+	+	+	二者择一	+	+

注："+"指采取的防护措施，"±"指根据工作需要可采取的防护措施

根据可能的暴露风险，对医疗机构交叉感染风险等级进行划分，目的是让具体临床行为操作者能有明确防护依据，尽量避免可左可右或纷繁复杂的指导，导致无所适从或依从性差。根据广义操作进行感染风险等级划分，本质还是依据是否接触疑似或确诊新冠肺炎患者。

但临床实际工作中，由于无症状感染者的存在，以及精确流行病学史获取的可能偏失，很难做到对就诊患者比较明确的判别或诊断，所以作为医院第一道防线，预检分诊和发热门诊至关重要。预检分诊和发热门诊应充分发挥应有的前哨作用，尽最大可能及时发现具有流行病学史或一定临床表现的就诊患者，及时在发热门诊明确诊断。具体科室应加强二次预检分诊，再次对流行病学资料进行问询，尤其涉及呼吸系统和消化系统自然腔道操作、急诊手术的科室。涉及应完成应检尽检患者的核酸采集工作，待结果出来后再执行临床操作，急诊手术患者应有应急预案，在未明确前应采用中风险操作二级防护级别。最后，无论疫情与否，标准预防措施应不折不扣执行，如面部可能受到患者血液、体液等喷溅污染时，应常规加带护目镜或防护面屏。

四、风险评估中的常见问题与对策

1. 常见问题

（1）医务人员防护不足：医务人员在诊疗工作中，具有接触疑似或确诊新冠肺炎患者的可能，但防护用品穿着等级不足。如转运疑似或确诊新冠肺炎患者的工作人员，具有明确的接触可能，但未穿防护服、佩戴医用防护口罩等；为疑似或确诊患者进行气管插管等可能产生气溶胶的操作时，未佩戴护目镜或防护面屏等。

（2）医务人员过度防护：低风险区域医疗机构，部分医务人员认为防护级别越高越好，如在发热门诊三级防护，预检分诊常规下穿医用防护服，在佩戴护目镜基础上加戴防护面屏等。

2．对策

（1）加强宣教，提高正确认识：科学防控需要科学依据和科学措施。不能因为恐惧或想当然，无限制提升防护级别和防护措施，以免造成医疗资源浪费。感染防控专职人员，应根据疫情最新形势，结合国家最新指南规范及本机构实际情况，及时对本机构防控级别及措施进行修订，同时加大对医务人员培训力度，提高其合理防护意识、知识与技能。

（2）正确风险评估和防护：特殊情况下，防护用品也并非完全按照防护等级执行，如 2020 年武汉疫情初期，医务人员个人防护多有过度倾向，医用防护口罩外面再佩戴医用外科口罩，防护服外面再穿隔离衣，既佩戴护目镜又佩戴防护面屏，既穿鞋套又加穿靴套等，这是疫情特殊情况下的特殊要求，并非常规情况下的防控要求。根据现状以及特殊情况下特殊需求，建议应遵守基本原则：低一级防护的防护用品可以选用更高一级防护的防护用品，但高一级防护的防护用品要求不能用低一级防护的防护用品替代。

五、注意事项

风险评估是动态的过程，旨在指导医疗机构科学制定感染防控的计划，并与其他的管理工具和谐统一，服务于医疗质量品质和内涵提升。常规每年开展一次，若有重大情况变化需要临时增补。

医疗机构风险评估其核心在于服务于医疗质量，切不可有形而上学，有形无实，这样不仅不能解决临床核心问题反而会增加临床管理成本，导致临床医务人员工作量的增加。

（刘　波　陈文森）

参考文献

[1] WHO. Risk assessment and management of exposure of health care workers in the context of COVID-19：data template.https：//www.who.

int/publications/m/item/risk assessment and management of exposure of health care workers in the context of covid 19 data template.

［2］ 国务院应对新型冠状病毒肺炎疫情联防联控机制综合组. 关于科学防治精准施策分区分级做好新冠肺炎疫情防控工作的指导意见［EB/OL］.（2020-2-18）［2021-4-10］. http：www.gov.cn/xinwen/2020-02/18/content_5480514.htm.

［3］ 李春辉，黄勋，蔡虹，等. 新冠肺炎疫情期间医疗机构不同区域工作岗位个人防护专家共识［J］. 中国感染控制杂志，2020，19（3）：199-213.

［4］ 国家卫生健康委办公厅. 新冠肺炎疫情期间医务人员防护技术指南（试行）［EB/OL］.（2020-2-21）［2021-5-10］. http://www.nhc.gov.cn/yzygj/s7659/202001/e71c5de925a64eafbe1ce790debab5c6.shtml.

［5］ 刘波，张永祥，张卫红. 新型冠状病毒肺炎国内防控规范比较分析［J］. 中国感染控制杂志，2020，19（7）：603-610.

第三节　预检分诊和新冠肺炎患者识别要求

预检分诊是医疗机构门急诊对就诊人员进行初筛、合理引导就医、及时发现传染病风险、有效利用医疗资源、提高工作效率的有效手段，是及时发现传染病的第一关口，只有做好预检分诊、准确识别患者，真正做到"早发现"，才有可能实现"早报告、早隔离、早治疗"。本节就如何科学开展预检分诊以及如何有效识别患者进行解读。

一、预检分诊管理要求

（一）设置要求

《医疗机构传染病预检分诊管理办法》中明确指出，医疗机构应当建立传染病预检分诊制度。其中，二级以上综合医院应当设立感染性疾病科，具体负责本医疗机构传染病的分诊工作，对于没有设立感染性疾病科的医疗机构应当设立传染病分诊点。且预检分诊点应实行 24 h 值班制（晚间设在急诊，有醒目标识）。随着疫情防控进入常态化阶段，预检分诊的工作也应落实常态化，点位的设置、硬件的配置、人员的选派和培训等均应做到规范化，确保预检分诊能发挥应有的作用。

（二）地点要求

预检分诊应做到"应分尽分"，这就要求关口尽可能外移，"守"住院内重要入口，一般设立在医疗机构门急诊位置，相对独立、通风良好、具有消毒隔离条件。疫情初期，为了尽可能做到预检分诊到位，部分医疗机构将预检分诊设置在医院主要入口处。随着防控进入常态化，预检分诊也应回归常态化。相对于医院主要入口主动测量患者体温、查看健康码等，预检分诊更多的是在被动等待患者，容易出现患者识别疏漏，成为院内传播隐患。因此，医疗机构如人力充足，可在入口处配置专人负责指引患者至预检分诊，如人力配备无法到位，则应重点强化入口至预检分诊的标识设置，做到醒目、清楚，确保患者进入院内第一时间能找到预检分诊。

（三）物品配备

预检分诊处应备有发热患者用的口罩（医用外科口罩）、体温表、手卫生设施、医疗废物桶、疑似患者基本情况登记表等。此外，要充分利用预检分诊周边区域，通过张贴海报、电子宣传屏等多种方式，将预检分诊有关要求告知患者及其陪同人员，并加强健康知识宣教，如呼吸卫生、佩戴口罩、手卫生、社交距离等。

（四）人员配备

医疗机构应强化医务人员疫情防控意识和能力，根据就诊量配备有感染性疾病科诊治背景或相关专业的医务人员从事预检分诊工作，以保证预检分诊工作有序开展。对于部分文件要求指派有专业能力和经验的感染性疾病科或相关专业的医师充实预检分诊，实际工作中往往感染性疾病科和呼吸科等相关专业医生既要承担正常的诊疗还要兼顾发热门诊等，人力无法保障，这时可安排有一定经验的医生搭配护理人员负责分诊工作，重点应落实上岗前传染病相关知识培训及考核的精准化，包括穿脱防护用品、手卫生、医用防护口罩适合试验等技能考核合格后方可上岗。

二、新冠肺炎患者识别要求

（一）甄别患者

能否全面、准确地识别患者，将有风险的人群及时甄别突显出预检分诊管理精准化的重要性。承担预检分诊任务或工作的医务人员应熟练掌握《新型冠状病毒肺炎诊疗方案（试行第八版 修订版）》中对于疑似病例的相关诊断标准，包括流行病学史、临床特点等。对进入门、急诊的人员测量体温、问询流行病学史、识别健康码、行程码等，重点关注是否有发热、干咳、乏力、嗅觉味觉减退、鼻塞、流涕、咽痛、结膜炎、肌痛和腹泻等症状，儿童专科医院还应特别强调儿童病例症状相对较轻，部分儿童及新生儿病例症状可不典型，表现为呕吐、腹泻等消化道症状或仅表现为反应差、呼吸急促等。

（二）患者管理

对可疑患者或不能排除新冠肺炎风险的患者，应登记患者信息（强调信息的全面性，便于后期可追溯），指引患者陪同人员正确佩戴口罩、注意咳嗽礼仪，由专人按照指定路线送至发热门诊就诊并做好患者交接工作。如果没有设立发热门诊，应当按照当地卫生健康行政部门的规定，由专人将患者安全转诊至就近发热门诊进一步排查（转运过程可参照本章第五节相关内容）。对经预检分诊排除新冠肺炎风险的患者则指导至门、急诊相应专科就诊。此外，可借助其他信息化手段优化预检分诊工作，如国务院客户端小程序"疫情防控行程卡"，一键查询 14 天内该患者国内城市（驻留超过 4 h）以及境外到访地行程，更为便捷了解实际流行病学史。有条件的医疗机构可结合预约诊疗工作，开展先线上后现场的两次预检分诊，门诊就诊患者应尽量采取预约方式，分时段就诊，减少候诊人员聚集。

（三）防护要求

承担预检分诊工作的医务人员应根据当地风险等级合理落实防护等级，在新冠肺炎流行中高风险地区，按照接触新冠肺炎风险，在标准预防的基础上增加飞沫隔离、接触隔离的防护措施。预检分诊常规执行一级防护即可，包括：医用外科口罩、一次性工作帽、工作服、一次性乳胶手套或丁腈手套等。

三、常见问题与对策

对预检分诊设置的目的理解不透彻，存在人员配置、物品准备不到位以及过度消毒等现象。以导医台代替预检分诊、有岗无人等情况，导致医疗机构对于预检分诊相关的流程等不熟练，从而在疫情暴发初期预检分诊未能充分发挥出应有作用，不能满足患者识别要求。

1. 安排分诊人员存在更换频繁或设置没有传染病诊治背景的人员承担预检分诊工作。预检分诊是及时发现传染病的第一关口，只有做好预检分诊、准确识别患者，才可能做到早发现、早报告、早隔离。预检分诊人员需要准确、及时判断患者是否有感染性疾病。在新冠肺炎疫情防控期间，需要及时识别出可能的呼吸道传染病患者甚至是存在新冠肺炎疑似病例可能患者。对于患者的识别并不是仅熟记流行病学问诊相关问题就可以的，还要对患者的体征等有识别能力，起到综合性判断，这也是国家诸多文件规定预检分诊应配备有经验的感染性疾病科或相关专业的医务人员从事预检分诊工作的原因。

2．预检分诊医护人员防护过度。过度防护会增加被污染概率，对医务人员心理也是一种暗示。在天气炎热情况下，过度防护还存在中暑风险。使用后的口罩、手套等应严格按照感染性医疗废物处理。

3．预检分诊存在过度消毒。严禁使用化学消毒剂喷洒人员，将消毒剂涂抹在面部皮肤等情况。预检分诊设置的区域优先考虑通风，若通风效果不佳，则可以考虑配置空气消毒机等装置。物体表面保持清洁，每班次擦拭采用 500 mg/L 含氯消毒剂或使用含有能有效杀灭新冠病毒消毒液的消毒湿巾擦拭消毒，消毒剂的选择和使用指征等应符合《医疗机构消毒技术规范》和《国家卫生健康委办公厅关于印发消毒剂使用指南的通知》（国卫办监督函〔2020〕147 号）要求。

四、注意事项

1．预检分诊是 24 h 制，与发热门诊工作形成有效衔接，夜间可以设置在急诊。遇到疑似病例由专人引导至发热门诊救治。

2．预检分诊点设置要充分考虑医疗机构的能力，除了必要的门急诊设点外，切忌设置过多，如果设置不当、配备不足反而容易成为感染风险隐患。医院需要重点把好三道门——入口、门急诊和车辆入口，在便民就医情况下，尽可能地减少出入口，从而在有效范围内集中资源配置。

3．医务人员需要做到科学个人防护，恰当和适当，"到位而不越位"。

（陈亚男　陈文森）

参考文献

[1] 中华人民共和国卫生部. 医疗机构传染病预检分诊管理办法（中华人民共和国卫生部令〔2005〕41 号）.（2005-2-28）[2021-4-10].

http：//www.gov.cn/gongbao/content/2005/content.108214.htm.

[2] 国务院应对新型冠状病毒肺炎疫情联防联控机制（医疗救治组）．关于疫情常态化防控下规范医疗机构诊疗流程的通知（联防联控机制医疗发〔2020〕272号）[EB/OL]．[2020-07-13]．http：//www.nhc.gov.cn/xcs/zhengcwj/202007/6463d9c855894e67945c769f1c4ecb72.shtml.

[3] 国家卫生健康委办公厅．关于完善发热门诊和医疗机构感染防控工作的通知（国卫办医函〔2020〕507号）[EB/OL]．[2020-06-30]．http：//www.nhc.gov.cn/yzygj/s3573d/202006/4e456696ceef482996a5bd2c3fb4c3db.shtml.

[4] 国务院应对新型冠状病毒肺炎疫情联防联控机制综合组．关于做好新冠肺炎疫情常态化防控工作的指导意见（国发明电〔2020〕14号）[EB/OL]．[2020-05-8]．http：//www.gov.cn/zhengce/content/2020-05/08/content_5509896.htm.

[5] 国家卫生健康委办公厅．关于进一步加强疫情期间医疗机构感染防控工作的通知（国卫办医函〔2020〕226号）[EB/OL]．[2020-03-13]．http：//www.gov.cn/zhengce/zhengceku/2020-03/13/content_5491044.htm.

[6] 国家卫生健康委办公厅．关于加强重点地区重点医院发热门诊管理及医疗机构内感染防控工作的通知（国卫办医函〔2020〕102号）[EB/OL]．[2020-02-3]．http：//www.gov.cn/zhengce/zhengceku/2020-02/04/content_5474597.htm.

[7] 国家卫生健康委办公厅．关于印发消毒剂使用指南的通知（国卫办监督函〔2020〕147号）[EB/OL]．[2020-02-19]．http：//www.nwccw.gov.cn/2020-02/19/content_279722.htm.

第四节　新冠肺炎患者安置要求

一、总原则

坚持"预防为主、防治结合、依法科学、分级分类"的原则，坚持常态化精准防控和局部应急处置有机结合，有效落实"早发现、早报告、早隔离、早治疗"措施，切实维护人民群众生命安全和身体健康。患者安置需要充分考虑不同患者等级的管理，分类实施，精准管控。

病例定义参考《新型冠状病毒肺炎防控方案（第八版）》中定义：

1. 疑似病例定义　有下述流行病学史中的任何 1 条，且符合临床表现中任意 2 条；无明确流行病学史的，符合临床表现中的 3 条；或符合临床表现中任意 2 条，同时新冠病毒特异性 IgM 抗体阳性（近期接种过新冠病毒疫苗者不作为参考指标）。

（1）流行病学史：①发病前 14 天内有病例报告社区的旅行史或居住史；②发病前 14 天内与新冠病毒感染的患者和无症状感染者有接触史；③发病前 14 天内曾接触过来自有病例报告社区的发热或有呼吸道症状的患者；④聚集性发病（14 天内在小范围如家庭、办公室、学校班级等场所，出现 2 例及以上发热和 / 或呼吸道症状的病例）。

（2）临床表现：①发热和（或）呼吸道症状等新冠肺炎相关临床表现；②具有新冠肺炎影像学特征；③发病早期白细胞总数正常或降低，淋巴细胞计数正常或减少。

2. 确诊病例定义　疑似病例具备以下病原学或血清学证据之一者：①新冠病毒核酸检测阳性；②未接种新冠病毒疫苗者新冠病毒特异性 IgM 抗体和 IgG 抗体均为阳性。

3. 无症状感染者定义　新冠病毒病原学检测呈阳性，无相关临床表现，如发热、干咳、乏力、咽痛、嗅（味）觉减退、腹泻等可自我感知或可临床识别的症状与体征，且 CT 影像学无新冠肺炎影像学特征者。

4. 密切接触者定义　疑似病例和确诊病例症状出现前 2 天开始，或无症状感染者标本采样前 2 天开始，与其有近距离接触但未采取有效防护的人员。流行病学调查专业人员根据流行病学调查结果，结合相关部门提供的大数据信息，依据以下原则判定密切接触者：

①同一房间共同生活的家庭成员；

②直接照顾者或提供诊疗、护理服务者；

③在同一空间内实施可能会产生气溶胶诊疗活动的医护人员；

④在办公室、车间、班组、电梯、食堂、教室等同一场所有近距离接触的人员；

⑤密闭环境下共餐、共同娱乐以及提供餐饮和娱乐服务的人员；

⑥探视病例的医护人员、家属或其他有近距离接触的人员；

⑦乘坐同一交通工具并有近距离接触（1 m 内）人员，包括交通工具上照料护理人员、同行人员（家人、同事、朋友等）；

⑧暴露于被病例或无症状感染者污染的环境和物品的人员；

⑨现场调查人员评估认为其他符合密切接触者判定标准的人员。

5. 密接的密接定义　密切接触者与病例或无症状感染者的首次接触（病例发病前 2 天或无症状感染者标本采样前 2 天至被隔离管理前这段时间内，密切接触者与病例或无症状感染者的第一次接触）至该密切接触者被隔离管理前，与密切接触者有共同居住生活、同一密闭环境工作、聚餐和娱乐等近距离接触但未采取有效防护的人员，调查中要以与密切接触者接触频繁的家属和同事等人群为重点。

6. 一般接触者定义　与疑似病例、确诊病例和无症状感染者在乘坐飞机、火车和轮船等同一交通工具、共同生活、学习、工作以及诊疗过程中有过接触，以及共同暴露于商场、农贸（集贸）市场、公交车站、地铁内等公共场所的人员，但不符合密切接触者判定原则的人员。

二、新冠肺炎患者管理

（一）疑似病例安置

医疗机构的医务人员在预检分诊点发现符合疑似病例定义的患者后，应当由专人将患者转移至发热门诊救治，疑似患者需要单间安置，不能与其他患者混合安置，且患者需佩戴口罩，避免交叉感染。房间设置单独的卫生间。

（二）确诊患者安置

患者经过核酸检查、影像学检查、血常规检查等项目，由院内专家组会诊后不能排除新冠肺炎患者，需要转移至定点医院进行确诊和救治，并按照国家要求进行报告。确诊病例可混合收治在同一病室。

1. 方舱管理　医疗机构医务人员对收治患者进行初步预检分诊，根据最新版的新型冠状病毒肺炎诊疗方案，对符合收治标准的轻症患者，由专人负责指引患者及时入住方舱。所有入住方舱的患者应佩戴腕带，限制行动区域，不得离开方舱。除饮食等特殊情况外，患者平时应戴好口罩，口罩每日及时更换。为了利于入住方舱的轻症患者尽快康复，方舱工作人员可以带领这类患者在限制区域内进行适当的康复锻炼。疫情期间，一些方舱医院开展的广场舞、广播体操、太极拳等运动项目都值得借鉴。另外，还要关注方舱患者的心理健康以及精神生活，积极、良好的心理状态对于康复十分重要，如可以设立心理角，由专业的心理医生对患者进行心理疏导，还可以开展一系列诗歌大赛、朗读活动、歌唱比赛、摄影比赛等等，丰富方舱内人员的精神生活。方舱医院由于条件限制，不适合收治危重症患者，当方舱收治的轻症患者转为重症患者时，应及时转至定点医院收治。

2. 定点医院收治　参见第二章第三节"定点病区的感染防控"中的"患者的住院管理"部分。

3. ICU收治　隔离单人间收治疑似或确诊患者，隔离多人间用于确诊病例收治，床间距≥1.5 m。有条件的医疗机构应将患者放置于负压隔离间。

（三）无症状感染者管理

无症状感染者应当在定点医疗机构进行集中隔离医学观察14天，原则上连续两次标本核酸检测呈阴性者（采样时间至少间隔24 h）可解除集中隔离医学观察，核酸检测仍为阳性且无相关临床表现者需继续集中隔离医学观察，在观察期间连续 2 次核酸检测阴性可解除集中隔离医学观察。集中隔离医学观察期间，应当开展血常规、CT 影像学检查和抗体检测；符合诊断标准后，及时订正为确诊病例。如出现临床表现，应当立即转运至定点医疗机构进行规范治疗。解除集中隔离医学观察的无症状感染者，应当继续进行 14 天的居家医学观察并于第 2 周和第 4 周到定点医疗机构随访复诊。

（四）密切接触者和密接的密接管理

密切接触者和密接的密接应当采取集中隔离医学观察，对于特殊人群可采取居家医学观察，应当加强指导和管理，严格落实居家医学观察措施。

1. 14 岁及以下儿童　若其父母或家人均为密切接触者或密接的密接，首选集中隔离医学观察，在做好个人防护和保持人际距离的情况下，儿童可与父母或家人同居一室。如仅儿童为密切接触者或密接的密接，可在社区医务人员指导下，做好个人防护和保持人际距离，由家人陪同儿童居家医学观察；有基础疾病的人员和老年人不能作为儿童的陪护人员。

2. 半自理及无自理能力的密切接触者或密接的密接　原则上实施集中隔离医学观察措施，由指定人员进行护理。如确实无法进行集中隔离医学观察，可在社区医务人员指导下，采取居家医学观察。有基础疾病的人员和老年人不能作为陪护人员。

3. 一般接触者管理　一般接触者要做好登记，并进行健康风险告知，一旦出现发热、干咳、乏力、腹泻等症状时要及时就医。

三、常见问题与对策

1. 发热门诊留观室为什么需要设单人间并有独立卫生间？没有独立的卫生间怎么办？

对策：留观室主要用于等待检查结果的疑似患者的留观，这样的患者可能会具有传染性，因此需要单间隔离。单间隔离时间需要根据医院辅助检查的时间长短而定，一般来说会有数小时甚至数天时间，所以需要有独立的卫生间，减少其对外界环境的影响。没有独立的卫生间时，可采用发热门诊的卫生间公用，但应错开使用，或增加移动卫生设施，并及时做好消毒工作，避免因使用公共卫生间而导致的交叉感染。

2. 隔离病房为什么会有双人间或三人间，而不是全部单间？

对策：对于病种相同的确诊患者，可以放在同一房间，进行隔离治疗。尤其是家庭聚集性病例，或是幼儿、老年人需要照顾的病例，多人间更适合生活照顾，有利于早日康复。而疑似患者因病因还无法确定，不同患者住在同一间病房，容易发生交叉感染，因此需要单间隔离收治。

3. 为什么不建议隔离病房都建成负压病房？

对策：开窗通风可以快速降低室内病毒的密度，简便有效，实用性强。负压病房的建设和运行成本都较高，所以保证房间开窗通风，比建立负压病房性价比更高。

4. 是否在重症监护室设负压病房？

对策：不一定需要。目前证据表明，COVID-19 是飞沫传播、接触传播和条件空气传播。如果有负压病房，可以将疑似或确诊的危重患者安置在负压病房，构建空气隔离屏障，来保证其他患者的安全，同时也保障了工作人员的安全。然而负压病房并非必须。如果已经建设，一定要科学建设、规范管理，否则无益于疾病防控，更会造成资源浪费。

5. 重症 ICU 如果出现多重耐药菌防控要求是什么？

对策：新冠肺炎救治带来的隐忧是抗微生物药物的不合理使用，会导致细菌耐药的产生。在做好新冠肺炎防控基础上，多重耐药菌的组合防控仍然有效也应该严格执行。

四、注意事项

1. 疑似患者需要单间安置，不能与其他患者混合安置，且患者需佩戴口罩，避免交叉感染。

2．确诊病例可混合收治在同一病室。

3．密切接触者和密接的密接应当采取集中隔离医学观察，对于特殊人群可采取居家医学观察，应当加强指导和管理，严格落实居家医学观察措施。

（张　翔　陈文森）

参考文献

[1] 国家卫生健康委办公厅，国家中医药管理局办公室．新型冠状病毒肺炎诊疗方案（试行第八版）（国卫办医函〔2020〕680号）．[EB/OL]．[2020-08-19]．http：//www.nhc.gov.cn/xcs/zhengcwj/202008/0a7bdf12bd4b46e5bd28ca7f9a7f5e5a.shtml.

[2] 国务院应对新型冠状病毒肺炎疫情联防联控机制综合组．新型冠状病毒肺炎防控方案（第八版）（联防联控机制综发〔2021〕51号）[EB/OL]．[2021-05-14]．http：//www.nhc.gov.cn/jkj/s3577/202105/6f1e8ec6c4a540d99fafef52fc8bdof8.shtml.

[3] 中华人民共和国国家卫生和计划生育委员会．经空气传播疾病医院感染预防与控制规范：WS/T 511-2016 [S]．

[4] 国家卫生健康委办公厅．关于加强重点地区重点医院发热门诊管理及医疗机构内感染防控工作的通知（国卫办医函〔2020〕102号）．[EB/OL]．[2020-02-4]．http：//www.nhc.gov.cn/yzygj/s7659/202002/485aac6af5d54788a05b3bcea5a22e34.shtml.

第五节　疑似／确诊新冠肺炎患者院内及院间转运要求

根据中华人民共和国国家卫生健康委员会2020年1月20日的第1号公告，将新冠肺炎纳入法定传染病乙类管理，按照国家甲类传染病的预防、控制措施执行。目前，新冠肺炎疫情已波及全球多个国家和地区，医院留观及感染患者仍然较多，国内疫情亦尚未完全控制。为有效控制疫情扩散，外防输入、内防反弹，2020 年 1 月 27 日国家卫生健康委办公厅颁发了《新型冠状病毒感染的肺炎病例转运工作方案（试行）》，要求各级卫生健康行政部门统筹负责辖区内新型冠状病毒肺炎患者转运的指挥调度工作，疑似病例和确诊病例都应转运至定点医院集中救治。

如何在转运过程中防止传播新冠肺炎，确保患者和医护人员安全、物品和环境消毒，避免院内外交叉感染，做好交接工作，对控制疫情显得非常重要，需严格遵循国家行业标准及文件要求，包括《新型冠状病毒肺炎防控方案（第 8 版）》《医疗机构消毒技术规范》（WS/T 367-2016）、《医院消毒卫生标准》（GB 15982-2012）、《医疗机构环境表面清洁与消毒管理规范》（WS/T512-2012）、《关于印发应对秋冬季新冠肺炎疫情医疗救治工作方案的通知》（联防联控机制医疗发〔2020〕276 号）等。

一、组织管理

以分管院长为组长，协调医务处、门诊部、护理部、待转运患者病区、院感科等各部门实施转运工作。转运领导小组每日统计院内发热患者，对于发热门诊内的输液患者、留观患者，隔离病房患者根据病情进行分类，制作拟转运患者信息表。与各接收单位共同协调定向转运任务，即向每个定点医疗点转运疑似、轻型、普通型、重型、危重型患者的例数，同时与待转运患者病区确定需要转运的患者名单及病情，提前将名单及行车路线发给各定点医疗点，以便医疗点接收患者时核对患者信息，并根据拟入院患者病情提前做好接诊准备。待转运患者病区将拟定的转运患者名单、疾病程度分型、转运路线下发到转运小组（每个转运小组至少包括医生和护士各 1 名）。做好消毒隔离、医患防护以及司机等人员的基本防护培训和穿戴检查。对参与转运的护理人员进行转运护理注意事项、物品准备、转运中突发状况的应急预案处置培训，督促落实转运前患者准备，发车前落实现场协调、秩序维持、转运物品检查、转运工作人员穿戴等工作。

二、转运过程

（一）转运准备

1. 在转运前，管床医生及护士与待转运患者进行沟通，告知转运的目的、时间、目的地，缓解其恐惧、紧张的心理，取得患者的理解与配合。协助患者联系家人，整理随行用物并消毒。

2. 在室内设置转运患者等候区，配备取暖器，做好通风；划分休息区、用氧区、治疗区，提供饮用水、一次性水杯、一次性擦手纸、快速手消毒剂等物品。指导患者在接触呼吸道分泌物后使用洗手液洗手或使用手消毒剂消毒双手。密切观察患者病情变化。

3. 设置转运等候区至转运车辆停靠区之间的行进通道，通道宽度以同时容纳 2 张转运床通过为宜，便于医护人员分立于病床两侧护送患者，同时利于突发状况的抢救处理。

4. 核对患者名单，按照名单分批次安排患者进入转运通道，患者间保持 1 m 以上安全社交距离，在工作人员指引下排队上车。

5. 确诊患者和疑似患者做到分车转运。每例患者出发前统一配发医用外科口罩，出发前和到达后协助患者进行手、鞋帽等衣物消毒。

6. 明确转运路线。在转出和转入单位均设置转运车辆停靠区，明确标识车辆出入院区路线，在指定区域安排专人引导和对接。由转运领导小组事先明确转运目的地，提前告知司机目的地及行驶路线。每个转运小组每次转运不超过 10 例轻型 / 普通型患者，或仅负责 1 例重症 / 危重症患者，即每辆转运车配备 1 名医生、1 名护士以及拟转运患者。到达定点医疗机构后，转运小组与定点医疗机构共同确认患者名单无误后方可离开。转运小组需注意在每个医疗点都要核对患者信息，防止误送。

（二）患者转运

1. 疑似患者

（1）现场接诊及处置：在出诊医护人员到达现场后，立即评估并处置，为患者佩戴医用外科口罩、询问病情、速测生命体征及意识状态等。如患者神志清楚、生命体征平稳、能自行行走，则指导其穿戴好帽子、一次性隔离衣、手套、鞋套等，由医护人员陪同沿专用通道进入救护车。如患者神志不清或生命体征不稳定，应立即建立静脉通路，现场实施必要的急救措施，迅速由医护人员用转运担架抬出送入救护车进一步救治。出诊现场由当地疾控中心负责消毒。

（2）转运隔离：在转运人员转运开始前打开负压生成装置，4 min 后可安全使用，注意负压维持在 $-30 \sim -10$ Pa。在进入隔离舱后指导患者取平卧位，头偏向一侧，取下过滤罐密封盖，密闭舱体，使患者呼出气体排入负压管经消毒处理后排出车外。如需协助患者调整体位或进行治疗操作时，可使用隔离舱上的乳胶手套，减少直接接触患者。

（3）病情观察：连接心电监护，密切监测生命体征，根据末梢血氧饱和度选择氧气吸入方式，从而调节氧流量，保持呼吸道通畅。注意观察患者意识状态、面色、瞳孔、口唇、毛细血管充盈程度及四肢末梢循环情况，若转运途中出现异常，随时实施针对性抢救措施。

（4）风险管理：在转运过程中妥善使用安全带或床护栏，对存在精神障碍或肢体乱动患者选择性使用保护性约束带，避免发生坠床、导管滑脱等意外情况。妥善固定车内的仪器设备及管路，避免在转运过程中因急刹车或转弯等，导致物品坠落砸伤。

2. 确诊患者　在疑似患者转运各项措施基础上，医护人员指导患者必须佩戴医用防护口罩，并严格执行手卫生。

（三）转运设备设施消毒

1. 转运患者后，将负压救护车停放于室外专用消毒处置点，立即处置医疗废物。

2．取下负压隔离舱的隔离罩（含密封盖），浸泡于 5000 mg/L 的含氯消毒液 1 h 后使用清水冲洗或擦拭干净。

3．过滤罐是潜在的污染源，建议一次性使用，每次使用后按照感染性医疗废物处理。

4．使用 1000 ～ 2000 mg/L 的含氯消毒液浸泡布巾，擦拭消毒负压救护车内物体、地面，以擦拭均匀、湿润为度，由上至下、由内向外、由轻度污染到重度污染、"S"型擦拭，30 min 后使用清水擦拭干净，一块布巾仅擦拭 1 个平面。

5．对患者的血液、体液、分泌物、排泄物等，尤其是痰液和呕吐物，尽可能避免污染车内物体及环境，车内配备一次性密闭污物收集袋及消毒剂，尽量将污物收集在密闭收集袋内，加入 5000 ～ 10000 mg/L 含氯消毒剂，密闭封存，按照感染性医疗废物处理。一旦车内环境或物体表面被污染应及时处理，可用一次性吸附材料，如布巾蘸取同等浓度的含氯消毒剂，彻底清除污物，再使用消毒布巾擦拭消毒，30 min 后清水擦拭干净。

6．在院前转运新冠肺炎患者时，尽量使用一次性医用耗材、物品。重复使用的管道、护目镜、防护面屏及器械等，应先消毒、后清洁、再灭菌，先用 1000 ～ 2000 mg/L 的含氯消毒液浸泡 30 min 进行预处理，然后放入双层黄色垃圾袋，采用鹅颈结式封口，分层封扎，粘贴标签注明"新冠"送至消毒供应中心统一消毒处理。对听诊器、除颤仪电极板等使用 75% 乙醇擦拭 2 遍。针对无法消毒的用品如对讲机、定位仪等，用一次性透明袋密封，每次使用后更换。

7．关闭负压救护车门窗，开启车内紫外线灯消毒 60 min，最后开窗通风至少 30 min。

8．认真、正确填写转运工具消毒记录单、环境终末消毒记录单、医疗废物处置记录单等，确保消毒处置工作真实、有依据。

（四）个人防护要求

转运医生、护士按照标准操作规程（Standard Operation Procedure，SOP）穿戴医用防护口罩、一次性帽子、防护服、护目镜或防护面屏、一次性医用乳胶手套、鞋套，达到三级防护的标准。协助检查司机和其他陪送人员的防护穿戴是否合乎规范，护送完毕指导其使用0.1%过氧化氢或含乙醇75%以上的手消毒剂进行手卫生后脱防护服、洗手。患者转运完成后，所有接触患者、转运的工作人员，包括司机、医生、护士、其他陪送人员等必须登记，转运工作休息待命期统一到指定地点进行隔离，制订严格的隔离观察管理制度并由院感科人员追踪督导完成。

（五）加强人文关怀与心理支持

应及时了解新冠肺炎疫情新动态，掌握防控方法，关注一线转运工作人员心理健康，通过个案咨询、压力调适训练、保持与家人的联系、获得家庭情感支持等缓解一线转运人员心理压力。合理调配一线人力，缩短工作时间，保证休息充分；提供充足的个人防护用品及耗材；配备专用休息房间，提供良好的休息环境和专用膳食，荤素搭配，保证充足营养。及时与各部门沟通，关心、解决急救转运人员工作及生活上的困难，降低焦虑和恐惧情绪，使其以乐观、积极的心理状态投入到工作中。

三、常见问题与对策

如何在新冠肺炎等呼吸道传染病疫情的重大突发公共卫生事件发生时，在确保患者和医护人员安全的前提下，将疑似病例和确诊病例高效、有序和稳定地转运至定点医院集中救治，一直是摆在各级卫生健康行政部门、医疗机构以及院前转运部门面前亟待解决的难题。

总结我国应对新冠肺炎疫情的经验，在重大社会公共卫生疫情管控方面，政府主导、医疗救助单位听从指挥、统一调度，是最大限度和最高效率发挥救治人民群众作用的根本保证。始终坚持转运领导小组负责制，各部门分工合作，各级领导现场指挥，具体措施落实到位，才能最终保证转运工作顺利进行。此外，数量巨大的患者转运还需要其他政府部门协调帮助，如公安交警方面的大力支持，多系统多部门的协调合作有利于加快患者成功转运的节奏。

四、注意事项

转运患者数量越多，越要准确评估每例患者的病情。所有重型、危重型患者的诊断均经过 2 名以上呼吸科、感染科或重症医学科专家确认。对于轻型、普通型并且能够自行行走的患者，10 例为一组进行转运为宜。对于病情较重、一般状况较差的患者，进行单独转运。同时，针对患者的状况，备好急救药品和支持设备，保证转运过程顺利。针对重型、危重型患者，准备急救药品时必须个体化考虑。如有需要使用无创呼吸机的患者转运时，需派出能够正确使用呼吸机的医生或者护士跟车，以便根据需要及时调整呼吸机参数。

严格的消毒处理，一方面可避免交叉感染，保护患者；另一方面，严格的消毒措施是保护工作人员的重要举措。新型冠状病毒肺炎的传播途径不但包括呼吸道飞沫和密切接触，还包括封闭环境下的高浓度气溶胶暴露传播。所以，做好每位跟车陪送医护人员的防护措施具有重要意义。登记每位接触患者的工作人员，并为其安排休息期间的集中隔离点是防止传染家人和疾病扩散的必要措施。

五、小结

大规模新型冠状病毒肺炎患者转运，尤其是重症、危重症患者转运具有极高风险。只有事先将转运工作安排周密细致，才能保证不忙乱、无差错；工作人员严格执行消毒隔离制度，才能保证人员安全，降低感染风险。

（杨　悦　陈文森）

参考文献

[1] 魏磊，闫涛，高旭东，等. 新型冠状病毒肺炎病例转运工作流程与实践——以某定点收治传染病医院为例 [J]. 传染病信息，2020，33（01）：75-77.

第六节　医务人员培训

根据《关于印发应对秋冬季新冠肺炎疫情医疗救治工作方案的通知》（联防联控机制医疗发〔2020〕276 号）中加强医务人员培训和技术演练的规定，各级卫生健康行政部门、各级各类医疗机构要加强新冠肺炎防控和救治知识培训及技术演练，围绕新冠肺炎病例发现、报告、隔离、规范化诊疗以及核酸检测、医院感染防控、医务人员个人防护等开展全员培训，重点科室还要针对新冠肺炎相关特殊医疗技术组织开展专项培训。要建立健全省级专家队伍，通过视频、现场指导等方式，加强对基层医疗机构指导，适时组织新冠肺炎诊疗技术交流，开展疫情防控和医疗救治模拟演练，提高基层新冠肺炎诊疗能力和水平。

一、感染控制培训内容

在各级医疗机构新冠肺炎防控工作领导小组带领下，由医院感染专职人员成立培训组负责全体医务人员的培训工作，全面提高医务人员防控能力，降低新冠肺炎在院内传播的风险。培训内容包括：医务人员个人防护、环境清洁与消毒、医务人员职业暴露处理、新冠肺炎疑似或确诊患者死亡处置、重点科室（门急诊、手术室、消化内镜中心、血液净化中心、感染科病区、眼科、耳鼻喉科、口腔科等）新冠肺炎疫情防控工作指导等。

除此之外，感染控制培训与教育还应融入医学院校教学课程，开设专门的医院感染防控专业课程作为医学生必修课，从学生时代就树立良好的感染控制理念并掌握相关技能。医疗机构也应持续将感染控制作为培训和教育内容，定期考核。

二、培训形式

（一）网络培训

疫情期间，为减少人员聚集产生的交叉感染风险，可采用网络培训形式，可利用网络直播或录播形式进行各类理论知识及技能培训。这种网络培训的形式在疫情期间得到广泛运用，许多医疗机构及援助湖北医疗队都采用过手机直播平台进行网络培训。另外，还可以运用手机网络进行相关知识学习与考核，做到人人参与、全员过关，同样能达到很好的培训效果。

（二）集中式培训

除了采用网络培训外，也可采用集中式培训的方式，这种培训方式互动效果要优于网络培训，还能现场考核参加培训人员技能掌握情况。但是需要注意的是，疫情期间集中式培训需要在较为空旷或者通风良好的地方，并且人员之间需要保持 1 m 以上安全距离，佩戴好口罩。

（三）案例培训

通过案例培训结合点对点的问题指导，甚至现身说法，培训效果较好。比如医务人员防护过度，通过亲身示范和案例教学，学员也更容易接受。

（四）现场培训

在现场（室外和室内），可以运用灵活多变的形式，开展现场培训。可以就一些小的点，抓小抓实。通过现场会，重点解决一些困惑、实操中的问题、部门间的协调问题。

三、常见问题与对策

1. 疫情期间，各医疗队采用的培训方法不尽相同，并且各支医疗队培训穿脱防护用品的步骤也不尽相同，到底哪个才是对的？

对策：应根据各医疗队自身实际情况，选择适合自己的方法开展培训，例如，拥有足够大的培训场所并且通风良好，完全可以采用集中式的培训方法。关于培训穿脱防护用品步骤，也要根据自身实际情况，掌握基本原则，选择适宜的步骤与方法即可，不必过于纠结，也不必过度防护。

2. 疫情发生时，很多医疗队都是火速驰援前线，感控专职人员配备不足，如何在短时间内完成防护知识与技能培训？

对策：要学会借力，可以充分发挥感控护士/医生作用，或者从医疗队里选出一些精干的队员，先把他们培训到位，然后让这些人员帮助一起开展培训与考核，便可在短时间内做到全员培训。

3. 一些大型医院员工数千人，如何在短时间内做到全员培训、人人过关？

对策：同样可以先对各个科室的感控员（如感控医生与感控护士）开展培训与考核，考核通过后再由这些感控员对各自科室人员进行培训与考核，感染管理部门进行抽考即可。也可以采用手机网络培训与考核的形式（如问卷星）。

四、注意事项

由于新冠肺炎的传播途径尚未完全明确，当前公认的是通过飞沫传播和密切接触传播，基于相关病例的出现，不排除其他传播途径的可能性。虽然全国总体防范严密，但医务人员依然是新冠感染的高风险人群。因此，为最大程度降低院内传播的风险，防止因聚集造成医务人员院内感染事件，我们不推荐采取传统的大规模聚集的培训形式，可以采用以自学为主，现场培训为辅的形式开展，比如网络视频培训、医疗机构内网成立新冠肺炎防控知识专栏、印发手册等。有研究通过比较三种不同培训形式合格率，发现一对一操作培训的合格率高于视频培训和现场演示培训，将有助于医务人员尽快掌握个人防护用品穿脱技能，降低医务人员新冠病毒感染风险。因此，针对穿脱防护用品等时间要求较强的培训内容，各级医疗机构要通过比较不同培训形式效果择优决定医务人员感控培训的形式。

新冠肺炎作为新发传染病，各位专家及医务人员对其认识随时间推移不断发生变化，故而诊疗方法、防控方案也在不断更新。同时，各级医疗机构实际情况不同，每个环节实施的主体、时机、方式都存在很大差异。此外，医务人员了解新冠肺炎的渠道及其内容存在交叉，部分内容不完全一致，培训过程中难免会对我们的培训内容产生疑虑，比如不同医疗机构穿脱防护服步骤流程上均有不同之处，因此，培训内容及形式应以国家标准、规范、指南为根本遵循，依据各地卫健委的指导及各医疗机构特点进行调整，及时跟进收集资料，不断更新培训内容，必要时发布新旧版本的对比解析。

医务人员全员培训数量大、类别多，这就导致培训时间不同，培训内容也不尽相同。因此，培训者应掌握该医疗机构医务人员培训对象名单，制定排班表，根据岗位类别及风险程度分批次开展培训。可以先对高风险部门如发热门诊、隔离留观室、感染科病房、门急诊等工作人员进行培训，随后逐步扩大培训范围。根据不同岗位，应设置不同培训内容，重点培训岗位最相关的防控工作，比如针对医疗废物回收的工勤人员，应重点培训消毒剂的配制及使用；针对门急诊预检分诊的工作人员重点培训新冠肺炎流行病学史的筛查方案等。

为了提高培训对象的重视程度及积极性，我们推荐各级医疗机构在开展培训期间，定期对医务人员进行新冠肺炎防控知识的线上考核，必要时可将考核成绩纳入科室年度考核指标之内。通过收集并分析培训对象的考核分数，我们可以快速掌握培训对象的技能薄弱点，从而进一步调整培训重点。在培训过程中，要随时评估培训对象知识掌握程度及岗位胜任能力，未达到考核要求的培训对象延迟上岗或者取消上岗。

新冠肺炎疫情流行期间，各个国家及医疗机构整理制定了各种培训方案和资料，为同行提供了便捷与思考，在实践中不断对其调整完善，为公共卫生应急体系打下了坚实的基础。

（臧　凤　张　翔　陈文森）

参考文献

[1] 邱友霞，叶碧玲，董全芳，等. 新冠肺炎个人防护有效培训形式研究 [J]. 中国感染控制杂志，2020，19（06）：513-517.

第七节　新冠肺炎患者健康教育

为加强住院患者对疫情相关知识的掌握及增强其自我保护意识，参考《关于印发应对秋冬季新冠肺炎疫情医疗救治工作方案的通知》和《新冠肺炎医院感染防控实用手册》，可通过多种方式，持续开展新冠肺炎疫情背景下的健康教育。可通过医院科室内的健康宣教、阅读宣传手册、线上学习等多种丰富便捷的方式，引导患者养成"一米线"、勤洗手、戴口罩、勤通风、做好呼吸卫生与咳嗽礼仪、用公筷等卫生习惯和生活方式，注重营养均衡和合理膳食。具体措施如下。

一、新冠肺炎患者健康教育的主要内容

1. 手卫生　要突出手卫生对于预防传染病的重要性，要教育患者手卫生的时机与方法。

2. 呼吸卫生与咳嗽礼仪　要提醒患者做好呼吸卫生与咳嗽礼仪是对他人的保护与尊重，不仅仅是传染病防控的需要，也是个人素质的体现。

3. 戴口罩　提醒患者适时且正确佩戴口罩，让患者及时了解佩

戴口罩对于呼吸道传染病流行季节与区域传染病防控的重要性。

4．保持社交距离　提醒患者保持至少 1 m 社交距离，可有效预防经飞沫传播传染病。

5．勤通风　告知患者，开窗通风是最为简单有效的空气消毒手段。

6．使用公筷　强调使用公筷、公勺是对自己和家人的健康负责，也是对他人的尊重和关爱。

二、常见问题与对策

患者文化程度与认知能力差异较大，有些患者甚至是"文盲"，卫生习惯也不好，如何对他们有效开展健康教育？

对策：可采用在医院宣传栏张贴宣传漫画的形式，也可在医院播放宣教视频，也可在患者入院宣教时发放宣教手册，内容要浅显易懂、生动有趣，要让患者及陪护家属认识到，做好这些防护措施后自己和家人真的可以少生病，这样才能更好地达到健康教育的目的。

三、注意事项

1．科学佩戴口罩　在封闭、人员密集或与他人近距离接触（≤ 1 m）时，需佩戴不含呼吸阀的颗粒物防护口罩（符合 GB2626）或医用防护口罩（符合 GB19083）。同时，避免用不干净的手触摸口、眼、鼻。

2．勤洗手　经常用含乙醇成分的免洗洗手液清洁手或用肥皂和清水洗手。用含乙醇成分的免洗洗手液清洁手或用肥皂和清水洗手可以杀灭手上的病毒。

3．做好通风消毒　患者在住院期间提高通风意识，尽量做到每日至少两次、每次至少半小时自然通风。

4．患者住院期间，原则上不得离开病区（需到其他区域进行必要检查时除外），不串病室，全程佩戴符合国家要求的无呼气阀口罩（患者病情允许时）。

5．加强对住院患者的体温和感染相关症状监测，如病区发现可疑新冠肺炎患者时，应立即启用缓冲病区，将可疑患者隔离收治，并报告医院相关部门。隔离病区内患者实行分组护理。同病区隔离患者的密接患者暂时原地隔离，病区暂停患者出入院，根据隔离患者诊断结果及相关部门流调结果做好患者后续处置。

6．住院患者陪护及探视管理

（1）加强探视和陪护管理，强化病区24 h门禁管理，无关人员禁止随意出入。取消非必要的现场探视和陪护，确需陪护的宜安排1名固定陪护人员，陪护人员应按医院相关规定进行筛查及健康监测，并佩戴符合国家标准的无呼吸阀口罩，原则上不出病区，不串病室，不聚集。

（2）医务人员应在病区外与患者家属交代病情或请家属签署相关医疗文书，非必要家属不得进入病区。

7．做好患者膳食管理　良好的个人营养状况可以降低发病风险并改善疾病预后，注重科学合理的营养膳食，其中摄入充足的能量和蛋白质是提高免疫能力的基础。合理膳食是指能提供全面、均衡营养的膳食。在新型冠状病毒肺炎流行期间，食物种类多样，荤素搭配，建议适当食用鱼、肉、蛋、奶、豆类和坚果等食物，多吃新鲜蔬菜和水果，补充维生素与膳食纤维。适量饮水，多喝白开水。

8．做好咳嗽礼仪　咳嗽和打喷嚏时，应用纸巾或手肘（不是双手）遮掩口鼻；咳嗽和打喷嚏时用过的纸巾，应放入有盖的垃圾桶内；咳嗽和打喷嚏后，最好用肥皂/洗手液或免洗手消毒液清洁双手。

9．加强科学锻炼　患者可在自身条件和病房条件允许下加强锻炼。

10．做好自我心理调适，保持积极乐观的良好心态。

（葛子君　张　翔　陈文森）

参考文献

[1] 江苏省卫生健康委员会. 关于印发《新冠肺炎医院感染防控使用手

册》的通知（苏卫医政便函〔2020〕35号）[EB/OL]．[2020-05-15]．
http：//wjw.jiangsu.gov.cn/art/2020/5/15/art_7316_9120645.html.

第八节　救治新冠肺炎患者定点医院、定点 病区的改建思路

在传染病患者的诊疗中，合理的建筑布局，并在合理布局的条件下设置合理的流程，在传染病患者的隔离中起到了至关重要的作用。合理的空间划分、流程设置可以使易感人群尽量少接触或不接触病原体。2020年初面对新冠肺炎疫情局部暴发时，传染病患者大量增加，需要迅速改建新冠肺炎定点医院。在新冠肺炎常态化防控下，各地均需根据应急要求，储备能接收新冠肺炎患者、又能符合平战结合需求的定点医院或定点病区。医院建筑布局的合理规划是实现传染源在诊治过程中物理隔离的重要举措，也是落实个人防护、环境清洁消毒等防控措施的基础。新冠肺炎疫情是近100年以来严重的一次新发呼吸道传染病引起的公共卫生事件，如何合理改建定点医院、定点病区，以满足新冠肺炎患者诊疗需求，是医院感染防控的重要工作内容。

一、新冠肺炎疫情基本特点与患者收治要求

新型冠状病毒肺炎（简称新冠肺炎，COVID-19）是一种新发呼吸道传染病，主要经呼吸道飞沫和密切接触传播，也可通过接触病毒污染的物品传播，在相对封闭的环境中长时间暴露于高浓度气溶胶情况下存在经气溶胶传播的可能。针对新冠肺炎传染性强、传播途径多、传播速度快、控制难度大的特点，结合我国在新冠肺炎患者收治的经验，收治新冠肺炎确诊患者或疑似患者时，实行集中救治的原则，即设立新冠肺炎患者救治的定点医院或定点病区；对于门诊患者则根据区域卫生规划依托医疗机构设立发热门诊。无论是发热门诊还是定点医院的病区，均要根据呼吸道传染病防控的需要，

设置严格的物理隔离措施即清洁区、潜在污染区和污染区，医务人员通道和患者通道（简称"三区两通道"）；同时在物理隔离措施的基础上实行行为隔离，如优化并落实新冠肺炎防控的相关制度、流程，包括预检分诊制度、急诊患者救治流程等。

二、医院建筑布局的法律、法规要求

医院建筑设计应根据医院规模、性质、任务等功能要求，在执行国家有关法律法规的前提下满足医疗流程要求，充分重视医院环境卫生安全，遵循标准预防的原则，有效控制医院感染传播，力求达到使用方便、舒适、内部建筑空间变化灵活，并留有可持续发展的潜能。

目前已有多部法律法规、标准规范医院的建筑设计。《中华人民共和国传染病防治法》的第 5 章第 51 条明确提出医疗机构的基本标准、建筑设计和服务流程，应当符合预防传染病医院感染的要求。2009 年发布的《医院隔离技术规范》（WS/T311-2009）规定了医院隔离的管理要求、建筑要求与隔离要求、医务人员防护用品的使用和不同传播途径疾病的隔离与预防，此规范明确提出医疗机构在新建、改扩建时，建筑布局应符合医院卫生学要求，并应具备隔离预防的功能，区域划分应明确、标识清楚；同时明确了建筑布局与隔离要求，包括应明确服务流程，保证洁、污分开，防止因人员流程、物品流程交叉导致污染。2012 年颁布的《医院消毒卫生标准》（WS/T 367-2012），也对建筑布局及消毒隔离设施提出要求，如建筑设计和工作流程应符合传染病防控和医院感染控制需要，消毒隔离设施配置应符合 WS/T311-2009 和 WS/T 367-2012 有关规定；感染性疾病科、消毒供应中心（室）、手术部（室）、重症监护病区、血液透析中心（室）、新生儿室、内镜中心（室）和口腔科等重点部门的建筑布局和消毒隔离应符合国家颁布的相关规定。为了规范医疗机构的建筑布局，我国相继发布了多部专门的医院建筑设计及评价相关规范，如《传染病医院建筑设计规范》（GB50849-2014）、《综合医院建筑设计规范》（GB51039-2014）、《绿色医院建筑评价标准》（GB/T51153-2015）、《医院洁净手术部建筑技术规范》（GB50333-2013）等，其中对医院建筑中的医院感染控制均提出了明确的相关要求，如病区的布局、流程，每间病房的床位数与病床间距等。

三、医院建筑布局卫生学的原则要求

（一）隔离基本原则

隔离的基本原则是严格管理感染源、阻断感染传播途径、保护易感人群，以达到切断感染链，降低外源性感染发生的目的。有效的隔离原则要求如下。

1. 根据国家法律、规范，遵循"标准预防"和"基于疾病传播途径的预防"的原则，制定并落实隔离制度，如隔离患者管理制度等，严格探视管理、环境消毒、物品管理等。

2. 应加强医务人员隔离与防护知识的培训，正确掌握常见传染病的传播途径、隔离措施和防护技术，熟练掌握操作规程。配置合适、必要的防护用品，并正确使用。

3. 加强隔离措施执行的监督、检查与指导，及时改进存在的问题，保证隔离措施有效并正确实施。

4. 医疗机构建筑设计和服务流程应满足医院感染控制的要求，具有隔离预防功能，防止医院内交叉感染，防止病原微生物扩散和污染环境。布局合理，区域划分明确、标识清楚。

（二）建筑布局与隔离的原则要求

医院的建筑布局根据暴露感染危险性的高低和污染的程度分为4个区域：低危险区，包括行政管理区、教学区、图书馆、生活服务区等；中等危险区，包括普通门诊与病房等；高危险区，包括感染疾病科门诊，感染疾病科病房等；极高危险区，包括手术部（室）、重症监护室、器官移植病房等。

医院建筑布局的合理规划是隔离措施落实的前提条件。将医院建筑布局进行分区，是由于不同的区域制度、流程不同，要求、标识不同，各个区域的人员、诊疗活动不同，对医务人员的防护要求不同，消毒要求亦不同，更重要的是不同区域，感染暴露风险不同。通过区域的划分和布局能有效提高医务人员的风险意识。

医院内隔离要求包括根据建筑分区的要求，同一等级分区的科室宜相对集中，高危险区的科室宜相对独立，远离普通病区和生活区；通风系统应区域化，防止区域间空气交叉污染；同时应明确服务流程，保证洁、污分开，防止因人员流程、物品流程交叉导致污染；并且应按照《医务人员手卫生规范》的要求，配备合适的手卫生设施。

（三）呼吸道传染病建筑布局要求

新冠肺炎是一种新发的呼吸道传染病，呼吸道传染病在建筑布局与隔离要求上是最严格的一种，因此在新冠肺炎收治的定点医院、定点病区，以及承担新冠肺炎筛查的发热门诊都要按照呼吸道传染病的建筑布局来设置。

1. 呼吸道传染病建筑布局的相关概念

清洁区：指不易受到血液、体液及病原微生物等物质污染及传染病患者不应进入的区域。包括医务人员的值班室、卫生间、男女更衣室、浴室及储物间、配餐间等。

潜在污染区：指位于清洁区与污染区之间，有可能被患者血液、体液及病原微生物等物质污染的区域。原则上包括医务人员的办公室、治疗室、护士站、内走廊等。实际操作中潜在污染区的功能分区应该按照当时确定的诊疗流程、医务人员数量和收治患者数量配比、医务人员穿脱防护用品的流程具体设定功能区域。

污染区：指传染病患者和疑似传染病患者接受诊疗的区域，包括被其血液、体液、分泌物、排泄物污染物品暂存和处理的场所。包括病室、处置室、污物间以及患者入院、出院处理室等。

两通道：指医务人员通道和患者通道。医务人员通道、出入口设在清洁区一端，患者通道、出入口设在污染区一端。

缓冲间：指清洁区与潜在污染区之间、潜在污染区与污染区之间设立的两侧均有门的小室，两侧门不能同时开启，为医务人员的准备间。

负压隔离病房：通过特殊通风装置，使病房的空气按照由清洁区向污染区流动，使病房内的压力低于室外压力。负压病房排出的空气需经处理，确保对环境无害，以用于收治经空气传播疾病的患者。新冠肺炎患者可安置于负压病房。

2. 呼吸道传染病病区建筑布局与隔离要求　呼吸道传染病病区用于集中收治新冠肺炎疑似或确诊患者。呼吸道传染病病区原则上应明确划分清洁区、潜在污染区和污染区，在三区之间设缓冲间，在清洁区一端设立医务人员通道，在污染区一端设立患者通道；三区两通道的布局模式如图 1-1 所示。缓冲间两侧的门不应同时开启，以减少区域之间空气流通。经空气传播疾病的隔离病区，原则上设置负压病室，病室的气压宜为 –30 Pa，缓冲间的气压宜为 –15 Pa。

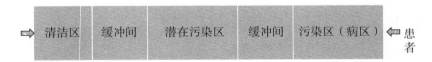

图 1-1　呼吸道传染病病区"三区两缓冲"模式图

呼吸道传染病病区的隔离要求，包括应严格呼吸道传染病病区服务流程和三区的管理。各区之间界限清楚，标识明显。病室内应有良好的通风设施。各区应安装适量非手触式开关的流动水洗手池。不同种类传染病患者应分室安置。疑似患者应单独安置，并有独立卫生间。无条件时同种传染病患者可安置于一室，床间距不少于 1.1 m。

3. 负压隔离病房建筑布局与隔离要求　负压隔离病房应设病室及缓冲间，通过缓冲间与病区走廊相连。病室采用负压通风，上送风、下排风，排风口应远离送风口，且置于病床床头附近，靠近地面但应高于地面 10 cm。门窗应保持关闭。病室送风和排风管道上宜设置压力开关型的定风量阀，使病室的送风量、排风量不受风管压力波动的影响。负压病室内应设置独立卫生间，有流动水洗手和卫浴设施。配备室内对讲设备。在实际建造中应考虑双人间、多人间出、排风口的位置，以及安置通风装置机组的数量。

负压病房送风应经过初、中效过滤，排风应经过高效过滤处理，每小时换气 6 次以上。负压病房还应设置压差传感器监测负压值，或用于自动调节不设定风量阀的通风系统的送、排风量。病室的气压宜为 −30 Pa，缓冲间的气压宜为 −15 Pa。

要做好负压病房的日常维护保养，包括滤网、压差传感器等，保障通风系统正常运转；一个负压病房宜安排一名患者，无条件时可安排同种疾病患者；诊疗工作应有计划，集中医疗护理，减少出入频率；限制患者到病室外活动；出院时患者物品应消毒处理后，方可带出医院。注意患者出院时，穿戴防护用品的医务人员不应接触患者包括拥抱。

4. 发热门诊的建筑布局与隔离要求　发热门诊是医疗机构承担呼吸道传染病筛查的场所，应当设置在医疗机构内相对独立的区域，与普通门（急）诊相对隔离，设立相对独立的出入口，便于患者筛查、转运。设置醒目的发热门诊标识，明确发热门诊所在的方向、位置及路线。明确患者前往发热门诊的路线，尽量避免穿越其他建筑。

发热门诊平面布局应当划分为清洁区、潜在污染区和污染区，并设置醒目标识。三区布局相互无交叉。其中，患者活动应当限制在污染区，污染区功能设置能满足发热患者诊疗全流程的需要，包括挂号、候诊、检验、缴费、检查（影像）、留观等，实现发热患者的闭环管理，留观室应设置独立的卫生间，保障留观患者与就诊其他患者相对分开安置。医务人员一般的工作活动宜限制在清洁区。潜在污染区位于清洁区与污染区之间，一般用于防护用品脱卸、物品存放等功能，留观区域护士站、治疗室也可设置于潜在污染区，但要充分考虑对流程与人力的要求。发热门诊应当合理设置患者出入口和医务人员专用通道，合理组织清洁物品和污染物品流线，有效控制院内交叉感染。各出入口、通道应当设有醒目标识。应配备感染防控相应的设施设备，包括手卫生设施、消毒设施设备、医务人员防护用品等；应有良好的通风管理，可采用自然通风或机械通风，如采用机械通风，则应保障气压梯度为清洁区高于潜在污染区、潜在污染区高于污染区的原则。同时在发热门诊改建时，应有平战结合的思维，应留有可拓展的空间，如诊疗间、疑似患者留观室等。

四、医院改建时的感染管理思路

新冠肺炎疫情暴发后，全国各地的医疗机构由于无法满足诊治或收治呼吸道传染病患者的要求，亦很难快速新建传染病医院，而绝大多数综合医院的现有建筑布局不具备收治呼吸道传染病的条件，因此大部分收治新冠肺炎患者的定点医院或定点病区均是由原来的综合医院改建而成。在应急状态下由综合医院改建的定点医疗机构经常遇到以下问题：如何对现有的建筑进行分区与合理布局，包括如何设立"三区两通道"，空调系统能否常规运行，如何确定人员与物品流程，如何选择改建时所需的建筑材料，如何设置手卫生设施，原有的负压病房/负压手术室能否使用，如何根据新冠肺炎疫情的发展及时拓展隔离病区等等。下面是在医院改建实践中的感染管理思路及方法的总结，希望能对读者有所启发。

（一）定点医院的选择

当地卫生行政部门在选择新冠肺炎患者救治定点医院时，除考虑被改建医院的医疗救治能力如病床数、ICU 床位数、手术室及检查检验条件等因素外，在医院感染防控方面应充分考虑以下几方面的工作：

1. 医院地理位置应相对独立，与周边的建筑、人口密集居住与活动区域有一定防护距离。

2. 有良好的院外交通环境，便于新冠肺炎患者的转运和救治医务人员的通勤。

3．医院内现有的建筑布局与分区合理，通过简单改建或通过人员管理，就能将医院的建筑根据需要分为行政管理办公楼（区）、病区及辅助检查楼（区）、清洁物资库房、医疗废物暂存地等。

4．现有病区的设置最好配备有卫浴设施和良好的手卫生设施，自然通风良好，和（或）有可使用的机械通风系统。

5．具有良好的感染管理工作基础，包括医院领导高度重视感染管理工作，组织机构健全、职责明确，制度落实到位，开展了良好的医院感染监测，管控措施落实有力，感染控制效果好，在当地具有一定的影响力和示范效应，全院医务人员有良好的感控意识、知识和执行力。

6．具有独立的污水处理系统，污水在进入市政排水管网前，进行消毒处理，消毒后污水应当符合《医疗机构水污染物排放标准》（GB18466-2005）。

（二）制定定点医院的改建方案

1．制定改建方案中需要考虑的因素　制定改建方案是医院改建最重要的步骤，在方案制定阶段要充分考虑到原建筑布局、暖通、医疗流程、人流、物流等因素，主要包括：

（1）要明确改建的目的与功能要求，包括是改建为定点医院、定点病区，还是发热门诊。

（2）应全面了解被改建医院的整体布局，包括医院的位置、周边的建筑与环境、交通、居民情况、当地的风向、气温。

（3）了解医院内部重要建筑的分布、功能和通道、电梯的设置。包括发热门诊、病区的位置，检查功能科室的分布，各类人员、物品的通道和电梯的数量与位置、功能与用途等。

（4）要详细了解原建筑的人员与诊疗流程：各类人员、物品等的动线、患者的诊疗流程、医院和病区的床位数、诊疗量等。

（5）了解原建筑的设施设备，包括通风系统（自然通风、机械通风的运行模式），手卫生设施（上下水系统），厕所的位置与数量，污物处置的空间与设施，门、窗的位置、采光等。

（6）要考虑改建后各功能区的需要，在什么位置适于设立隔断，既便于隔断又符合流程的要求，做到分区明确；哪个房间或区域既通风良好又有足量的空间适于作为医务人员防护用品的脱摘间或脱摘区等；一定要现场实地考察，改建后的功能能够满足各区域感染防控工作的需要，如病房要求设有治疗带、洗手设施、厕所，通风良好等。

（7）改建时一定要考虑辅助用房，如防护用品库房、诊疗仪器设备储存用房、保洁消毒功能的房间或区域、医疗废物暂存等，不可忽略。

（8）需要考虑现有检查检验等医技科室的位置、条件，如何与病区衔接，方便患者的诊疗和便于感染防控工作。

（9）改建设计时一定是多学科、多部门的合作，包括临床、管理、医技部门的合作，管理部门应包括医务、护理、感控、后勤、信息、药剂等部门的积极参与，只有这样改建完成后的建筑布局与流程才能够更好地满足临床患者诊疗和医务人员感染防控的需要。

（10）应考虑可拓展的诊疗空间即应设有备用诊室、留观室、病区等。如医院应当预测本院改建后的最大接诊量，要留有余地、制定出应急预案，当接诊新冠肺炎患者数量超过可用床位的 50% ～ 70% 时，则需要考虑启动备用病区的改建。

2. 确定定点医院的改建模式　根据被改建医院的现有建筑与布局等条件、改建工期、新冠肺炎疫情的发展态势等因素，不同医院的改建会有不同的模式，不同的模式也各有优缺点，要根据实际情况确定。

定点医院的改建常用的有两种模式。

（1）两区两通道模式：一般适用于在某一地区新冠肺炎疫情发展快、病例数上升较多、情况紧急，在较短时间内迅速将当地较大的综合性医院改造为具有收治呼吸道传染病患者能力的定点医院时。

改造方式：一般是将整座病区楼设为污染区，在病区楼的一端或一侧设立患者通道，在另一侧设立清洁区和医务人员通道，清洁区与污染区之间设立缓冲间，清洁区的数量和面积根据整座病区楼收治患者的能力（如 ICU 的床位数）和容量而定，清洁区可利用紧邻的现有建筑或临建房或临建方舱，缓冲间可利用两楼之间的连廊、通道或临建通道，如新冠肺炎疫情早期武汉方舱医院、部分综合医院的改建、黑龙江绥芬河新冠肺炎疫情时牡丹江红旗医院的改建、石家庄胸科医院和石家庄市人民医院的改建都采用了此种方式。

此模式的优点：①改建工程小，改建速度快，短时间内即能完成对病区的改造、布局与标识，达到收治新冠肺炎患者的感染防控要求，快速转变为新冠肺炎患者收治定点医院。②改建成本低，包括对建材、人工等方面的需求低，尤其是在当地发生疫情对交通、人员实施管控时，尤显优势。③对原病区楼的建筑破坏小，容易恢复原综合医院功能，在疫情控制后能迅速转变功能，满足普通患者救治的需要。④符合常规诊疗流程和方便患者的救治。⑤方便对医务人员防护的监督管理。

此模式的缺点：①由于没有设立潜在污染区，因此从事这部分工作的医务人员也需要按照污染区的要求穿戴相应的防护用品，增加了部分医务人员的工作负荷，也增加了部分防护用品的消耗。②要求脱摘区配备流动水洗手池常会遇到困难。

注意事项：①应在清洁区设立合适数量的医生办公室，原则上要求每个病区应至少设置一间配有医生工作站、洗手池的办公室。②清洁区中医务人员的更衣室、防护用品穿戴室（区）、防护用品储藏室（区）和医务人员防护用品脱摘室（区），需要根据所开新冠肺炎病区数量事先改造预留充分，并随着病区开放数量的增加，及时进行调整。③如医务人员防护用品穿脱区域开放到最大量尚不能满足使用需要时，则需要通过管理手段如错峰上下班，以减少医务人员的聚集和等候的时间，减少医务人员的劳动负荷。④在清洁区、医务人员防护用品脱摘区新安装洗手池时，应考虑洗手池的间距大于 1 m 和非手触式开关。⑤在收治新冠肺炎患者前应将污染区中新冠肺炎患者不用或可能不用的仪器、设备、物品、一次性高值耗材等封存好，减少在疫情结束后终末消毒的工作量和精密仪器、一次性高值耗材的损耗。

（2）三区两通道模式：一般适用于传染病专科医院改建为定点医院或定点病区时，因传染病医院的病区建筑布局与流程比较容易将每个病区改建为符合三区两通道的要求，即每个病区分别建立清洁区、潜在污染区和污染区，三区之间设立缓冲间，医务人员从清洁区穿戴规定的防护用品后进入到相应的区域，结束诊疗后从规定的脱摘房间或区域脱摘相应的防护用品，进行手卫生后进入清洁区；患者则从污染区一端或一侧进入病房。各功能分区内房间的设施设备能满足国家相关法规要求的需要，但在这次改建时有一个特点，就是部分医院将医生办公室设在了清洁区，以降低医生的感染暴露风险。

这种模式的优点：医务人员在潜在污染区工作时的劳动负荷小并节约防护用品；医生距离患者诊疗区近方便患者的诊疗；医生的劳动负荷减轻、暴露感染源的风险减少和医生需求数量减少；诊疗物品及准备均在潜在污染区完成，可有效降低污染和患者感染的风险，同时降低诊疗物资在终末消毒时的损耗；新冠肺炎疫情结束经终末消毒处理后可直接转换为其他呼吸道传染病救治的病区或局部改建后可用于经接触或经血液传播疾病患者的救治。

这种改建模式的缺点：改建工程量较大，改建需要的时间较长，改建需要的材料较多，如果当地因新冠肺炎疫情在人员、交通受管控后难于实施，因此建议应在新冠肺炎疫情常态化没有新冠肺炎局部流行或暴发时，当地卫生行政部门根据区域卫生规划和传染病防控工作的需要，有计划地进行改建。

（3）改建时注意事项

1）用于隔断的建材应便于擦拭消毒。

2）区域间的隔断应隔到房顶，不只是装饰到房顶。

3）新安装或改建的洗手池应为非手触式开关。

总之，无论是医院改建、病区改建还是发热门诊的改建，没有一个固定的模式，一定是根据被改建医院原有建筑的特点和条件进行设计，体现一院一案，也就是需要根据呼吸道传染病防控的要求，结合被改建医院现有的建筑与布局特点灵活设计和改造，体现一院一案，使之符合预防患者和医务人员感染的要求。

同时医院改建在设计时一定要考虑使用与平疫结合，在建设时一定要考虑成本，以最少的投入达成改建的目的。

（三）改建步骤

1. 由医院成立临时改建工作组，负责整个改建工作的组织、协调与管理，改建方案的设计、病区患者的腾空与转运、相关物资的搬运与筹备等。改建工作组组长由院长或书记担任，医疗、后勤院长具体负责，成员应包括多部门如医疗、护理、药剂、信息、后勤、感控、行政等部门的负责人参加，应分工明确，职责到人。

2. 根据原建筑的设计图纸，讨论制定改建方案，并将改建要求在原设计图上明确标注。

3. 进行现场调研，实地考察改建思路与要求是否符合现场情况，按照改建流程进行研磨、推敲，完善设计，并将修改要求及时固化到改建设计图中，以便施工。

4. 按照改建设计图，准备相应建材、设施，各部门分工负责，同时进行施工，相关管理部门应现场进行监督指导，及时发现问题，及时进行修正，做到边改建、边验收。

5. 改建完成接收新冠肺炎患者前，再次检查检验是否符合建筑布局与流程、设施设备是否符合感染防控的要求。在患者和医务人员进驻病区前将建筑布局、各区的标识、流程安装到位，并应清除或遮挡原标识，以防误入，增加感染风险。

（四）改建中的常见问题与对策

1. 改建设计时的常见问题 单纯考虑感染防控，没有多部门、多学科的参与，改建完成后的空间布局、设施设备难于满足临床、医技的诊疗需求；同时对平疫结合、动态发展和可拓展的情况考虑不充分。

2. 建筑布局与流程中常见的问题 包括只考虑"三区两通道"，细节考虑不充分，如两区之间缺少缓冲间或多个缓冲通道；缓冲间狭小仅能人员通过，起不到缓冲间的作用；医务人员防护用品穿脱间狭小，只能容纳一人穿脱，严重影响医务人员的通勤效率；医务人员更衣区的卫生间数量不够；病区缺少辅助用房（清洁消毒间，仪器、物资库房，医疗废物暂存的空间），导致物品存放在病区的通道中；病房、通道、缓冲间均安装紫外线灯，容易在有人情况下误开，导致眼结膜和皮肤的损伤等。

3. 通风尤其是自然通风考虑不足 如缓冲间狭小无通风设施；医务人员防护用品穿脱空间小，缺乏自然通风和（或）机械通风，或窗户位置太高，开启不方便，或窗户开启的幅度太小，起不到相应的通风作用；各区之间的门没有错开；病区通道的物理隔断未隔离到通道的顶部，起不到真正的隔断作用；没有正确启用空调系统或干脆停用了事等。

4. 手卫生设施问题 某些医院在改建时未考虑手卫生设施，导致医务人员防护用品穿脱间（区）、医务人员更衣室、医生办公室等缺乏洗手池，尤其是医务人员防护用品脱摘区缺洗手池；或洗手池的数量不足，不能满足工作人员手卫生的需要；或洗手池为手拧式的开关；儿童病区的洗手池不符合儿科患儿的特点等。

（李六亿　姚　希　张冰丽）

参考文献

[1] 李六亿，刘玉村. 医院感染管理学 [M]. 北京：北京大学医学出版社，2010.

[2] 国家卫生健康委员会，国家中医药管理局．关于印发新型冠状病毒肺炎诊疗方案（试行第八版）的通知（国卫办医函〔2020〕680号）[EB/OL]．[2021-02-23]．http：//www.nhc.gov.cn/yzygj/s7653p/202008/0a7bdf12bd4b46e5bd28ca7f9a7f5e5a/files/a449a3e2e2c94d9a856d5faea2ff0f94.pdf.

[3] WHO.Transmission of SARS-CoV-2：implications for infection prevention precautions，scientific brief [EB/OL]．[2021-02-23]．https：//www.who.int/news-room/commentaries/detail/transmissionofsars-cov-2-implications-for-infection-prevention-precautions.

[4] ASHRAE. ASHRAE pandemic COVID-19 and airborne transmission[EB/OL]．[2021-02-23]．https：//www.ashrae.org/news/ashraejournal/guidance-for-building-operations-during-the-covid-19-pandemic.

第二章

新冠肺炎患者筛查与诊治部门的感染防控

第一节　发热门诊的感染防控

一、基本要求

（一）设置原则

二级以上综合医院要规范设置发热门诊和留观室，有条件的乡镇卫生院和社区卫生服务中心可设置发热门诊（或诊室）和留观室。发热门诊需设置在相对独立的区域，与普通门（急）诊相隔离，与其他建筑、公共场所保持适当间距。有条件的可将发热门诊设置在独立建筑。

（二）布局流程

发热门诊内应设置"三区两通道"，明确划分污染区、潜在污染区和清洁区，各分区之间有物理隔断，相互无交叉。分别独立设置医务人员和患者出入口，有条件的可设置独立的污物通道出口。各区和通道入口应有项目标识。

1. 清洁区　主要包括医务人员出入口、工作人员办公室、值班室、清洁库房、防护服穿着区、医务人员专用更衣室、淋浴间、卫生间等。张贴有正确穿戴防护用品的流程图，配备穿衣镜。医生办公室可根据情况设置在清洁区或潜在污染区。

2. 潜在污染区（或称缓冲区）　主要包括污染防护用品的脱卸区，治疗室可根据情况设置在潜在污染区或污染区。有条件的可设置2个缓冲间，靠近污染区的缓冲间用来先脱除防护口罩之外的防护用品，靠近清洁区的缓冲间用来脱除防护口罩及佩戴清洁的外科口罩。张贴有正确脱卸防护用品的流程图，配备穿衣镜。

3. 污染区　主要包括独立的患者出入口、挂号室、收费室、药房、候诊室、诊室、护士站、抢救室、隔离留观室、标本采集室、放射、检验、卫生间、污物间等。其中，挂号、收费、取药可通过自助设备解决。

（1）诊室：房间数量应能满足传染病防控需要，并至少设有 1 间备用诊室，诊室应尽可能宽敞，一般大于 10 m²，至少可以摆放 1 张诊察床、1 张宽工作台（通过工作台确保医生与患者的距离达到 1 m 以上）。原则上发热门诊要求一人一诊室。

（2）隔离留观室：隔离留观病区（房）的数量，应当依据疫情防控需要和发热门诊诊疗量确定，并根据变化进行调整。留观患者单间隔离，房间内设卫生间。

4. 空气流向　发热门诊保持自然通风及机械通风，通风不良的，可通过不同方向的排风扇使气流方向从清洁区 → 潜在污染区 → 污染区。空调系统应独立设置，设中央空调系统的，各区应独立设置。当空调通风系统为全空气系统时，应当关闭回风阀，采用全新风方式运行。

（三）管理流程

发热门诊需实行 24 h 值班制。医院有醒目的发热门诊标识及道路指引，建立发热门诊就诊流程及转运流程。发热门诊患者需询问症状、体征和流行病学史，为所有患者进行血常规与新冠病毒核酸检测，必要时还要进行新冠病毒抗体检测（针对未接种新冠疫苗患者）和胸部 CT 检查，并采取全封闭就诊流程，原则上挂号、就诊、取药、检验、影像检查等均在指定区域内完成。

具备与医院信息管理系统互联互通的局域网设备、电子化病历系统等，医务人员仔细询问患者的病史和流行病学史并做好记录。有条件的配备可视对讲系统。有传染病职业暴露等应急预案并进行演练。

（四）个人防护

1. 发热门诊配备符合标准、数量充足（至少可满足 1 周使用）、方便可及的个人防护装备。

2. 医务人员需进行个人防护用品穿脱以及发热门诊感染防控等相关培训并经考核合格后方可进入发热门诊工作。

3. 发热门诊医务人员应当按照标准预防原则，根据疾病的传播途径和医疗操作可能感染的风险选用适当的个人防护装备。

二、常见问题与对策

1. 部分发热门诊基础建设不符合要求　笔者在 2020 年 2 月底支援湖北黄石抗击新冠肺炎疫情时，针对黄石市 40 余所发热门诊进行过调研，存在包括二级医院在内的少量发热门诊三区不分，医务人员生活区、穿脱防护服区、患者诊疗区没有任何物理隔断。到了 2020 年 9 月常态化防控阶段，笔者参加省内的发热门诊验收，仍然有个别医院存在发热门诊"三区两通道"混在一起的现象。与相应医疗机构交流后发现原因相似，都存在着麻痹思想以及认为这样设置也没出现问题就不需要花费财力、物力进一步规范的侥幸心理。

对策：随着新冠肺炎疫情的发展，目前全球仍处于大流行阶段，我国疫情防控虽基本保持稳定，但散在病例仍然存在。所以各医疗机构要时刻谨记墨菲定律（如果事故有可能发生，不管这种可能性多么小，它总会发生），坚决防止麻痹思想、坚决避免侥幸心理。同时卫生行政部门亦需要对发热门诊加大监管监督力度。

2. 脱防护用品区域普遍面积不足　不管是在新冠肺炎疫情应急防控阶段，还是在常态化防控阶段，不管是既有的发热门诊，还是改造的发热门诊，包括很多新建的发热门诊，都有很大一部分的脱防护用品区域狭小，大大增加了感染风险。而经历过此次疫情的医务人员相信应该都有类似的深切感受——脱防护用品区域能大一点该多好！这种空间里几个人一起脱防护服会不会被感染？

对策：各医疗机构在进行发热门诊改造或新建时，一定要重视脱防护用品区域的流程和空间。从污染区进入潜在污染区的工作人员，进行防护服等脱卸时，是暴露风险的重要环节，合理的流程与舒适的空间是保证工作人员能够在此环节中规避风险的重要措施。

3. 防护用品使用过度现象比较普遍　如护目镜与防护面屏叠戴、隔离衣与防护服叠穿、鞋套与手套多层、防护口罩与外科口罩叠戴等。

对策：在进行防护用品培训时，应不仅仅培训防护用品的正确穿戴和穿戴顺序，更应该让医务人员熟悉各种防护用品的防护原理以及注意事项，比如防护口罩起到防护作用最重要的原因是其密闭性，如果将外科口罩戴在内侧，医用防护口罩戴在外侧，会导致无法保证医用防护口罩的密闭性，从而埋下风险隐患。这样理解之后，相信医务人员下次再有类似错误行为的概率便会大大降低。

4. 发热门诊的定位　对于发热门诊的定位，目前存在理念不统一的情况，主要定位有两种，第一种定位是医疗机构所有发热患者全部转到发热门诊诊治，第二种定位是经过预检分诊筛查后将专科的患者分诊到各自专科，可疑新冠肺炎患者引导至发热门诊。

对策：这两种定位其实没有对错之分，第一种定位对发热门诊的要求高些，但也一定程度上降低了预检分诊的压力，对发热门诊投入的资源（人、财、物），也算是更大程度的利用；第二种定位对预检分诊压力较大，需有感染相关经验的医生参与，同时也会相对减少发热门诊的负担和风险性。所以各医疗机构需根据自身情况选择适合自己的定位，不变的原则是尽量减少交叉感染的风险。

三、注意事项

发热门诊应该把好"大门"，明确转入和转出标准，严格按照发热门诊的感染防控要求，规范建设、管理与诊疗，科学、精准防护与消毒，充分发挥发热门诊的防控作用，不要让"哨点"成为

"暴点"。

（李占结　陈文森）

参考文献

[1] 国家卫生健康委办公厅. 关于完善发热门诊和医疗机构感染防控工作的通知（国卫办医函〔2020〕507号）[EB/OL]. [2018-06-30]. http：//www.nhc.gov.cn/xcs/zhengcwj/202006/4e456696ceef482996a5bd2c3fb4c3db.shtml.

[2] 国家卫生健康委办公厅. 关于加强重点地区重点医院发热门诊管理及医疗机构内感染防控工作的通知（国卫办医函〔2020〕102号）[EB/OL]. [2020-02-4]. http：//www.nhc.gov.cn/yzygj/s7659/202002/485aac6af5d54788a05b3bcea5a22e34.shtml.

第二节　过渡病区（房）的感染防控

根据《关于印发应对秋冬季新冠肺炎疫情医疗救治工作方案的通知（联防联控机制医疗发〔2020〕276号)》的要求，普通病区设置过渡病房（室），收治待排查患者。在"住院病区新冠肺炎疫情防控工作指引"章节中明确：每个住院病区应设置缓冲病区，用于临时隔离住院患者中可疑新冠肺炎病例或需住院治疗但未获得新冠肺炎筛查结果的患者。无条件设置缓冲病区的医院，应将患者暂时安置在各病区的缓冲病房单间收治，等待筛查结果。

一、管理要求

（一）定义

过渡病区（房）为临床检验及检查（核酸、CT等）结果未出，且明确不符合疑似病例或确诊病例，尚不能直接收治入院，仅用于临时收治住院患者的病区（房）。

（二）防护要求

护目镜／面屏、隔离衣、医用防护口罩、帽子、手套。

（三）流程布局要求

不强制要求设置"三区两通道"（如在缓冲病房内脱去隔离衣，口罩在走廊中脱去）。

（四）收治管理

符合疑似病例定义的患者需留观或收治定点医院。

（五）环境管理

缓冲病区的病房应通风良好，关闭房门，开窗通风。通风不良时，放置可人机共处的空气消毒净化器进行持续空气消毒。采用集中通风系统时，应关闭缓冲病区的回风和送风。

二、常见问题与对策

1. 过渡病区（房）收治的患者类别及转运流程　住院病区在收治患者前，均应严格询问流行病学史，进行血常规检测、新冠病毒核酸和抗体检测、肺部 CT 检查等，排除新冠肺炎后方可收治住院。对于筛查结果不全，又需要住院治疗的患者，则应收治到过渡病区隔离，无过渡病区的医院，则收治各病区的过渡病房，单间收治，等待各项检查结果，排除新冠肺炎后，转至普通病房。

2. 如何规范设置过渡病区（房）　过渡病区是一个功能相对完善的病区单元，应分为污染区、潜在污染区，有条件的可设置清洁区。污染区为患者隔离病室，潜在污染区可利用缓冲病区相邻病房，或在缓冲病区外使用物理屏障隔出独立区域用于医务人员脱卸防护用品。清洁区用于穿戴防护用品。过渡病区与非过渡病区之间应设置醒目标识。

无过渡病区的医院，可根据实际情况，在每个普通病区末端或相对独立区域设置 2 ~ 3 间过渡病房，过渡病房与普通病房间设立醒目标识。

3. 过渡病区（房）是否应该配备独立的医护人员　根据过渡病区（房）收治的患者类别，既有别于确诊或疑似新冠肺炎患者，又不同于普通患者，感染防控措施需要区别对待。对于功能相对完善的独立的过渡病区，需要一套专门的医护人员，对住院患者进行诊疗与护理。

对于普通病区的过渡病房患者，为防止与普通患者的交叉感染，需要调配专人诊疗护理，不与普通病房患者相同。

4. 过渡病区（房）的防护

（1）患者及家属的防护：患者单间收治，实行封闭管理。原则上不安排陪护，特殊情况可固定 1 人陪护，陪护人员也需行新冠病毒感染相关排查和个人防护培训，排除新冠病毒感染后方可进入病区，与住院患者共同实行封闭式管理。患者及陪护人员在住院期间除必要的检查和治疗外，不得离开病房。

（2）医护人员的防护：医护人员对患者进行日常诊疗时，穿戴护目镜 / 面屏、隔离衣、医用防护口罩、帽子、手套。

由于过渡病房内为新冠肺炎待排患者，存在交叉感染风险，医护人员为每一位患者进行诊疗操作前后，均应严格执行手卫生，更换手套。隔离衣、口罩每班次更换，遇污染及时更换。严禁穿戴防护用品离开诊疗区域。

（3）其他工作人员：进入过渡病区（房）的其他工作人员，防护级别与医护人员相同。

三、注意事项

过渡病区（房）设置的初衷，在于及时找出潜在的感染者。一是为了保护普通病区的患者不发生院内感染，二是为了及时识别感染的患者并采取必要的隔离措施，便于更规范的治疗和防护。疫情期间，医疗机构应统筹做好疫情防控期间的正常医疗服务工作，加大医疗服务的投入，加快过渡病房的患者周转，在保证正常诊疗秩序的情况下，严格做到"外防输入，内防反弹"。

（杨　乐　陈文森）

第三节　定点病区的感染防控

定点病区楼选址应位于医院内相对独立、能设置独立出入口的区域，且宜常年处于下风口的位置。应当遵照控制传染源、切断传播途径、保护易感人群的基本原则，满足传染病患者收治的医疗流程要求，满足机电改造基本要求。

一、感染防控核心要点

（一）定点病区的分区和布局

1. 病区独立设置，可以是独栋建筑，也可以与发热门诊同一栋建筑，但应与普通病区和办公区域分开。有条件的医院，定点病区楼内可设隔离手术室及重症监护室（内设内窥镜检查室、便携式心电图及 B 超等），可将放射 CT 和病原微生物实验室纳入其中。

2. 病区应设置"三区两通道"，清洁区、潜在污染区和污染区之间有缓冲区（卫生通过或缓冲间），缓冲区之间有物理隔离。如果定点病区与发热门诊位于同一栋建筑，需注意将住院与发热门诊的患者通道分开设置，有物理隔离。

（1）清洁区：该区设有工作人员出入口（或称通道）、更衣室、卫生间、淋浴间、清洁库房等，可设休息室或值班室、专家会诊室、监控观察室、就餐室。

（2）潜在污染区：该区设有医护走廊、缓冲间，医护办公室、治疗准备室及库房等可设在该区域。

宜分开设置防护用品的穿戴和脱卸区域，设穿衣镜、穿脱流程图。可采用同一走道的两个相邻房间，靠近清洁区的一间作为穿戴防护用品区，接近污染区的为脱卸防护用品区；也可以分设两个通道，将穿戴和脱卸防护用品区域完全分开。防护用品脱卸时可能会对环境造成污染，有条件可以更换一个房间最后脱卸口罩。

（3）污染区：该区设有患者出入口（或称通道）、污物出口，可设隔离单人间病房（面积 ≥ 15 m²）、隔离双人间及三人间，也可设置重症监护室。

3. 病区应设置醒目标识，三区之间使用颜色分区，清洁区（蓝色线）→潜在污染区（黄色线）→污染区（红色线）。三区的相对位置和气流应符合由洁到污的流线。三区保洁用具分开设置。

4. 疑似新冠肺炎患者的病房间应设置在发热门诊留观室或在定点病区的相对独立位置，不应穿插在确诊患者病房之间。

5. 病室及负压病室有独立卫生间和洗手池。负压病室与外界压差宜为 –30 Pa，缓冲间与外界压差宜为 –15 Pa，相邻房间压差不小于 –5 Pa，负压病室缓冲间的两侧门不能同步开启。门口宜安装压差显示装置。

6. 病区通风良好，空调系统应当独立设置。应设置机械通风系统，机械送风（新风）、排风系统应按清洁区、潜在污染区、污染区分区设置独立系统。空气压力应当由清洁区到潜在污染区、污染区依次降低，使空气从清洁区向潜在污染区、污染区单向流动，确保清洁区为正压，污染区为负压。

7. 所有病房内设卫生间，含加盖坐便器、淋浴、洗手池及地漏等设施。患者的排泄物内可能存在病原微生物，坐便器在冲水时容易产生气溶胶，这些病原微生物会随着气溶胶传播到较远距离，因此坐便器需加盖。坐便器、水池、地漏等设水封，防止病原微生物通过气溶胶和水源传播。

8. 宜在医护走廊与病房之间设置缓冲前室，墙上设置双门密闭式传递窗。

（二）病区和工作人员管理

1. 病区设有科主任和护士长，科主任为科室疫情防控第一责任人。各科室应制定收治新冠肺炎患者的工作流程，并进行演练。护士长协助科主任加强科室内部管理，确保科室落实新冠肺炎医院感染防控各项要求。非当班工作人员不得随意进入病区。

2. 病区配备符合要求、数量合适的医务人员防护用品。设置电话或其他通讯设施，控制进入病区的医务人员数量。机械通风、负压等设施符合《医院空气净化管理规范》和《医院隔离技术规范》，保证病区通风良好，并定期维护以保障设备正常运行。

3. 医疗设备设施病区专用，诊疗器械专人专用。

4. 严格落实标准预防措施，强化飞沫传播、接触传播及空气传播的感染防控意识，强化手卫生。所有在定点病区的工作人员，均应加强新冠肺炎知识和穿脱防护用品的培训、考核，确保在进入病区前能正确掌握个人防护知识、操作技能和本岗位相应的医院感染防控措施。

5. 医务人员、医疗辅助人员按照穿脱防护用品的流程图，在穿衣镜前进行穿脱个人防护用品，并有防护督导员监督。可以通过监控设备进行专人监督或二人一组互相监督，避免交叉感染。

6. 个人防护装备和穿脱详见相关章节。

7. 医务人员、医疗辅助人员禁止穿戴防护服、隔离衣、护目镜、防护面屏、手套、鞋套等防护用品离开相应诊疗区域（转运可疑 / 疑似 / 确诊病例除外）。

8. 医务人员和医疗辅助人员是个人健康安全的第一责任人，应严格自律，不聚餐，减少集中开会，杜绝科室间不必要的人员往来。疫情期间，工作人员应做好健康监测并每天记录，身体有异常情况及时报告。

（三）患者的住院管理

1．新冠肺炎疑似病例或确诊病例原则上直入病房，由医务人员协助办理入院手续，优化入院流程，减少患者等候时间。

2．患者住院期间，限制在病室，不得离开病区（需到其他区域进行必要检查时除外），诊疗操作中全程佩戴符合国家要求的无呼气阀口罩（患者病情允许时）。

3．疑似或确诊患者出院、转院时，应当更换干净衣服后方可离开，住院期间使用的个人物品经消毒后方可随患者或家属带出病区。

4．医务人员应在病区外与患者家属交代病情或请家属签署相应医疗文书，非必要，家属不得进入病区。

5．病区 24 h 门禁管理，无关人员禁止随意出入。原则上不允许陪护，确需陪护的（婴幼儿、精神异常患者等）患者宜安排 1 名固定陪护人员，陪护人员进行新型冠状病毒核酸等相关筛查、个人防护培训和健康宣教，佩戴医用防护口罩，原则上不随意进出病室。严禁进入病区探视，若特殊情况需要探视，采用视频、网络通讯等不接触方式探视。

6．疑似患者和确诊患者分开安置，疑似患者进行单间隔离，确诊患者可以同室安置，床间距＞ 1.1 m。

7．加强患者宣教，使其了解新型冠状病毒的防护知识，指导做好手卫生、戴口罩、咳嗽礼仪，注意如厕卫生等。

8．疑似或确诊患者死亡后，要尽量减少尸体移动和搬运，由经培训的工作人员在严密防护下及时处理。用有效氯 3000 ～ 5000 mg/L 的含氯消毒剂或 0.5% 过氧乙酸的棉球或纱布填塞尸体口、鼻、耳、肛门、气管切开处等所有开放通道或创口；用浸有消毒液的双层布单包裹尸体，装入双层尸体袋中，由专用车辆直接送至指定地点尽快火化。

（四）空气及环境物体表面清洁消毒

1. 加强病区各病室、医疗辅助用房及值班室/休息室通风换气，通风不良的应辅以可人机共处的空气消毒器或紫外线辐照消毒（室内无人状态下）。

2. 终末清洁与消毒可采用过氧化氢汽（气）化/雾化消毒，或紫外线辐照设备消毒，或采用同等杀灭微生物效果的消毒方法，按产品的使用说明进行消毒。

3. 以"床单元"为单位的终末清洁与消毒工作，从医用织物到环境物体表面，先清洁、后消毒，从上到下，从相对清洁物体表面到污染物体表面，清除所有污染与垃圾。可搬离的医疗设备与家具，应在原地实施有效清洁与消毒后，方可搬离。

4. 消毒可选用 1000 mg/L 含氯消毒液至少作用 30 min，或采用同等杀灭微生物效果的消毒剂。每日消毒不得少于 2 次。

5. 有可见污染物时，应先使用一次性吸水材料清除污染物，再用 1000 mg/L 的含氯消毒液或 500 mg/L 的二氧化氯消毒剂等进行擦拭消毒，作用 30 min；或使用具有吸附消毒一次性完成的消毒物品。

6. 加强对环境清洁消毒效果监测，监测结果符合相关要求。

7. 负压隔离病房，在保证有效换气次数的前提下，不必额外增加空气消毒措施。对腾空的负压病房做好环境物体表面终末清洁与消毒的基础上，如有洁净系统可连续开启通风机组自净 1 h 后使用；如无洁净系统，可使用过氧化氢汽（气）化/雾化等空气消毒设备进行空气消毒。

（五）诊疗器械、器具、物品及医用织物清洁消毒

1. 可复用耐湿耐高温的诊疗器械、器具和物品，使用后去除可见污染物后立即采用双层专用袋逐层密闭包装，或使用后立即使用有消毒杀菌作用的医用清洗剂或 1000 mg/L 含氯消毒剂浸泡 30 min，采用双层专用袋逐层密闭包装，做好标记，密闭运送至消毒供应中心集

中进行处理。不耐湿不耐高温的诊疗器械、器具可考虑乙醇擦拭消毒，或过氧化氢汽（气）化/雾化消毒，或紫外线辐照设备消毒。

2．消毒供应中心可实行先消毒，再处理。灭菌首选压力蒸汽灭菌，不耐热物品可选择化学消毒剂或低温灭菌设备进行消毒或灭菌。

3．建议使用一次性餐（饮）具，如非一次性餐具，清除食物残渣后，煮沸消毒 30 min，也可用有效氯为 500 mg/L 含氯消毒液浸泡 30 min 后，再用清水洗净。

4．疑似或确诊新冠肺炎患者使用后的床单、被套等立即装入用双层专用袋鹅颈结式包扎，并贴有警示标识，密闭转运集中进行消毒、清洗；可用流通蒸汽或煮沸消毒 30 min；或先用 500 mg/L 的含氯消毒液浸泡 30 min，然后按常规清洗；或采用水溶性包装袋盛装后直接投入洗衣机中，同时进行洗涤消毒 30 min，并保持 500 mg/L 的有效氯含量；贵重衣物可选用环氧乙烷方法进行消毒处理。

5．宜使用可水洗的医用织物，可擦拭的床垫。

6．使用后的一次性床单、明显污染且无法清洗的织物可按医疗废物处理。

（六）医疗废物管理

1．疑似或确诊患者产生的生活垃圾与医疗废物均作为高度感染性医疗废物处理。医疗废物达到包装袋或者利器盒的 3/4 时，应当有效封口，确保封口严密。使用双层包装袋盛装医疗废物，采用鹅颈结式封口，分层封扎，并有医疗废物标签和特别标注。

2．潜在污染区和污染区产生的医疗废物，在离开污染区前应当对包装袋表面采用 1000 mg/L 的含氯消毒液喷洒消毒（注意喷洒均匀）或在其外面加套一层医疗废物包装袋；清洁区产生的医疗废物按照常规的医疗废物处置。

3．含病原体的标本和相关保存液等高危险废物的医疗废物，应当在产生地点进行压力蒸汽灭菌或者化学消毒处理，然后按照感染性废物收集处理。

4．医疗废物收集桶应为脚踏式并带盖的医疗废物收集桶（箱）。

5．医疗废物设有专用污物通道。如没有专用污物通道的病区，保证进入转运车或转运工具前，对包装袋表面采用1000 mg/L的含氯消毒液喷洒消毒（注意喷洒均匀）或在其外面加套一层医疗废物包装袋，然后进行密闭转运。

6．每天运送结束后，对运送工具和处置间进行清洁和消毒，可使用1000 mg/L含氯消毒液擦拭消毒；运送工具被感染性医疗废物污染时，应当及时消毒处理。

二、常见问题与对策

1．在隔离病房内，一定需要患者进入病房的独立通道吗？

对策：不建议设置患者外走道，宜改为隔离病房的独立阳台。新冠肺炎患者是在医务人员的陪同下进入隔离病区，医务人员穿戴好防护用品和患者戴医用外科口罩，使用同一通道是安全的，不需要设立外通道专用。而病情允许时，有一个独立的阳台患者可以适当走动，锻炼身体增强体质。同时，晒太阳和眺望户外也有助于缓解患者焦虑紧张的情绪。

2．隔离病区为什么会有双人间或三人间，而不是全部单间？

对策：对于疑似患者，必须带有独立卫生间单间隔离，以免不同病种之间交叉感染。对于病种相同的确诊患者，可以安置在同一房间，进行隔离治疗。尤其是家庭聚集性病例，或是婴幼儿、老年人需要单独照顾的病例，双人间或三人间更合适生活照顾。患者即使发病时间不一致，恢复期的患者对同一种传染病也具备保护性抗体，无需担心相互感染的问题。

3．为什么医护办公室和治疗室不设在污染区？

对策：在传染病流行期间，如医护办公室和治疗室设在污染区，三级防护的情况下，处理医嘱、配制药品、病历书写等操作多有不便，因此设在潜在污染区较为合适。如果使用信息化管理，如视频查房、使用移动设备等，配制药品、病历书写等操作也可设在清洁区。

4．在隔离病区污染区工作，需要穿三层防护吗？

对策：不需要。新冠肺炎应做好三级防护，三级并非三层。避免出现护目镜与防护面屏叠戴、隔离衣与防护服叠穿、鞋套与手套多层、防护口罩与外科口罩叠戴等现象。

5．隔离病区必须有独立的污物通道吗？

对策：有条件的病区可独立设置污物通道。没有独立通道时，做好患者通道的消毒，在医疗废物袋密闭扎口后，加套清洁的医疗废物袋，保证双层密闭包装放置于医疗废物转运工具内密闭转运，并做好密闭转运工具的清洁消毒。

6．新冠肺炎患者使用的医疗设备应如何处理？

对策：一次性耗材按照医疗废物处理，使用后的复用设备，可采用过氧化氢汽（气）化／雾化消毒，或紫外线辐照设备消毒，或用1000 mg/L的含氯消毒液或500 mg/L的二氧化氯消毒剂等进行擦拭消毒，内部的清洁消毒需要按照设备的说明书进行。如果内部无法消毒的，应摆放两周以上后再使用。

7．诊疗不同患者需要更换防护用品吗？

对策：不需要。如果有被血液、体液、分泌物污染时，及时更换防护用品。在确诊患者之间，严格做好手卫生或更换一次性手套。有条件的，疑似和确诊患者分组诊疗护理；无条件的，先诊疗护理疑似患者，后诊疗护理确诊患者。

8．在出隔离病房时，有必要每脱一件防护用品更换一个房间吗？

对策：没有必要。防护用品脱卸时可能会对环境造成污染，在其他防护用品脱卸时有呼吸道保护，所以口罩是最后脱卸的。有条件可以更换一个房间最后脱卸口罩。

9．工作人员出隔离病房污染区需要设置消毒地垫做鞋底消毒和常规消毒鼻部及耳道吗？

对策：不需要，可以通过戴鞋套或靴套来防护。消毒地垫所含消毒剂浓度无法保证，且对环境会造成影响。无须设置消毒地垫做鞋底消毒。除遇到体液喷溅可以预防性消毒，正常有防护下没有必要常规消毒。

10．从隔离区回驻地或休息区，工作人员必须持续 40 ℃以上水温淋浴 30 min 吗？

对策：根据自己情况而定，洗干净即可，长时间在中高水温下，对工作人员身体反而不利。

11．传染病流行期间，可以在隔离病区的清洁区域用餐吗？

对策：可以，清洁区主要是供工作人员更衣、休息，可以用餐。但疫情期间，应严格管理各区，不同区域穿戴不同防护用品，保洁工具也应该严格区分。

（黄　英）

参考文献

[1] 中华人民共和国住房和城乡建设部，国家质量监督检验检疫总局．传染病医院建筑设计规范：GB51039-2014［S］．北京，2014.

[2] 中华人民共和国卫生部．医院隔离技术规范：WS/T 311-2009［S］．北京，2009.

[3] 中华人民共和国卫生部．医疗机构消毒技术规范：WS/T 367-2012［S］．北京，2012.

[4] 国家卫生和计划生育委员会．医疗机构环境表面清洁与消毒管理规范：WS/T 512-2016［S］．北京，2016.

[5] 国家卫生和计划生育委员会．经空气传播疾病医院感染预防与控制规范：WS/T 511-2016［S］．北京，2016.

[6] 国家质量监督检验检疫总局，中国国家标准化管理委员会．医院负压隔离病房环境控制要求：GB/T35428-2017［S］．北京，2017.

[7] 国家卫生和计划生育委员会．医院中央空调系统运行管理：WS 488-2016［S］．北京，2016.

[8] 国家卫生和计划生育委员会．医院医用织物洗涤消毒技术规范：WS/T508-2016［S］．北京，2016.

[9] 国家卫生和计划生育委员会. 医院消毒供应中心第二部分：清洗消毒及灭菌技术操作规范：WS 310.2-2016 [S]. 北京，2016.

[10] 国家卫生健康委办公厅. 国家卫生健康委办公厅关于做好新型冠状病毒感染的肺炎疫情期间医疗机构医疗废物管理工作的通知（国卫办医函〔2020〕81 号）[EB/OL]. [2020-01-28]. http://www.nhc.gov.cn/yzygj/s7659/202001/6b7bc23a44624ab2846b127d146be758.shtml

[11] 国家卫生健康委办公厅，国家发展改革委办公厅. 关于印发综合医院"平疫结合"可转换病区建筑技术导则（试行）的通知（国卫办规划函〔2020〕663 号）[EB/OL. [2020-08-17]. http://www.nhc.gov.cn/guihuaxxs/s7824/202008/69a65cd090e34bdd963553ad02b9ed15.shtml

第四节　定点医院的感染防控

　　严格遵循国家行业标准及文件要求，包括《传染病医院建筑设计规范》（GB50849-2014）、《经空气传播疾病医院感染预防与控制规范》（WS/T511-2016）、《医院负压隔离病房环境控制要求》（GB/T 35428-2017）、《医院隔离技术规范》（WS/T311-2009）、《医疗机构消毒技术规范》（WS/T 367-2012）、《医疗机构环境表面清洁与消毒管理规范》（WS/T 512-2012）、《医院空气净化隔离规范》（WS/T 368-2012）、《医院医用织物洗涤消毒技术规范》（WS/T 508-2016）、《消毒供应中心 第 2 部分：清洗消毒及灭菌技术操作规范》（WS 310.2-2016）、《医疗机构内新型冠状病毒感染预防与控制技术指南第一版)》（国卫办医函〔2020〕65 号）、《国家卫生健康委办公厅关于做好新型冠状病毒感染的肺炎疫情期间医疗机构医疗废物管理工作的通知》（国卫办医函〔2020〕81 号）、《关于印发应对秋冬季新冠肺炎疫情医疗救治工作方案的通知》（联防联控机制医疗发〔2020〕276 号）等。

一、感染防控要点

（一）定点医院的设置

1. 远离人口密集的居住和活动区域的独立院区，医疗用建筑物与其他周边建筑应大于或等于 20 cm 的安全距离。

2. 三区两通道、供氧、通风、供暖、污水污物处理等设施符合《传染病医院建筑设计规范》。

3. 定点医院应具备门急诊（含发热门诊）、感染性疾病科、呼吸科、重症医学科、实验室检测、CT 检查等医疗功能。

4. 出入口附近宜设置救护车辆洗消场地，医疗废物暂存用房设施应设置在常年主导风向下风向，与医疗业务用房保持必要的安全距离。

5. 设置患者独立出入口的区域，病区宜为单独建筑。行政办公区域、工作人员生活区域应远离隔离病区、医疗废物和污水处理处。

6. 门急诊、医技部门、病区、手术室等应设置"三区两通道"，清洁区、潜在污染区和污染区之间有缓冲区（卫生通过或缓冲间），缓冲区之间有物理隔离。

（1）宜分开设置防护用品的穿戴和脱卸区域，设穿衣镜、穿脱流程图。可采用同一走道的两个相邻房间，靠近清洁区的一间作为穿戴防护用品区域，接近污染区的作为脱卸防护用品区域；也可以分设两个通道，将穿戴和脱卸防护用品完全分开。防护用品脱卸时可能会对环境造成污染，在其他防护用品脱卸时有呼吸道保护，有条件可以更换一个房间最后脱卸口罩。

（2）所有诊疗区域的卫生间（坐便器、洗手池及地漏等）设施均设水封。

（3）有条件的门急诊、病区、医技部门等可独立设置污物通道。没有独立通道时，在医疗废物袋密闭扎口后，加套清洁的医疗废物袋，保证双层密闭包装放置于医疗废物转运工具内密闭转运，并做好密闭转运工具的清洁消毒。三区保洁用具分开设置和处理。

7．三区之间应使用颜色分区，设置醒目标识。三区的相对位置和气流应符合由洁到污的流线。

（1）诊疗区域通风良好，空调系统应当独立设置。应设置机械通风系统，机械送风（新风）、排风系统应按清洁区、潜在污染区、污染区分区设置独立系统。空气压力应当由清洁区到潜在污染区、污染区依次降低，气流是由清洁区向潜在污染区，然后向污染区流动，可以通过不同的换气次数来保证气流的方向，污染区应保持排风大于送风。

（2）诊室、检查室、病室等宜采用上送风、下排风，送风口应远离排风口。送风口一般位于医务人员常规站立位置上方，而排风口一般位于患者床头下方。

（二）制定应急预案和流程

根据新型冠状病毒病原学特点，结合传染源、传播途径和易感人群，建立预警机制，制定应急预案和各项工作流程。医院明确各部门责任和分工，并根据疫情严重程度，做好可扩充床位、医院非新冠肺炎患者迁移以及医疗力量和物质设备的储备。

1．根据风险等级和当地疫情，医院制定"平疫结合"转换使用门急诊、病区、医技部门等，保障发热和疑似患者正常救治。

2．疾病流行期间，定点医院应将新冠肺炎患者和其他患者出入口、诊疗、检查、检验完全分开；无法分开时，需清空整个院区其他患者，以便在三级防护下工作人员 4～6 h 替换，保障医疗区域大量工作人员的需要。

3．在传染病疫情期间做好临时病房、临时留观室的预案，并优化流程，保证新冠肺炎患者的救治工作，保证防护用品至少 1 个月的储备量。

（三）开展全员培训和演练

针对全院不同人员开展医院感染防控培训和演练，提高全员医院感染防控意识和能力。对进入高风险区域的医务人员、医疗辅助人员进行重点培训，使其熟练掌握传染病相关法律法规、新型冠状病毒感染的防控知识、医院感染预防与控制相关培训方法与技能，加强穿脱防护用品、手卫生等知识和技能考核，合格后上岗。

（四）重点部门管理

1. 切实落实预检分诊制度，预检分诊点设置醒目，标识清楚，通风良好。预检分诊点备有发热患者用的口罩、体温表（非接触式）、手卫生设施、医疗废物桶、疑似患者基本情况登记表等。

（1）对门急诊患者测量体温、询问流行病学史等，可疑患者佩戴好外科口罩送至发热门诊就诊。

（2）在疫区，短时间内会有大量患者涌入时，大量就诊患者聚集容易造成交叉感染。可将预检分诊设在室外，尽快疏散患者，将危重症与轻症分开处置，以减少交叉感染，保证就诊环境的安全。

（3）在疾病流行期间，预检分诊遇见大量患者，病原微生物密度增高，询问时会有飞沫溅到面部的可能。因此，戴医用防护口罩、一次性帽子，加穿隔离衣以减少感染机会。

（4）门诊患者推行采取预约方式，分时段就诊，减少门诊患者聚集。

（5）在疫情期间，在醒目处以宣传展板、电子屏幕等形式发布公告，介绍新冠肺炎的流行特点、健康宣教以及防控要求。

2. 发热门诊设置在独立区域，建筑布局和工作流程符合《医院隔离技术规范》等有关要求，含独立的候诊区、挂号收费（或自助机）、药房（或自助取药机）、检验、放射、卫生间、留观室等功能区。

（1）发热门诊和留观室配备数量充足并符合要求的消毒用品、防护用品，以及配备基础类、抢救类、检验类等医疗设备设施。

（2）门诊和留观室加强通风，控制气流从清洁区向污染区。疾病流行期间，普通门诊可以改造成发热门诊，以满足一人一诊室的需求，尽快疏散，减少聚集。

（3）发热门诊的工作人员出入通道不宜分开设置，清洁区穿戴好防护用品的工作人员是有呼吸道防护的，可以与其他工作人员共用通道，而且分开出入，冲淋更衣后在出口不方便取回自身衣物。

（4）留观室为含独立卫生间的单人间。留观患者可能具有传染性，在等待医院辅助检查的结果或确诊患者等待转至隔离病区的时间不定，有数小时甚至数日时间，不共用房间和卫生间是为了减少交叉感染。

3. 急诊建筑布局和工作流程符合《医院隔离技术规范》等有关要求。急诊预检分诊处应保持良好的通风条件，抢救室的气管插管区域、洗胃室等应设置强排风系统，操作过程中尽可能保持负压。

急诊室应设置独立通风系统，在传染病流行期间，应指定诊室或者区域接诊没有流行病学史的发热患者，减少交叉感染的机会，同时指定相对独立区域留观发热患者。所有急诊工作人员应经过传染病防控知识培训，掌握防护用品使用技能。

4. 隔离病房管理参看本章第三节"定点病区的感染防控"的要求。

5. 疑似及确诊新冠肺炎患者手术宜在负压手术室开展，尽量减少手术间内物品，限制参加手术人员，杜绝参观人员进入该手术间。参与手术的医务人员实施三级防护，正确穿戴防护用品。推荐使用一次性医疗用品（如一次性插管物品），麻醉机消毒机进行内部回路的消毒。术后关闭回风阀，采用过氧化氢汽（气）化/雾化消毒，或紫外线辐照设备消毒，或采用同等杀灭微生物效果的消毒方法，按产品的使用说明进行消毒。

6. 核酸采样点应当为独立空间，具备通风条件，可以设在室外，配备手卫生设施。设立清晰的指引标识，保证人员单向流动，严控人员密度，及时消毒。所有标本应当放在大小适合的带螺旋盖内有垫圈、耐冷冻的标本采集管里，拧紧。如果需要长途运输标本，应采用干冰等制冷方式进行保存，严格按照相关规定包装运输。标本采集后室温放置不超过 4 h，应在 2 ～ 4 h 内送到实验室。

7. 开展核酸检测的实验室，应当具备经过卫生健康行政部门审核备案的生物安全二级及以上实验室条件，以及临床基因扩增检验实验室条件。

（1）应当设置完全相互独立的以下区域：试剂储存和准备区、标本制备区、扩增和产物分析区。

（2）实验室接到标本后，应当在生物安全柜内对标本进行清点核对，并对标本进行灭活处理。根据《国家卫生健康委办公厅关于医疗机构开展新型冠状病毒核酸检测有关要求的通知》，进行实验室管理和标本处理。

（3）新冠肺炎患者的标本采样人员和接收人员采用二级防护，核酸检测人员采用生物安全三级实验室的个人防护。

（五）工作人员的防护和管理

1. 医务人员应当遵循《医院感染管理办法》及相关法律法规的要求，严格执行标准预防及手卫生规范。医务人员、医疗辅助人员按照穿脱防护用品的流程图，在穿衣镜前进行穿脱个人防护用品，并通过监控设备进行专人监督或二人一组互相监督，避免交叉感染。

2. 按照接触新冠肺炎风险，在标准预防的基础上增加飞沫隔离、接触隔离的防护措施。在为疑似或确诊新冠肺炎患者进行产生气溶胶的操作时，增加空气隔离防护措施。根据不同工作岗位暴露风险的差异选择防护用品，并根据风险评估适当调整。

（1）一级防护：预检分诊点，普通急诊留观区，门诊，普通病区，普通患者手术、影像检查、病理检查，重症监护病房，密切接触者医学观察区，医务人员医学观察区，隔离病区的潜在污染区工作人员，发热门诊及隔离病区外的安保、保洁、医疗废物转运等工作人员。一级防护用品主要包括：医用外科口罩、一次性工作帽、工作服、一次性乳胶手套或丁腈手套等。如在疫区，预检分诊点、门急诊的医务人员调整为二级防护。

（2）二级防护：发热门诊，隔离病区，隔离重症病区，疑似及确诊患者影像检查、检验，新冠病毒核酸检测，消毒供应中心对新冠肺炎病区物品回收、清点及清洗时，疑似及确诊患者转运、陪检、尸体处置时，疑似或确诊患者手术时。二级防护主要防护用品：医用防护口罩、护目镜或防护面屏、一次性工作帽、穿防渗隔离衣或防护服、一次性乳胶手套或丁腈手套、鞋套等。

（3）三级防护：为疑似或确诊患者实施可产生气溶胶操作、手术、新冠病毒核酸检测、尸体解剖。三级防护主要防护用品：正压头套或全面防护型呼吸防护器、穿防渗隔离衣或防护服、一次性乳胶手套或丁腈手套、鞋套等。

3. 外科口罩、医用防护口罩、护目镜或防护面屏、防护服等个人防护用品被血液、体液、分泌物等污染时及时更换。

4. 医务人员在诊疗操作结束后，及时离开隔离区，并规范更换个人防护用品。个人防护穿戴中做好三级防护，并非三层防护，应避免出现护目镜与防护面屏叠戴、隔离衣与防护服叠穿、鞋套与手套多层、防护口罩与外科口罩叠戴等现象。

5. 医务人员掌握防护用品选择的指征及使用方法，并能正确且熟练地穿脱防护用品，脱去手套、防护服等防护用品后立即手卫生。

6. 医务人员、医疗辅助人员禁止穿戴防护服、隔离衣、护目镜、防护面屏、手套、鞋套等防护用品离开相应诊疗区域（转运可疑/疑似/确诊病例除外）。

脱卸完防护用品后，沐浴更衣后离开。不建议长时间40℃以上水温淋浴，也不必常规消毒鼻部及耳道，遇到体液喷溅可以预防性消毒。

7. 定点医院根据可能容纳的患者数量来作一个基本数字的估算，按照诊疗工作量及工作人员数量配备防护用品，至少可以保证有1个月的用量。

8. 医务人员和医疗辅助人员是个人健康安全的第一责任人，应严格自律，不聚餐，减少集中开会，杜绝科室间不必要的人员往来。疫情期间，工作人员应做好健康监测并每天记录，身体有异常情况及时报告。

（六）清洁、消毒、灭菌

1．加强各诊室、检查室、病室、医疗辅助用房及值班室／休息室通风换气，通风不良的应辅以可人机共处的空气消毒器或紫外线辐照消毒（室内无人状态下）。

2．加强清洁消毒。清洁区每日清洁 2 次，疫区可以增加低水平的消毒液消毒。潜在污染区和污染区消毒可选用 1000 mg/L 含氯消毒液至少作用 30 min，或采用同等杀灭微生物效果的消毒剂，每日消毒不得少于 2 次。有可见污染物时，应先使用一次性吸水材料清除污染物，再用 1000 mg/L 的含氯消毒液或 500 mg/L 的二氧化氯消毒剂等进行擦拭消毒，作用 30 min；或使用可吸附消毒一次性完成的消毒物品。

3．终末清洁与消毒可采用过氧化氢汽（气）化／雾化消毒，或紫外线辐照设备消毒，或采用同等杀灭微生物效果的消毒方法，按产品的使用说明进行消毒。

4．负压隔离病房，在保证有效换气次数的前提下，不必额外增加空气消毒措施。对腾空的负压病房做好环境物体表面终末清洁与消毒的基础上，如有洁净系统可连续开启通风机组自净 1 h 后使用；如无洁净系统，可使用过氧化氢汽（气）化／雾化等空气消毒设备进行空气消毒。

5．加强对环境清洁消毒效果监测，监测结果符合相关要求。

6．可复用耐湿耐高温的诊疗器械、器具和物品，使用后去除可见污染物后立即采用双层专用袋逐层密闭包装，或使用后立即使用有消毒杀菌的医用清洗剂或 1000 mg/L 含氯消毒剂浸泡 30 min，采用双层专用袋逐层密闭包装，做好标记，密闭运送至消毒供应中心集中进行处理。不耐湿不耐高温的诊疗器械、器具可考虑乙醇擦拭消毒，或过氧化氢汽（气）化 / 雾化消毒，或紫外线辐照设备消毒。

7．消毒供应中心可实行先消毒，再处理。灭菌首选压力蒸汽灭菌，不耐热物品可选择化学消毒剂或低温灭菌设备进行消毒或灭菌。

8．宜使用可水洗的医用织物，可擦拭的床垫。使用后的一次性床单、明显污染且无法清洗的织物可按医疗废物处理。使用更换的织物立即装入用双层专用袋鹅颈结式包扎，并贴有警示标识，密闭转运集中进行消毒、清洗；可用流通蒸汽或煮沸消毒 30 min；或先用 500 mg/L 的含氯消毒液浸泡 30 min，然后按常规清洗；或采用水溶性包装袋盛装后直接投入洗衣机中，同时进行洗涤消毒 30 min，并保持 500 mg/L 的有效氯含量；贵重衣物可选用环氧乙烷方法进行消毒处理。

（七）医疗废物管理

1．疑似或确诊患者产生的生活垃圾与医疗废物均作为高度感染性医疗废物处理。医疗废物达到包装袋或者利器盒的 3/4 时，应当有效封口，确保封口严密。使用双层包装袋盛装医疗废物，采用鹅颈结式封口，分层封扎。并有医疗废物标签和特别标注。

2．潜在污染区和污染区产生的医疗废物，在离开污染区前应当对包装袋表面采用 1000 mg/L 的含氯消毒液喷洒消毒（注意喷洒均匀）或在其外面加套一层医疗废物包装袋；清洁区产生的医疗废物按照常规的医疗废物处置。

3．医疗废物收集桶应为脚踏式并带盖的医疗废物收集桶（箱）。

4．含病原体的标本和相关保存液等高危险废物的医疗废物，应当在产生地点进行压力蒸汽灭菌或者化学消毒处理，然后按照感染性废物收集处理。

5．每天运送结束后，对运送工具进行清洁和消毒，可使用 1000 mg/L 含氯消毒液擦拭消毒；运送工具被感染性医疗废物污染时，应当及时消毒处理。

6．医疗废物宜在医疗机构集中暂存于相对独立区域，尽快交由医疗废物处置单位进行处置。通风不良的暂存地每日交接后用紫外线灯空气消毒不少于 60 min，每天两次 1000 mg/L 的含氯消毒液对医疗废物暂存处进行消毒。

7. 医疗废物产生部门、运送人员、暂存处工作人员以及医疗废物处置单位转运人员之间，要逐层登记交接。登记内容包括医疗废物的来源、种类、重量或者数量、交接时间、签名，特别注明"高度感染性废物"或"新冠"等标识，登记资料保存 3 年。

二、常见问题与对策

1. 不了解工作人员和患者的独立通道设置的作用，而出现过度设置过道。

对策：一些医疗机构在病房或检查室进行原有通道物理隔断或外设通道的改造，不仅影响通风，而且狭窄的通道和隔断也阻碍患者转运。新冠肺炎疑似或者确诊患者是在医务人员的陪同下进入隔离病区或检查区域等诊疗区域，医务人员穿戴好防护用品和患者戴医用外科口罩，使用同一通道是安全的，不需要为检查室和病房设立外通道给患者专用。工作人员在进入诊疗区域之前需要有独立的通道进出，穿戴好个人防护后进行诊疗区域，并做好通风和消毒。

2. 预检分诊设置作用不清，预检分诊与导医台混合设置在一起，导医人员进行分诊工作。

对策：预检分诊点和导医台不混用，预检分诊需有经验和经过培训的医务人员。预检分诊点应在门急诊醒目位置设置，标识清楚，相对独立，通风良好。应急状态下，可以在室外增加临时预检分诊点（24 h 值班制），减少大量就诊患者聚集在门诊造成交叉感染。

3. 发热门诊、隔离病区的工作人员进出通道要分开设置。

对策：工作人员出入口可以合用，建议不分开。清洁区穿戴好防护用品的工作人员是有呼吸道防护的，可以与其他工作人员共用通道；分开进出，冲淋更衣后在出口不方便取回自身衣物。

4. 收治新冠疑似或者确诊患者的定点救治医疗机构，平疫结合使用中存在医务人员、医疗用地、其余患者收治等问题。

对策：定点医院需要根据疫情严重程度，制定可扩充床位、医院非新冠肺炎患者迁移以及医疗力量和物质设备的储备等应急预案和各项工作流程。疫情流行期间定点医院收治新冠肺炎患者需清空整个院区其他患者，一是流行期间无法将新冠肺炎患者和其他患者诊疗、检查、检验完全分开，不同传染疾病患者和普通患者的通道、工作人员通道等无法完全不交叉。腾空其他患者，可将门诊和病房改造成收治新冠肺炎疑似或确诊患者。二是在三级防护下工作人员工作时间在 4 ~ 6 h，在医疗区域需要大量工作人员，保障医疗安全和医务人员的健康。

5. 如何确定防护用品的储备数量？

对策：做好防护用品储备，可以根据定点医院可能容纳的最多患者数量来作一个基本数字的估算，按照诊疗工作量及工作人员数量配备，至少可以保证有 1 个月的用量。

（黄　英）

参考文献

[1] 国家卫生和计划生育委员会．医院中央空调系统运行管理：WS 488-2016 [S]．北京，2016

[2] 国务院办公厅．病原微生物实验室生物安全管理条例（国务院令第 424 号）[EB/OL]．[2004-11-12]．http：//www.nhc.gov.cn/wjw/flfg/200804/b2205ab66bdf4b259e6f2e85fbb6a37a.shtml.

[3] 国家健康卫生委员会．医疗废物管理条例（国务院令第 380 号）[EB/OL]．[2003-06-16]．http：//www.nhc.gov.cn/cms-search/xxgk/getManuscriptXxgk.htm?id=18302.

[4] 卫生部．医疗卫生机构医疗废物管理办法（卫生部令第 36 号）[EB/OL]．[2003-10-15]．http：//www.nhc.gov.cn/cms-search/xxgk/getManuscriptXxgk.htm?id=133efb6d99cd47d4ac6765a16874161c.

［5］国家卫生健康委办公厅．国家卫生健康委办公厅关于做好新型冠状病毒感染的肺炎疫情期间医疗机构医疗废物管理工作的通知（国卫办医函）〔2020〕81 号［EB/OL］．［2020-1-28］．http：//www.nhc.gov.cn/yzygj/s7659/202001/6b7bc23a44624ab2846b127d146be758.shtml．

［6］国家卫生健康委，住房和城乡建设部．新型冠状病毒肺炎应急救治设施设计导则（试行）（国卫办规划函〔2020〕111 号）［EB/OL］．［2020-02-08］．http：//www.nhc.gov.cn/xcs/zhengcwj/202002/047500380e8a45ed9e1590eae6354e73.shtml．

第三章

医院感染监测与暴发的处置

第一节　新冠肺炎的流行病学

一、全球新冠肺炎发生情况

　　世界卫生组织认为 COVID-19 的真实感染水平很大程度被低估，因为有相当比例的感染者并未获得检测。这可能是由于部分感染者没有症状或只表现出轻微症状，因而通常不会到医疗卫生机构就诊。也有一部分属于可能被忽视或医疗卫生系统尚未覆盖的人群，他们不太可能获得医疗卫生服务或检测服务。在流行期间，对病例检测不足的情况可能会加剧，此时检测能力相对有限，因此会仅限于向临床表现严重者和高风险人群（例如一线医护人员、老年人和具有基础疾患者）提供检测服务。病例也可能被误诊为诸如流感等其他具有类似临床表现的疾病而不检测。

　　就现有的病例报告情况看，截至 2021 年 4 月 6 日，全球累计确诊新冠肺炎病例 132 331 345 例，累计死亡病例 2 867 815 例。累计确诊新冠肺炎病例居前 10 位的疫情地区和累计死亡病例数见表 3-1。

表 3-1　前 10 位新冠肺炎疫情地区的情况（截至 2021 年 4 月 6 日）

疫情地区	累计确诊病例数	累计死亡病例数
美国	31 490 563	569 197
巴西	13 023 189	333 153
印度	12 684 477	165 577
法国	4 833 263	96 875
俄罗斯	4 589 540	100 717
英国	4 362 150	126 862
意大利	3 678 944	111 326
土耳其	3 529 601	32 456
西班牙	3 311 325	75 783
德国	2 903 036	77 630

截至 2021 年 4 月 6 日，中国 31 个省（自治区、直辖市）和新疆生产建设兵团报告，累计报告确诊病例 102 949 例，其中境外输入病例 5 361 例，累计死亡病例 4 851 例。

世界卫生组织认为在 COVID-19 大流行的过程中，对病死率的初步估算存在较大差异，大多数国家根据监测系统发现的发病人数和死亡人数，并使用粗略的计算方法来估算，各国对病死率的估计值差异甚大——从不到 0.1% 到超过 25%，这可能产生误导。由于多种原因，很难对各国估算的病死率进行比较。发现和报告全部 COVID-19 死亡病例的可能性可能被夸大或者缩小。此外，各国可能使用不同的病例定义、检测策略和病例计数法（例如：轻症患者不被检测和计入病例总数当中）。各国在疾病的不同阶段采用不同质量的医疗照护和干预措施也可能造成病死率差异。最后，各国患者的情况（例如，他们的年龄、性别、种族和基础疾患）可能也会有所不同。

二、流行病学特点

（一）传染源

传染源主要是新型冠状病毒感染的患者和无症状感染者。无症状感染者主要包括潜伏期患者和隐性感染者，潜伏期患者最后会出现临床症状，在潜伏期尤其是潜伏期的中后期即有传染性，发病后 5 天内传染性较强。隐性感染者也有传染性，虽然新冠肺炎隐性感染者较少，不到 10%。被新型冠状病毒污染的物品也可以成为传染源，须引起注意。

（二）传播途径

经呼吸道飞沫传播和密切接触传播是主要的传播途径。接触被病毒污染的物品也可造成感染。在相对封闭的环境中长时间暴露于高浓度气溶胶情况下存在经气溶胶传播的可能。由于在粪便、尿液中可分离到新型冠状病毒，应注意其对环境污染造成接触传播或气溶胶传播。

（三）易感人群

人群普遍易感。感染后或接种新型冠状病毒疫苗后可获得一定的免疫力，但持续时间尚不明确。有感染后抗体滴度不断衰减和再次感染的报告，需要进一步观察研究。

感染链的存在是疾病传播的基本条件，医疗机构感染控制意识与机构感染控制条件会明显地影响新冠肺炎的流行状态。

第二节　医院感染的监测

一、新冠肺炎疫情常态化下医院感染监测

新冠疫情常态化下医院感染的监测分为两个部分，一是常规的医院感染监测，系统、连续地收集、分析住院患者（包括新冠肺炎住院患者）常规医院感染的发生、分布及其影响因素，并将监测结果报送和反馈给有关部门和科室，预防、控制和管理常规的医院感染。另一方面是对于新冠肺炎医院感染的监测，早期发现门诊患者、住院患者、医务人员、陪护及探视者中新冠肺炎发生情况，落实新冠肺炎医院内防控策略和措施，避免或杜绝由于医院感染导致的新冠肺炎发生。

二、新冠肺炎疫情常态化下要重点开展的监测

根据全球和国家疫情防控形势以及新冠肺炎的特点，国家以"外防输入、内防反弹"为目标。各级医疗机构要清醒认识疫情防控形势的严峻性和复杂性，以高度的敏锐性关注疫情发展变化，同时平衡好新冠肺炎疫情感染防控和恢复与维持正常医疗秩序。医院感染监测目标是在这个前提下，落实新冠肺炎医院感染管理的各项工作要求，守住疫情感染防控前哨阵地。

（一）建立感控督导员队伍和制度

由于我国大部分医疗机构医院感染管理专职人员配备不足，在常态化防控下，常规的医院感染监测管理工作需要持续进行，同时针对新冠肺炎疫情的防控工作不能松懈，医院感染管理专职人员数量不能满足两方面的工作需求，建立感控督导员制度尤为重要。并且由于医院感染管理的不断深入，工作覆盖面越来越广，内容越来越细致，在医院感染结果监测的基础上，加入了许多过程监测的内容。因此，即便将来新冠肺炎疫情消失，感控督导员队伍仍将长期存在。

我国部分省市已经要求，二级及二级以上医疗机构，包括综合医院和专科医院，应建立感控督导员队伍，从病区医院感染管理小组中的感控医生和感控护士中择优选拔，接受医院感染管理部门的统筹管理和业务培训指导，医院感染管理部门按监测计划，组织感控督导员开展工作，并对感控督导员的工作质量进行评估。

感控督导员应具有一定的医疗、感染防控及相关医学专业技术背景，有一定的业务素质和专业能力，掌握感染防控各项工作制度和标准，工作认真细致，社会责任心强。我国部分省市要求100张床位以下的医院配备2～3名感控督导员，100～500张床位医院配备10～15名感控督导员，500～1000张床位配备15～20名感控督导员，1000张床位以上医院配备20名以上的感控督导员，感控督导员可以定期有序更换。

感控督导员的职责包括，有计划地根据疫情防控需要和《医院感染管理办法》相关要求，实时监测、观察、指导医院诊疗各相关重点部门、重点环节的医院感染核心制度落实，督查、指导医务人员严格操作规范、做好安全防护，开展医护人员健康监测，评估医院感染风险并及时干预处置。当前感控督导员制度的实践确实起到了较好的作用。

（二）新冠肺炎疫情常态防控医院感染管理监测与评估内容

根据国家新冠肺炎疫情常态化防控的相关要求，制定全流程新冠肺炎疫情的监测方案，并组织感控督导员落实。湖南省要求二级及以上医疗机构、新冠肺炎定点救治医院和开设有发热门诊的医疗机构于每个工作日利用信息化手段报告监测结果，共有548家相关医疗机构开展监测工作。

1. 医务人员健康监测（包括体温升高、呼吸道症状等） 通过对医务人员的健康监测，早期发现和处理医务人员的相关情况，避免由于医务人员新冠肺炎病例导致医院内传播或传播到社区。内容包括：全院医务人员出现症状的人数，特殊科室（指发热门诊和救治病房）医务人员出现症状的人数。表 3-2 为某省新冠肺炎常态化监测中医务人员平均每日存在发热等症状人数。监测期为 2020 年 5 月 25 日至 7 月 31 日，5 月 25 日至 6 月 17 日为第一期，6 月 18 日至 7 月 31 日为第二期（余同）。表 3-3 为某医院新冠肺炎常态化监测中医务人员平均每日存在发热等症状人数。

表 3-2　某省医务人员平均每日出现发热等症状人数

监测期	医务人员出现症状人数	特殊科室医务人员出现症状人数
第一期	75	4
第二期	24	5

表 3-3　某医院医务人员平均每日出现发热等症状人数

监测期	医务人员出现症状人数	特殊科室医务人员出现症状人数
第一期	3	0
第二期	2	0

2. 患者相关感染的监测 通过对患者感染的相关监测，早期发现和处理患者的相关情况，避免患者因新冠肺炎导致医院内传播。

内容包括，住院患者中发现新冠肺炎确诊病例、疑似病例和无症状感染者人数，住院患者中发热等症状患者人数，发热门诊就诊患者人数。表 3-4 为某省新冠肺炎常态化监测中发热门诊平均每日就诊患者数和住院患者中平均每日存在发热等症状人数。表 3-5 为某医院新冠肺炎常态化监测中发热门诊平均每日就诊患者数和住院患者中平均每日存在发热等症状人数。

表 3-4 某省平均每日发热门诊就诊患者数和住院患者出现症状人数

监测期	发热门诊就诊患者数	住院患者出现症状人数
第一期	3 208	3 714
第二期	3 135	4 840

表 3-5 某医院平均每日发热门诊就诊患者数和住院患者出现症状人数

监测期	发热门诊就诊患者数	住院患者出现症状人数
第一期	21	225
第二期	13	242

3. 医疗机构新冠病毒核酸检测 通过对医疗机构新冠病毒核酸检测，评估医疗机构开展核酸检测的能力和医务人员新冠病毒核酸的送检意识。内容为本院送检或完成新冠病毒核酸检测人数。表 3-6 为某省新冠肺炎常态化监测中平均每日送检或完成核酸检测数。表 3-7 为某医院新冠肺炎常态化监测中平均每日送检或完成核酸检测数。

表 3-6 某省送检或完成新冠病毒核酸检测人数

监测期	完成检测总人数	平均每工作日完成检测人数
第一期	238 128	13 229
第二期	824 688	26 602

表 3-7　某医院送检或完成新冠病毒核酸检测人数

监测期	完成核测总人数	平均每工作日完成检测人数
第一期	623	35
第二期	14 333	462

4．病房管理　评估病房落实国家新冠肺炎防控相关政策的情况，内容包括：是否预留隔离房间（过渡病房），隔离房间是否收治需鉴别新冠病毒感染的患者，隔离房间是否收治其他不需要鉴别新冠病毒感染的患者，是否对陪护进行有效管理，是否有探视者，住院患者是否按要求进行防护，陪护或探视者是否按要求进行防护，病房的医务人员是否按要求进行防护。表 3-8 为某省新冠肺炎常态化监测中病房隔离房间预留及使用情况。表 3-9 为某医院新冠肺炎常态化监测中病房隔离房间预留及使用情况。表 3-10 为某省病房陪护和探视者管理情况。表 3-11 为某医院病房陪护和探视者管理情况。表 3-12 为某省病房住院患者、陪护及探视者、医务人员防护情况。表 3-13 为某医院病房住院患者、陪护及探视者、医务人员防护情况。

表 3-8　某省病房隔离房间预留及使用情况

监测期	观察病房数	预留隔离房间		隔离房间使用情况	
		预留数	比例（%）	新冠肺炎鉴别使用数及比例（%）	其他患者使用数及比例（%）
第一期	35 800	26 623	74.37	420（1.58）	1744（6.55）
第二期	52 055	47 647	91.53	627（1.32）	2832（5.94）

表 3-9　某医院病房隔离房间预留及使用情况

监测期	观察病房数	预留隔离房间		隔离房间使用情况	
		预留数	比例（%）	新冠肺炎鉴别使用数及比例（%）	其他患者使用数及比例（%）
第一期	676	512	75.74	32（6.25）	0（0.00）
第二期	695	671	96.55	41（6.11）	12（1.79）

表 3-10　某省病房陪护和探视者管理情况

监测期	观察病房次数	陪护管理		探视者管理	
		有效管理病房数	比例（%）	有探视者病房数	比例（%）
第一期	35 800	24 781	69.22	17 241	48.16
第二期	52 055	44 569	85.62	30 730	59.03

表 3-11　某医院病房陪护和探视者管理情况

监测期	观察病房次数	陪护管理		探视者管理	
		有效管理病房数	比例（%）	有探视者病房数	比例（%）
第一期	676	502	74.26	143	21.15
第二期	695	676	97.27	155	22.30

表 3-12　某省病房住院患者、陪护及探视者、医务人员防护情况

监测期	住院患者		陪护及探视者管理		医务人员	
	观察人次数	合格人次数及比例（%）	观察人次数	合格人次数及比例（%）	观察人次数	合格人次数及比例（%）
第一期	559 863	418 428（74.74）	381 853	284 793（74.58）	285 932	275 472（96.34）
第二期	1 014 990	760 670（74.94）	674 667	506 320（75.05）	501 547	486 918（97.08）

表 3-13　某医院病房住院患者、陪护及探视者、医务人员防护情况

监测期	住院患者		陪护及探视者管理		医务人员	
	观察人次数	合格人次数及比例（%）	观察人次数	合格人次数及比例（%）	观察人次数	合格人次数及比例（%）
第一期	10 922	10 220（93.57）	9 086	9 086（100.00）	6 894	6 793（98.53）
第二期	14 655	13 182（89.94）	11 982	10 821（90.31）	9 227	9 170（99.38）

5. 普通门急诊管理　评估普通门急诊落实国家新冠肺炎防控相关政策的情况，内容包括：是否"一人一诊一室"、医生是否询问流行病学史、门急诊医务人员是否按要求进行防护、就诊者或陪护是

否按要求进行防护。表 3-14 为某省普通门急诊管理情况。表 3-15 为某医院普通门急诊管理情况。表 3-16 为某省普通门急诊医务人员、就诊者 / 陪护防护情况。表 3-17 为某医院普通门急诊医务人员、就诊者 / 陪护防护情况。

表 3-14　某省普通门急诊管理情况

监测期	诊室情况			询问流行病学史		
	观察诊室数	一人一诊室数	合格率（%）	观察医生接诊患者数	医生询问流行病学史人数	执行率（%）
第一期	20 609	16 947	82.23	145 636	136 929	94.02
第二期	36 124	30 748	85.12	255 376	242 594	94.99

表 3-15　某医院普通门急诊管理情况

监测期	诊室情况			询问流行病学史		
	观察诊室数	一人一诊室数	合格率（%）	观察医生接诊患者数	医生询问流行病学史人数	执行率（%）
第一期	31	29	93.55	380	380	100.00
第二期	49	49	100.00	548	548	100.00

表 3-16　某省普通门急诊医务人员、就诊者 / 陪护防护情况

监测期	医师			就诊者 / 陪护		
	观察人次数	合格人次数	合格率（%）	观察人次数	合格人次数	合格率（%）
第一期	91 166	87 817	96.33	241 665	204 741	84.72
第二期	151 654	146 684	96.72	424 219	362 008	85.34

表 3-17　某医院普通门急诊医务人员、就诊者 / 陪护防护情况

监测期	医师			就诊者 / 陪护		
	观察人次数	合格人次数	合格率（%）	观察人次数	合格人次数	合格率（%）
第一期	325	325	100.00	579	557	96.20
第二期	437	437	100.00	740	719	97.16

6. 预检分诊管理　评估预检分诊落实国家新冠肺炎防控相关政策的情况，内容包括：预检分诊是否按照规定核查健康码、预检分诊体温测量情况、预检分诊处是否有人群聚集。表 3-18 为某省预检分诊管理情况。表 3-19 为某医院预检分诊管理情况。

表 3-18　某省预检分诊管理情况

监测期	人群聚集情况			查询健康码情况		
	观察次数	存在聚集次数	百分率（%）	抽查患者和陪护数	有健康码人数	百分率（%）
第一期	10 630	957	9.00	230 079	211 308	91.84
第二期	19 046	1365	7.17	432 153	403 594	93.39

表 3-19　某医院预检分诊管理情况

监测期	人群聚集情况			查询健康码情况		
	观察次数	存在聚集次数	百分率（%）	抽查患者和陪护数	有健康码人数	百分率（%）
第一期	24	2	8.33	685	676	98.69
第二期	40	0	0.00	651	645	99.08

7. 发热门诊管理　评估预检分诊，落实国家新冠肺炎防控相关政策的情况，内容包括：发热门诊诊室数是否合理，是否"一人一诊一室"、发热门诊医务人员是否按要求进行防护、就诊者或陪护是否按要求进行防护。表 3-20 为某省发热门诊管理及人员防护情况。表 3-21 为某医院发热门诊管理及人员防护情况。

表 3-20　某省发热门诊管理及人员防护情况

监测期	患者就诊			医生防护			患者和陪护防护		
	观察诊室数	合格数	合格率（%）	观察人次数	合格人次数	合格率（%）	观察人次数	合格人次数	合格率（%）
第一期	8 578	8 173	95.28	22 712	22 279	98.09	37 050	34 584	93.34
第二期	14 891	14 184	95.25	35 616	35 148	98.69	55 546	52 446	94.42

表 3-21　某医院发热门诊管理及人员防护情况

监测期	患者就诊			医生防护			患者和陪护防护		
	观察诊室数	合格数	合格率（%）	观察人次数	合格人次数	合格率（%）	观察人次数	合格人次数	合格率（%）
第一期	19	19	100.00	111	111	100.00	187	169	90.37
第二期	51	51	100.00	279	279	100.00	471	447	94.90

三、新冠肺炎监测中常见问题与对策

1. 保障监测数据的准确性　监测数据准确性取决于感控督导员的工作态度和工作方法。监测结果中新冠肺炎确诊患者和疑似患者的数据准确，住院患者出现发热等症状的情况数据可信度也比较高。其他的情况，监测数据将比实际情况要好，存在偏差。一是要加强感控督导员的培训，提高提供准确数据的意识，讲究观察方法，减少"霍桑效应"的影响；二是合理制定监测计划，随机或者轮换观察区域；三是医院感染管理专职人员需要对感控督导员的工作进行抽查评估。

2. 提高患者和医务人员相关防控措施的依从性　随着国内疫情的有效控制，患者和医务人员对于相关的防控措施落实将会逐渐弱化，依从性降低。需不断通过多种形式宣传和督促，特别是将新冠肺炎疫情防控措施纳入病房和门诊医务人员的日常管理，杜绝麻痹思想和侥幸心理，持续保持较高的依从性。

3. 预检分诊在大型医疗机构容易导致人员聚集　当前预检分诊的要求较高，要求配备医生，需做好体温测量、询问流行病学史、询问相关症状、检查健康码等工作，容易导致就诊人员引流不畅，大量聚集，管理难度攀升，医患矛盾增加。因此，在预检分诊环节应根据现实的情况，适当调整预检分诊要求，在预检分诊环节重点抓好体温检测和减少聚集。不需配备医生来询问相关症状，相关症状及流行病学调查由门急诊医师在各诊室完成，既能快速分流人员也能询问出准确的症状及流行病学史；对于健康码的查询，可根据全国新冠肺炎疫情的动态情况，确定是否查询健康码。

4. 就诊人员和陪护及探视管理难度加大　加强门急诊就诊人员、陪护和病房的患者、陪护及探视者管理，加强宣传教育，做好应有的防护工作，如佩戴口罩等。完善医疗服务的可及性，减少陪护；提倡使用新技术探视，如视频探视，尽量减少病房的探视人员。

5. 隔离房间（过渡病房）的使用率极低　从某省的监测结果看，隔离房间（过渡病房）的使用率只有1.32%，而现在大部分医疗机构床位不能满足患者住院治疗的需求，造成较大浪费。在当前疫情常态化情况下，可根据情况进行调节，允许收治其他患者，在需要时调整床位进行隔离甄别。若出现局部新冠肺炎病例，可在病例出现的地区，市级范围内的医疗机构按要求预留隔离房间（过渡病房）。

第三节　医院感染暴发应对与处置

一、建立新冠肺炎医院感染暴发应对机制

早期发现患者或疑似患者是关键，发现确诊病例、疑似病例和无症状感染者时，立即向相关部门报告，启动应急工作机制，建立应急处置专班，明确应急处置责任人。需要转运时，认真做好病例转运工作；积极做好救治、消毒、隔离、防护、后勤保障等疫情处置工作。

二、新冠肺炎医院感染暴发处置

1. 认真做好散发病例的排查工作，通过预检分诊、患者和医务人员的发热和（或）呼吸道症状的监测，询问相关流行病学史，开展核酸检测，及时发现新冠肺炎病例、疑似病例以及无症状感染者，及时隔离救治，预防传播、减少传播。

2. 医疗机构一旦发现新冠肺炎确诊病例、疑似病例及无症状

感染者应尽快启动流行病学调查，确定初始调查范围，尽量隔离固定相对应人群，避免疫情进一步扩大。如确定疫情出现在一个病房，即首先隔离固定该病房所有人员（包括患者、陪护人员、探视人员与医务人员）。启动调查同时加强防护措施，包括被调查的医务人员、患者、陪护及探视者，规范佩戴口罩、做好手卫生，保持适当距离，限制活动范围；对于属于调查范围的已经出院的患者、陪护及探视者和已经休假的医务人员，应尽快拿出名单，按留存地址电话，推送至相应疾病预防控制部门进行调查处置，防止疫情在社区扩散。

3. 配合疾病预防控制机构尽快开展病例和密切接触者流行病学调查，对所有接触过病例或无症状感染者的人员以及其陪护等人员进行调查，根据是否接触、接触时是否采取有效防护措施判定密切接触者。

4. 医务人员感染或者是住院患者医院感染，搜索病例的范围宜尽量广泛，搜索对象包括同科室医务人员、同科室住院患者、同科室患者、陪护和探视者等，以及可能关联的其他科室相关人员，如共同乘坐电梯、同室同时或先后进行检查等。

5. 按要求对所有密切接触者隔离医学观察，一人一间。患者须在医院内辟出隔离区域或隔开病房，医务人员、陪护、探视者等可以在指定的隔离点单间隔离。隔离时间 14 天，期间可以进行核酸检测，两次核酸检测（间隔 48 h）阴性时可以解除隔离。密切接触者隔离期间一旦出现发热以及呼吸道或其他相关症状疑似新冠肺炎时，及时进行核酸检查与肺部 CT、血常规等检查，及时开展救治，及时报告。

6. 与新冠肺炎病例曾接触过但不符合密切接触者判定原则的人员，应积极及时开展新型冠状病毒核酸检测，做好登记，按照疾病预防控制机构的建议，向有关部门或人员交接。

7. 发生聚集性或暴发新冠肺炎疫情，按照政府部门要求，及时报告，并落实相关隔离救治防护措施，依据相关标准和流程，迅速处置疫情，并配合疾病预防控制机构流行病学调查工作。隔离封锁范围可依据具体情况适当扩大。

8. 所有配合疾病预防控制机构开展流行病学调查、参与救治、转运的人员，应按规定做好个人防护。

9. 由医疗机构安排专人，按照所制定的预案与消毒指南，做好疫情区域消毒工作，同时做好个人防护。

10. 按规定做好医疗废物的处置。

三、某市医院内新冠肺炎聚集性疫情的教训与经验

（一）某市新冠肺炎医院感染暴发事件简单回顾

2020年4月2日，87岁患者陈某君，因"体温37.3 ℃，右下肢行走拖沓伴尿失禁4日"，至A医院治疗。经发热门诊收入院，入院肺部CT显示双肺炎性可能。经治疗后，未见好转，4月6日转至B医院发热门诊，收入呼吸科住院治疗。4月9日，影像学检查显示新冠肺炎可能性大，转入隔离病房收治，并完善新冠肺炎核酸检测及血清学抗体检测。4月10日，市疾控中心报告核酸检测结果阳性，诊断为确诊病例，转入省传染病防治院治疗。经流行病学调查，对密切接触者进行核酸筛查，陆续确诊数十名关联性病例和无症状感染者，其中包括上述医院的数名医务人员，引发新冠肺炎聚集性疫情。

（二）A医院新冠肺炎病例的流行病学特征

陈某君4月2日在A医院住院后，后续共导致医院关联病例41例，其中37例是在医院内感染，4例为医院内感染病例出院后在家庭或社区传播所致。37例医院内感染的病例分布在门诊楼（35例）和康复楼（2例），门诊楼的35例病例中，23例（19例为住院患者和陪护，4例为医护）在陈某君住院的17层，其他楼层共12例，分布1层、7层、8层、11层、12层、15层和16层。

门诊楼17层病房为脑卒中科、血液肿瘤科和神经外科三个科室，其中脑卒中科和神经外科共用一个护士团队，血液肿瘤科有自

己的护士组。17 层的三个科室住院患者和陪护中，神经外科无人感染，罹患率为 0（0/28），脑卒中科罹患率为 9.4%（5/53）（不包括传染源陈某君和其子陈某生在内），血液肿瘤科为 26%（14/54），17 层住院患者及陪护的平均罹患率为 14%（19/135）。17 层病例的分布见图 3-1。

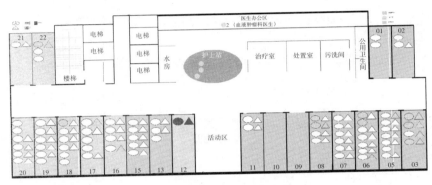

图 3-1　A 医院门诊楼 17 层病例平面图

17 层病房医护人员共有 41 人，其中有 4 名医务人员感染病例，分别为血液肿瘤科医生 1 名，护士 2 名，脑卒中科护士 1 名，神经外科医生无感染。医护人员总罹患率为 9.8%（4/41）。

17 层病例发病情况如图 3-2 所示，首例为陈某君的儿子陈某生，

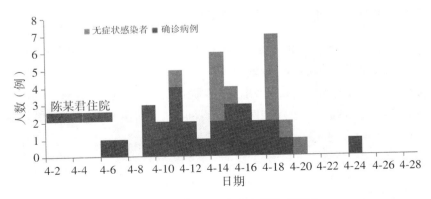

图 3-2　A 医院新冠肺炎病例发病情况

于 4 月 6 日发病，7 日第二例病例发病，4 月 9 日—13 日为第一个发病高峰，4 月 14 日—4 月 19 日为第二个发病高峰，最后一例于 4 月 24 日发病。

（三）B 医院呼吸科新冠肺炎病例流行病学特征

B 医院共有关联病例 37 例，其中 8 例为医院内感染病例院外接触感染，1 例为新冠隔离病房的护士，1 例为该院消化内科住院患者，其余 27 例均在哈医大一医院 1 号楼 12 层呼吸科病房，且均为住院患者或陪护。该楼层在 4 月 6—10 日期间住院患者和陪护中的总罹患率为 28.7%（27/94）。从病例分布图（图 3-3）看出，在传染源陈某君和陈某生所在病房罹患率最高，为 80%（8/10）。

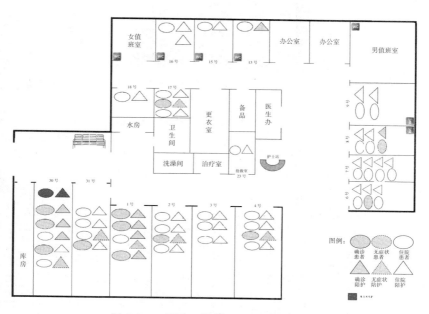

图 3-3 B 医院 1 号楼 12 层病例平面图

B 医院仅有 1 名医护人员感染，为新冠肺炎隔离病房的一名护士。该病例平时在隔离病房中为二级防护，自述在工作期间曾有一次 N95 口罩脱落到鼻子下方，可能导致感染。在发生传播的 1 号楼 12 层呼吸科病房中共有 20 名医护人员，无医务人员感染，罹患率为 0（0/20）。

12 层首发病例于 4 月 9 日出现症状，4 月 10 日为发病高峰，随后 4 月 13 日—4 月 16 日持续高发，4 月 18—19 日为一代病例，4 月 23—24 日又一代病例（图 3-4）。

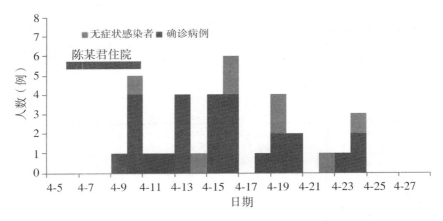

图 3-4　B 医院新冠肺炎关联病例发病情况

（四）教训与经验

1. 提高疫情意识，早发现是关键。这次暴发的直接原因是陈某君在入院时未被及时发现新冠肺炎，医务人员疫情意识不强。陈某君感染是由于有外来人员参加的家庭聚餐所致。陈某君聚餐后较早出现发热呼吸道症状到 A 医院就诊，虽然就诊于发热门诊，也考虑肺部感染，但接诊医师鉴于该患者有脑梗死后遗症，行动不便，确实无外出史，加之当时该市已经 2 个多月无新冠肺炎病例，因而未考虑新冠肺炎，考虑为社区获得性肺炎收入院。当时未询问是否有聚集史，也未询问是否接触外来人员史，是漏诊的重要原因。转入第二家医院时虽然经过发热门诊，但考虑是 A 医院转入，仍未考虑新冠肺炎，以脑梗死后遗症、社区获得性肺炎收入院。因此在发热门诊细致地询问流行病史、有无聚集史、有无聚餐史、有无接触外来人员史非常重要，在已经具备新冠病毒核酸检测条件时对于发热门诊患者尤其是有发热呼吸道症状患者应及时采样检测新冠病毒核酸。如果该例当时被仔细询问流行病学史，知其有聚餐聚集史，又有发热呼吸道症状，及时进行核酸检测，漏诊是可以避免的。这需要提高发热门诊医务人员疫情意识，对发热呼吸道症状患者、肺炎患者要想到是否有新冠肺炎的可能，是否需要排除新冠肺炎，最好的排除方式是核酸检测。新冠肺炎疫情常态化下，即使是经过发热筛查入院的患者、经过门诊预检分诊后收治入院的患者，病房医务人员依然要提高警惕，保持疫情敏感性。因为有时新冠肺炎临床表现不典型，或者有的患者入院时刚好处在潜伏期，在任何情况怀疑新冠肺炎时先隔离及时采样做核酸检测，以便排除新冠肺炎诊断。该起暴发事件充分说明早发现病例的重要性，因此需要在门急诊做好预检分诊，所有医务人员尤其是发热门诊医务人员要提高新冠肺炎的警惕性和敏感性，仔细询问病史与流行病学史（发病前 14 天内有病例报告社区的旅行史或居住史；发病前 14 天内与新型冠状病毒感染的患者或无症状感染者有接触史；发病前 14 天内曾接触过来自有病例报告社区的发热或有呼吸道症状的患者；聚集性发病如 2 周内在小范围如家庭、办公室、学校班级等场所，出现 2 例及以上发热和（或）呼吸道症状的病例，对发热呼吸道症状患者、肺炎患者需进行新冠病毒核酸检测，以确定或排除新冠肺炎。对初次检测核酸阴性，临床仍有疑义的患者需要重复检测核酸。医院须建立如预检分诊制度、发热门诊管理制度，提高发热门诊及全院医务人员的新冠疫情敏感性等。

2. 加强病房管理，阻断传播途径。此次事件中病房人员管理和个人防护存在漏洞，包括患者、陪护的管理，患者、陪护的防护及医务人员防护等。该起事件中，患者陈某君在 A 医院是收治单人房间，患者确实活动不便，但患者的一个儿子陪护，他也参与聚餐，从就诊到住院一直陪护陈某君，在这两家医院的传播中陈某君的儿子具有很重要的作用。作为陪护，他频繁接触其他患者的陪护，近距离聊天，接触医务人员，加之相关人员口罩佩戴不规范及近距离接触，造成新冠病毒传播，感染其他患者的陪护，再感染其他患者，间接或直接感染医务人员，不同人员之间相互传播等。由于在 A 医院治疗效果不好，患者转入 B 医院，同样经过发热门诊，仍考虑为社区获得性肺炎收入院，而且收在一个多人房间，由此开始传播。因此需要加强患者、陪护、探视人员管理。发热呼吸症状患者入院初期须单间隔离，病情允许时须规范佩戴外科口罩，限制活动范围，避免与其他患者接触，不聚集，不串门，其他患者病情允许时陪护均应规范佩戴外科口罩，做好手卫生，预防感染新冠病毒。医院应建立疫情常态期间患者管理制度、陪护管理制度、探视管理制度，医务人员须做好标准预防，佩戴医用外科口罩，做好手卫生。同时加强患者、陪护、医务人员发热呼吸道症状监测，出现情况及时隔离和核酸检测。

3. 加强医务人员防护，保护医患安全。此次新冠肺炎聚集疫情中出现数名医务人员感染，说明医务人员防护需要加强，无论是佩戴医用外科口罩或医用防护口罩，均须正确佩戴。医用外科口罩注意正反面与上下方向，确保口罩四周与面部贴合良好，尤其注意鼻夹部；每次佩戴医用防护口罩均须进行密合性试验，确保口罩与面部贴合良好；佩戴口罩时系带宜稍紧，防止使用过程中松动、脱位而发生呼吸道暴露。需对患者及陪护宣教口罩佩戴技巧。疫情常态时，在做好预检分诊及时发现患者等工作基础上，医务人员尤其需要加强标准预防，正确选择和佩戴口罩，做好手卫生。

4. 提高医院内聚集性疫情处置能力。发现新冠病毒感染患者时，及时报告有关部门并及时启动医院的应急预案。及时隔离和救治患者，将患者转入隔离病房或定点医院治疗。迅速启动流行病学调查，确定疫情范围，在疫情涉及范围内固定相关人员，及时发现密切接触者并对其采取隔离及核酸筛查措施，不可因为出现疫情而将相关人员在未进行流行病学调查和核酸筛查时即进行疏散，尤其是出院，造成疫情扩散。需要特别注意的是，对疫情涉及人员，包括医务人员、其他患者、陪护等人员，必须全面管控，必须全部进行流行病学调查（包括出院的患者和陪护等）；需要隔离者必须一人一间隔离，需要检测核酸者，必须应检尽检。在疫情常态时，要加强陪护、住院患者相关信息管理，以备万一出现疫情时调查联系。需要隔离和核酸筛查的人员应一人一间隔离。患者在医院隔离，陪护及医务人员可以在其他隔离场所隔离，特殊情况具体考虑。对于已经出院的患者及其陪护，一方面通知密切接触者去当地隔离点（如社区）隔离和采样进行核酸检测，另一方面及时推送相关信息给当地政府（联防联控机制）或疾病预防控制机构，推送信息应完整准确，避免遗漏，万一遗漏存在导致社区传播的危险。

5. 做好环境清洁与消毒，此次疫情发生后环境清洁与消毒工作开展较好，且是在当地疾病预防控制机构指导下进行。发生疫情后，腾空区域须请疾病预防控制机构评估，并在疾病预防控制机构指导下进行环境清洁与消毒，由于新型冠状病毒为有包膜病毒，抵抗力不强，可以参照消毒剂使用指南进行消毒，避免盲目提高使用消毒剂的浓度，造成不良后果。

参考文献

[1] 世界卫生组织. 估计 2019 冠状病毒病（COVID-19）的病死率. 科学简报. 2020-8-4.https://apps.who.int/iris/bitstream/handle/10665/333642/WHO-2019-nCoV-Sci_Brief-Mortality-2020.1-chi.pdf.

[2] 国家卫生健康委办公厅. 国家中医药管理局办公室. 新型冠状病毒肺炎诊疗方案（试行第八版）（国卫办医函 [2020] 680 号）[EB/OL].[2020-08-19]. http://www.nhc.gov.cn/xcs/zhengcwj/202008/0a7bdf12bd4b46e5bd28ca7f9a7f5e5a.shtml.

[3] 国务院应对新型冠状病毒肺炎疫情联防联控机制综合组．关于落实常态化疫情防控要求进一步加强医疗机构感染防控工作的通知：联防联控机制综发〔2020〕169号［EB/OL］．［2020-05-1］．http：//www.nhc.gov.cn/yzygj/s7659/202005/bb9787a2a0d3409aa9892c7afcd2ee35.shtml.

（任　南　吴安华）

第四章

医务人员个人防护

第一节 标准预防

一、标准预防的概念及应用

标准预防是预防与控制医院感染应遵守的重要原则和措施之一，也是保护医患双方的基础感染防控措施，其原理在于建立有效屏障措施，包括物理屏障和行为屏障，以降低已知或未知病原体感染传播的风险。

标准预防是基于患者的血液、体液、分泌物（不包括汗液）、排泄物以及非完整皮肤和黏膜均可能含有感染性因子，应视为具有传染性风险，接触上述物质者不论是否有明显的血迹或其他污染，无论是否有疑似或确定的感染状态都必须进行隔离和防护。倡导医务人员无论身在何地，进行何种诊疗或操作，只要接触患者，均可能存在感染源暴露风险，均应采取相应的防护措施。此次新型冠状病毒肺炎的防控中，应遵循"标准预防"和"基于疾病传播途径的预防"原则，既要针对患者和医务人员采取标准预防措施，又要根据疾病传播途径进行额外预防，通过采取有效的控制措施，控制感染源、切断传播途径和保护易感人群。

1. 标准预防的概念 标准预防是针对医疗机构内所有患者和医务人员采取的一组预防感染的综合措施，具体措施包括手卫生、根据预期可能发生的暴露风险选用口罩、手套、隔离衣、医用防护服、护目镜或防护面屏、安全注射装置等防护用品以及穿戴、使用适合的防护用品处理患者环境中污染的物品、仪器设备及医疗器材等。

2. 标准预防的特点

（1）一视同仁：将所有患者的血液、体液、分泌物、排泄物等均视为具有传染性，必须进行隔离。

（2）双向防护：既要预防患者的感染性疾病传染给医务人员，

又要防止医务人员的感染性疾病传染给患者。

（3）三种隔离：强调基于疾病传播途径的针对性预防，根据疾病主要传播途径采取空气传播、飞沫传播和接触传播的隔离措施。

3．标准预防的原则

（1）既要防止呼吸道疾病及经血传播性疾病的传播，又要防止非呼吸道疾病及非经血传播性疾病的传播。

（2）既要保护医务人员，也要保护患者。

（3）根据疾病传播特点采取相应的隔离措施。

（4）医院内所有区域均应遵循标准预防原则，标准预防措施应覆盖诊疗活动的全过程，不考虑患者的诊断及类型。标准预防的措施不只限于有传染病的患者和传染病医院或感染性疾病科的医务人员。感染性疾病具有潜伏期、窗口期和隐匿性感染的特点，大多数感染性疾病在出现临床症状前就已经具有传染性。因此，不应只在疾病明确诊断后才采取隔离防护措施，而应覆盖诊疗活动的全过程。

二、标准预防的主要措施

标准预防是针对为患者实施的所有操作的全过程，主要措施包括手卫生、安全注射、根据预期的暴露正确使用口罩、帽子、手套、隔离衣／防护服、眼罩／面屏等防护用品；接触患者环境中可能被污染的设备物品时戴手套防止感染传播；重复使用的医疗器械、器具和物品在使用前进行正确的清洗、消毒或灭菌处理等。医务人员在从事医疗活动前均应树立标准预防的理念，掌握标准预防的具体措施、应用原则和技术要求。

（一）手卫生

手卫生是指为医务人员在从事职业活动过程中的洗手、卫生手消毒和外科手消毒的总称。医务人员的手在诊疗活动中直接或间接接触患者，手卫生是标准预防的核心。所有医务人员在诊疗活动中要遵循 WS/T313-2019《医务人员手卫生规范》，严格落实世界卫生组织（WHO）推荐的接触患者前、进行无菌操作前、体液暴露后、接触患者后和接触患者周围环境后要用流动水洗手或使用快速手消毒剂进行手消毒。

医疗机构应将医务人员手卫生纳入医疗安全管理，并将手卫生规范、知识、技术纳入医务人员培训中，明确手卫生管理部门及职责，制定手卫生管理制度、监测、评估、干预和反馈机制，进行医务人员手卫生正确性和依从性的自查和监督检查，发现问题，及时改进。

1. 手卫生设施　包括：流动水洗手池、非接触式水龙头、洗手液、干手用品、手卫生相关图示、速干手消毒剂等。

2. 洗手与卫生手消毒指征、方法　应遵循《医务人员手卫生规范》（WS/T313-2019）的规定。

还需特别强调：

（1）手部无可见污染时推荐使用速干手消毒剂消毒双手，手部有可见污染时推荐使用流动水和皂液洗手。

（2）一旦可疑接触了患者的血液、体液、分泌物、排泄物等物质以及被其污染的物品后应当立即洗手或卫生手消毒。

（3）进行高风险操作或无菌操作时应戴手套，改变操作部位或目的时应及时更换手套。

（4）戴手套不能代替手卫生，摘手套后应进行手卫生。

3. 手卫生时机强调的环节

（1）下列情况之时：抵达工作场所。

（2）下列情况之前：直接接触患者、戴手套进行临床操作、药品准备、接触、摆放食物或协助患者进食、离开工作场所，手触摸眼、鼻、口，戴手套和穿个人防护装备等。

（3）下列情况之间：对同一患者进行不同部位的操作。

（4）下列情况之后：接触过工作场所公共物品，如电梯扶手、门把手、按钮、公用电话；取下手套或取下个人防护用品；接触血液、体液、分泌物、排泄物和被其污染的物品；接触已知或可疑被血液、体液或渗出液污染的物品；无论是否戴手套，只要有个人躯体需求时，如使用厕所、擦拭或擤鼻涕等。

（5）脱摘个人防护用品过程中，若遇到污染随时手卫生。抗击新冠肺炎疫情期间，从防护措施中我们可以看出，勤洗手和戴口罩一样重要，做好手卫生对于预防新冠肺炎传播至关重要。戴口罩虽然能在一定程度上避免飞沫直接进入人体的口和鼻，但是飞沫能在物体表面存活一定的时间，当用手接触到被病毒污染的物体表面时，就会污染到手，此时手上就会带有病毒，当再用手去触摸其他物品时，这些病毒会污染更多的环境，增加感染机会。因此，预防新冠病毒感染，医务人员不但应接受系统的职业防护培训，还要养成良好的手卫生习惯，在全院推广使用速干手消毒剂，尤其在医务人员诊疗操作过程中，手部未见明显污染物时应使用速干手消毒剂，在预检分诊、发热门诊、隔离留观病区（房）、隔离病区（房）和隔离重症监护病区（房）必须配备使用，将接触传播的风险降到最低。另外，还要配备完善的手卫生设施，尽管不同类型的医疗机构、不同专业、不同岗位的诊疗工作不尽相同，但在医务人员频繁操作的医疗活动场所和出入口均应设置流动水洗手池，非手触式水龙头，配备洗手液、速干手消毒剂和干手纸巾，有醒目、正确的手卫生标识，包括洗手流程图或洗手图示等。

4. 新冠肺炎疫情防控中手卫生常见的问题与管理对策　　新型冠状病毒属于 β 属的新型冠状病毒，有包膜，是对消毒剂抗力最低的一类病原微生物。冠状病毒对紫外线和热敏感，56 ℃ 30 min、含氯消毒剂、过氧乙酸和 75% 乙醇、乙醚、三氯甲烷等脂溶剂均可有效灭活病毒，但世界卫生组织介绍氯己定不能有效灭活病毒。

（1）临床工作中对含有氯己定成分的消毒剂使用时有顾虑：目前已知 75% 乙醇对新型冠状病毒有效，氯己定对其无效，但某些手消毒剂既含乙醇，也含有氯己定，此时我们应确认乙醇的含量，原则上如果乙醇的含量在 60% 或以上均可有效杀灭新冠病毒，可以放心使用。

目前，已经上市的手消毒剂多数为复方成分，上市前均要对各类病原微生物的杀灭效果进行检测，所以，市场上容许销售的、以乙醇为主要成分的手消毒剂对抵抗性较低的新型冠状病毒均能达到灭活效果，因此医院在进货时应加强审核。

（2）手卫生指征掌握不当：在此次新冠肺炎疫情流行中，存在戴着手套过度消毒手套的现象，如在医务人员离开病区的污染区在脱摘防护用品过程中，每脱摘一件防护用品，无论手是否受到污染，均进行手卫生，显然没有必要，既达不到提升安全性的目的又浪费时间。正确的做法是，在脱摘过程中应遵循防污染的原则，只有当手受到污染时才进行手卫生。

（3）手卫生设施设备不足：在部分医院手卫生设施不完善，如病区、电梯等公共区域缺乏手卫生设施，某些高风险部门缺洗手池或洗手池数量不能满足要求或不方便使用或洗手池的水龙头开关为手触式开关，存在交叉污染的机会，这些均需要在冬春季呼吸道感染高峰来临之前尽快完善。

（4）手卫生方法不正确：最主要的表现是在使用速干手消毒剂消毒双手时，没有先抹匀双手就直接按照双手相互揉搓的六步法揉搓双手，以至于当揉搓双手某些部位时没有消毒剂而达不到消毒的效果。

（二）个人防护用品及其使用

个人防护用品（personal protective equipment，PPE）是指为了最大限度地减少暴露于工作场所引发严重伤害和疾病危害而穿戴的设备。PPE 包括口罩、隔离衣、防护服、手套、工作帽、护目镜、防护面罩等，正确合理地选择和使用 PPE 是感染防控不可或缺的一部分，可以防止佩戴者通过口鼻、手、皮肤和眼睛等接触潜在的传染性物质，减少或阻止感染性疾病的传播。

医疗机构应为医务人员提供数量充足、符合标准、能应对各种暴露风险所需要的防护用品（如医用防护口罩、护目镜、防护面屏、手套、隔离衣 / 防护服、鞋套、靴套等）。在高风险病区、隔离病区或传染病区应设有专门的防护用品穿脱区域，在该区域除了配备上述防护用品外，还应设置穿衣镜、靠椅（靠凳）、污衣袋、医疗废物桶以及沐浴设施等。所有防护用品均应符合国家相关标准，按不同型号进行配备，并便于取用，防护用品穿脱区域的出入口张贴防护用品的穿、脱流程图，制定不同区域的清洁消毒制度与流程，明确岗位职责。

1. 口罩

（1）口罩的分类：医用口罩分为普通医用口罩、医用外科口罩、医用防护口罩三个级别，防护等级依次由低至高。应根据不同的操作要求选用不同种类的口罩。

1）普通医用口罩：应符合《一次性使用医用口罩》（YY/T 0969-2013）标准要求。普通医用口罩没有防水性能和颗粒过滤效率的要求，也无密合性要求，仅适用于一般诊疗操作时阻隔操作者口腔和鼻腔呼出的污染物。最长使用时限为 4 h。

2）医用外科口罩：应符合《医用外科口罩》（YY 0469-2011）标准要求。医用外科口罩具有较好的防水性能以及颗粒过滤效率，适用于手术、激光治疗、隔离及牙科或实施体腔穿刺等侵入性操作时佩戴，也可用于经空气或飞沫传播疾病患者佩戴，预检分诊、发热门诊及全院诊疗区域应当使用，需正确佩戴。最长使用时限为 4 h。

3）医用防护口罩：应符合《医用防护口罩技术要求》（GB 19083-2010）标准要求。医用防护口罩具有良好的颗粒过滤效率（≥ 95%），适用于医务人员接触经空气传播和飞沫传播疾病患者时的职业防护，如在发热门诊、隔离留观病区（房）、隔离病区（房）和隔离重症监护病区（房）等区域，以及进行采集呼吸道标本、气管插管、气管切开、无创通气、吸痰等可能产生气溶胶的操作时使用。其他区域和在其他区域的诊疗操作，原则上不使用。

（2）口罩佩戴及脱卸的注意事项

1）佩戴口罩前后都必须清洁双手。

2）口罩有颜色的一面向外，依次为防水层、过滤层、吸湿层。

3）系紧固定口罩的带子，或把口罩的松紧带挂在耳朵上，使口罩紧贴面部，口罩应完全覆盖口鼻和下巴。

4）用双手指尖调整口罩上鼻夹的形状，沿鼻梁向两侧按紧，使口罩紧贴面部，不应一只手捏鼻夹。

5）医用防护口罩佩戴后应检查密闭性，其效能持续应用 6 ～ 8 h，遇污染或潮湿时立即更换。

6）口罩污染或潮湿时随时更换，摘口罩时不要接触口罩前面（污染面）。

7）系带式口罩，下方带系于颈后，上方带系于头顶中部；摘口罩时，先解开下面的系带，再解开上面的系带，用手仅捏住口罩的系带丢至医疗废物容器内。

8）禁止佩戴双层甚至更多层口罩，严禁患者戴有呼吸阀口罩。

（3）新冠肺炎疫情防控中常见的问题与管理对策

1）医用防护口罩和 N95 口罩混淆：其实两者是有区别的，没有医用防护口罩的情况下可以选择佩戴 N95 口罩，如果进行有喷溅操作时可在外面加戴一层医用外科口罩，以满足防护的需要。

医用防护口罩是为医疗机构医务人员在诊疗工作中预防经空气传播疾病而设计和生产的，具有阻挡病原体的作用，同时其外表面有防血液、体液喷溅的作用。N95 口罩设计是用来防尘的，其过滤的效能与前者一致，差别在于后者的表面没有防喷溅的功能。在防护物资紧缺的情况下，救治患者时如果没有医用防护口罩可用，N95 口罩可用于无喷溅的情况。或者在 N95 口罩的外面加戴一个医用外科口罩，也可以弥补 N95 口罩不能防喷溅的缺陷。

2）戴双层口罩或多层口罩，不会增加防护效果。根据操作风险和工作场景选择佩戴口罩的种类，无论选择哪种口罩，只戴一层口罩就可以达到相应的防护效果。佩戴多层口罩可能增加口罩正面阻力，口罩与面部缝隙增加导致漏气，不仅浪费医疗资源，还增加感染风险。另外，还需要说明，在《医疗机构内新型冠状病毒感染预防与控制技术指南（第一版）》中，在医用防护口罩外加戴医用外科口罩，目的是为了出污染区后摘掉外层污染的医用外科口罩可继续在潜在污染区工作。在医用防护口罩紧缺的情况下，是一种节约医用防护口罩和卫生资源的措施，是特定情形下的特定措施，不作常规做法推荐。

3）口罩佩戴不正确：如佩戴外科口罩经常是鼻子暴露在外，佩戴医用防护口罩的鼻夹塑形不到位、密合性不好，或将防护服的颈部拉的太高，将防护口罩遮住，严重影响防护口罩的透气性能，影响医务人员的呼吸，导致医务人员缺氧、疲劳等，因此应加强对医务人员的培训和实际操作，提升口罩佩戴的正确性，这是防控新冠肺炎最重要的措施。

2．手套

（1）手套的分类：手套是防止病原体通过医务人员的手传播疾病和污染环境的用品，是医疗机构内使用的最常见的个人防护用品之一。分为清洁手套和无菌手套。

1）清洁手套：留置外周血管内导管时，如果插管部位消毒后不再接触该部位，戴清洁手套，不必戴无菌手套；更换血管内导管穿刺部位的敷料时，戴清洁手套或无菌手套。

2）无菌手套：进行中心静脉穿刺等需要最大无菌屏障的操作时；经导丝引导更换导管时，接触新导管前应更换无菌手套；接触患者破损皮肤、黏膜（如存在湿疹、烧伤或皮肤感染等情况）时；可能直接接触接受注射者的血液或者其他潜在感染源时；实施注射操作者手部存在皮肤损害（如湿疹、皲裂、干裂或创口等）时。

（2）手套的选择

1）应根据不同操作的需要，选择合适种类和规格的手套。

2）接触患者的血液、体液、分泌物、排泄物、呕吐物及污染物品时，应戴清洁手套，如乳胶检查手套、实验室丁腈手套。

3）进行手术等无菌操作、接触患者破损皮肤、黏膜时，应戴无菌手套，如手术室的外科手套。

4）在预检分诊、发热门诊、隔离留观病区（房）、隔离病区

（房）和隔离重症监护病区（房）等区域应使用乳胶检查手套，但需正确穿戴和脱摘，注意及时更换手套。禁止戴手套离开诊疗区域。

（3）手套佩戴的注意事项

1）一次性手套应一次性使用，诊疗护理不同的患者之间应更换手套。

2）操作完成后脱去手套，应按规定程序与方法洗手，戴手套不能替代洗手，必要时进行手消毒。

3）操作时发现手套破损，应及时更换。

4）戴无菌手套时，应防止手套污染。

5）不应戴同一手套为不同接受注射者实施操作。

6）戴手套为同一位接受注射者实施注射操作，当操作区域由污染程度重的部位移至污染程度相对轻或者是清洁部位时应更换手套。

（4）下列情况操作者可不戴手套

1）常规的皮内、皮下和肌内注射。

2）实施注射操作者手部皮肤完好且接受注射者注射部位皮肤完好。

（5）新冠肺炎疫情防控中常见的问题与管理对策

1）尽量避免戴手套进行手卫生。

2）在新冠肺炎疫情防控过程中，发热门诊、隔离病区等区域戴手套使用快速手消毒剂进行手卫生，是一种节约手套和卫生资源的措施，是特定情形下的特定措施，不作常规做法推荐。

3．护目镜、防护面罩　护目镜是防止患者的血液、体液等具有感染性物质进入人体眼部的用品。针对烈性传染病防控，建议眼部防护采用密封性好、防雾、气密或间接通气孔、采用系头带的护目镜，不建议直接通气孔和镜架形式。防护面罩（防护面屏）是防止患者的血液、体液等具有感染性的物质溅到人体面部的用品。

（1）下列情况应使用护目镜或防护面罩

1）在进行诊疗、护理操作，可能发生患者血液、体液、分泌物等喷溅时。

2）近距离接触经飞沫传播的传染病患者时。

3）为呼吸道传染病患者进行气管切开、气管插管等近距离操作，可能发生患者血液、体液、分泌物喷溅时，宜使用全面型防护面罩或正压头套。

（2）注意事项

1）佩戴前应检查有无破损，佩戴装置有无松弛。

2）一般情况下，护目镜和防护面罩不需同时使用。禁止佩戴护目镜、防护面罩/防护面屏离开诊疗区域。

3）护目镜、防护面罩如为可重复使用的，每次使用后应清洁消毒后方可再用；如为一次性使用的，不得重复使用。

（3）新冠肺炎疫情防控中常见的问题与管理对策

1）接触疑似或确诊患者时护目镜/防护面屏不需要同时佩戴。

护目镜和防护面屏两者的作用相似，选择其中的一种佩戴即可，同时佩戴会影响操作视野，反而增加操作难度和锐器伤发生的风险。接触疑似或确诊患者时，如果从事有可能喷溅的诊疗操作，如吸痰、采集咽拭子、气管插管、气管切开等时则需要佩戴。如果从事一般无面部喷溅风险的诊疗活动则无需佩戴。相比佩戴护目镜/防护面屏，不要用未做手卫生的手接触眼睛才是更重要的防护措施。

2）当护目镜或防护面屏受到患者血液、体液污染时应随时更换，可在需要的区域如隔离病区的污染区配备护目镜和（或）防护面屏，以备急需时使用。

4. 隔离衣 隔离衣用于保护医务人员避免受到血液、体液和其他感染性物质污染，或用于保护患者避免感染的防护用品，属于双向隔离。接触隔离的感染性疾病（如甲型病毒性肝炎、多重耐药菌感染等）患者时，对患者实行保护性隔离（如诊疗、护理大面积烧伤、骨髓移植等患者）时，可能受到患者血液、体液、分泌物或排泄物喷溅污染（如行 PICC、CVC 穿刺置管等）时穿防渗隔离衣。

一次性隔离衣通常由无纺布材料制成，应为后开口，能遮住躯干和全部衣服，以构成微生物和其他物质传播的物理屏障，一次性隔离衣应一次性使用。《医院隔离技术规范》（WS/T 311-2009）中对隔离衣的使用指征进行了归纳，包括以下情形：

（1）接触经接触传播的感染性疾病患者如多重耐药菌感染患者等时。

（2）对患者实行保护性隔离时，如大面积烧伤患者、骨髓移植患者的诊疗、护理时。

（3）可能受到患者血液、体液、分泌物、排泄物喷溅时。

隔离衣被用作标准预防和接触预防措施的一部分，以保护医护人员的衣服和手臂。当采取标准预防措施时，仅在预期会接触血液、体液的情况下才穿隔离衣；采用接触预防时，在所有患者接触过程中以及在患者环境中都应穿隔离衣。

美国CDC防控指南中对隔离衣规定：在没有条件的地区/机构，可以考虑使用复用的布类隔离衣，但使用时需要注意：

（1）可复用隔离衣，使用后按规定消毒清洗后方可再用。

（2）接诊不同患者，应一用一换。

在预检分诊、发热门诊可使用普通隔离衣或一次性隔离衣，隔离留观病区（房）、隔离病区（房）和隔离重症监护病区（房）使用防渗一次性隔离衣，其他科室或区域根据是否接触患者使用。一次性隔离衣不得重复使用。如使用可复用的隔离衣，使用后按规定清洗消毒后方可再用。禁止穿着隔离衣离开上述区域。

5. 防护服　临床医务人员接触甲类或按甲类传染病管理的传染病患者时所穿的一次性防护用品，应符合《一次性医用防护服技术要求》（GB19082-2009）标准要求，具有良好的防水、抗静电、过滤效率和无皮肤刺激性，穿脱方便，结合部严密，袖口、脚踝应为弹性收口。接触经空气传播或飞沫传播的传染病患者，可能受到患者血液、体液、分泌物、排泄物喷溅时，或可能接触到气溶胶时应穿防护服。

（1）穿脱防护服的注意事项

1）防护服只限在规定区域内穿脱。

2）穿前应检查有无破损，穿时应注意防护服的颈部不能遮挡医用防护口罩。

3）应检查穿戴完整性，活动下蹲检查防护服的延展性。

4）发现有渗漏或破损应及时更换。

5）脱防护服时动作尽量轻柔熟练，避免污染。

（2）新冠肺炎疫情防控中常见的问题与管理对策

1）目前常见问题是医用防护服、防渗透的隔离衣过度使用，防护服与隔离衣叠穿，甚至于社会工作人员、患者在室外穿着防护服等，防护用品不是越多越安全。

医务人员应根据诊疗工作需要穿戴相应的防护用品，防止过度与不足。个人防护不足或缺乏、防护过度均可增加感染的风险。尤其是过度防护，存在较大风险：过多的防护用品在发生污染时或松脱时不易被察觉；防护服与隔离衣的叠穿造成透气性不佳而出汗，防护服/隔离衣被汗水浸湿后其防护性能下降；穿着多层防护服和隔离衣会增加脱摘时污染的风险，因此，不是穿戴得越多越好。

2）出污染区不需要向防护服上喷洒消毒剂进行消毒。出污染区时应按照要求正确脱摘防护用品，在脱摘的过程中避免对内层衣物和皮肤的污染，严格禁止脱摘时向防护服喷洒消毒剂进行消毒，因为消毒剂起到消毒效果均要有消毒时间的保证，向防护服上喷洒消毒剂进行消毒后即脱掉防护用品，起不到消毒作用；同时，由于喷洒消毒剂反而存在喷湿防护服，增加了污染内层衣物的风险。

6．帽子　分为布制帽子和一次性帽子。一次性使用医用帽是由非织造布加工而成，可防止微尘、头屑以及发丝从头部逸出，也可防止外部尘埃等进入发层。一次性使用医用防护帽是用于保护医务人员、疾控和防疫等工作人员的头部、面部和颈部，防止直接接触含有潜在感染性污染物的一类医用防护产品。

（1）在接触含潜在感染性污染物时、进入污染区和洁净环境前、进行无菌操作等时应戴帽子，以预防医务人员受到感染性物质污染，预防微生物通过头发上的灰尘、头皮屑等途径污染环境和物体表面。

（2）被患者血液、体液污染时，应立即更换。

（3）布制帽子应保持清洁，每次或每天更换与清洁。一次性帽子应一次性使用。

7. 鞋套/靴套　一次性使用医用防护鞋套是用于保护医务人员、卫生防疫等工作人员的足部、腿部，防止直接接触血液、体液、分泌物、排泄物、呕吐物等具有潜在感染性污染物的一类靴状保护套。鞋套应具有良好的防水性能，并一次性使用。从潜在污染区进入污染区时和从缓冲间进入负压病室时应穿鞋套。应在规定区域内穿鞋套，离开该区域时应及时脱掉。发现破损应及时更换。

（三）呼吸卫生（咳嗽）礼仪

呼吸卫生（咳嗽）礼仪是一种呼吸系统传染病的预防措施，可以限制呼吸道病原体通过飞沫或空气传播。主要针对有咳嗽、鼻塞、流鼻涕或呼吸道分泌物增多等呼吸道感染征象的所有人员，包括对工作人员、患者、探视者，尽早采取感染控制措施，预防呼吸道传染性疾病的传播。

1. 当咳嗽时用纸巾或手绢遮盖口鼻，防止唾液飞溅，避免用双手遮盖口鼻，并立即将用过的纸巾弃置垃圾桶内，防止污染；情况紧急时，可以用手肘的衣袖内侧来代替手捂住口鼻，弯曲手肘后，再靠近口鼻。

2. 咳嗽时患者应在条件允许的情况下适时佩戴口罩。

3. 接触呼吸道分泌物后应执行手卫生。

4. 有条件时，尽量使呼吸道感染者在候诊区内相互保持 1 m 以上社交距离。

5. 医务人员诊疗有呼吸道感染症状和体征的患者时应佩戴外科口罩或医用防护口罩，严格执行手卫生。

（四）患者安置

在实施标准预防的基础上，根据疾病的传播途径采取接触隔离、飞沫隔离和空气隔离等措施。

1. 普通病区（房）床位数单排不应超过 3 床，双排不应超过 6 床，多人病房的床间距应大于 0.8 m，床单元之间可设隔帘或屏风，但要及时清洗消毒。还应设置过渡病房，用于收治暂无核酸检测结果的急诊患者或隔离排查可疑的住院患者。

2. 疑似或确诊患者宜专人诊疗与护理，限制无关医务人员的出入，原则上不探视；不具备救治条件的非定点医院，应当及时将疑似或确诊患者转到有隔离和救治能力的定点医院。等候转诊期间对患者采取有效的隔离和救治措施。

3. 对疑似或确诊患者应当及时采取飞沫和接触隔离措施，疑似患者和确诊患者应当分开安置，疑似患者进行单间隔离，经病原学确诊的相同病原体感染的患者可以同室安置。

4. 患者病情允许，应佩戴外科口罩，并定期更换。

5. 应限制患者的活动范围，尽量减少患者转运，当需要转运时，医务人员应采取有效的防护措施。

6. 经空气传播疾病的患者，有条件可以安置在负压病房，一间负压病房宜安排一位患者；无条件尽量选择病区有卫生间且在走廊末端的单间进行隔离。

7. 疑似或确诊新冠肺炎重症患者应当收治在重症监护病房或者具备监护和抢救条件的病室，收治重症患者的监护病房或者具备监护和抢救条件的病室不得收治其他患者。

8. 严格探视制度，原则上不设陪护。若患者病情危重等特殊情况必须探视的，探视者必须严格按照规定做好个人防护。

（五）仪器（设备）和环境清洁消毒

1. 仪器（设备）清洁与消毒

（1）基本原则：进入人体无菌组织、器官、腔隙，或接触人体破损皮肤、破损黏膜、组织的诊疗器械、器具和物品应进行灭菌；接触完整皮肤、黏膜的诊疗器械、器具和物品应进行消毒；一次性使用的医疗器械、器具应一次性使用。

（2）基本要求：应采取集中管理方式，所有复用的诊疗器械、器具和物品由消毒供应中心负责回收、清洗、消毒、灭菌和供应。使用后的诊疗器械、器具与物品，在使用部门应先就地预处理，去除肉眼可见污染物，及时送消毒供应中心集中处理；无法及时送消毒供应中心的器械和物品可使用器械保湿剂或及时进行初步清洗。耐湿、耐热的器械、器具和物品首选热力消毒或灭菌方法。不耐热物品可选择化学消毒剂或低温灭菌设备进行消毒或灭菌。

（3）疑似或确诊新冠肺炎患者诊疗器械、器具和物品的清洗与消毒

1）可复用诊疗器械、器具和物品，使用后去除可见污染物后立即采用双层专用袋逐层密闭包装，做好标识，密闭运送至消毒供应中心集中进行处理；消毒供应中心可实行先消毒，再处理。

2）也可使用后立即使用有消毒杀菌作用的医用清洗剂或1000 mg/L含氯消毒剂浸泡30 min，采用双层专用袋逐层密闭包装，做好标记，密闭运送至消毒供应中心集中进行处理。

3）灭菌首选压力蒸汽灭菌，不耐热物品可选择化学消毒剂或低温灭菌设备进行消毒或灭菌。

4）建议使用一次性餐（饮）具，如非一次性餐具，清除食物残渣后，煮沸消毒30 min，也可用有效氯为500 mg/L含氯消毒液浸泡30 min后，再用清水洗净。

2．环境物体表面清洁与消毒

（1）基本原则：遵循清洁单元化操作，预防消毒与随时消毒相结合，有明显污染随时消毒，增加高频接触表面清洁消毒频次，一般医疗区域预防消毒≥1次/天，中高风险区域≥2次/天，疑似或确诊新冠肺炎患者留观病房＞2次/天；清洁消毒顺序应为先清洁、后消毒；有明显污染时，先去污，再消毒；从上到下，从相对清洁到污染表面。

（2）清洁与消毒方法：采用湿式卫生方法，遵循先清洁、再消

毒，或采用清洁－消毒"一步法"的产品，如含有有效消毒成分的消毒湿巾。清洁与消毒顺序由上而下、由洁到污，多名患者的房间遵循"清洁单元"的原则。一般医疗区域日常消毒及终末消毒使用500 mg/L 含氯消毒液，或其他同等杀灭微生物效果的消毒剂。有明显污染的情况下，应先去污，再实施清洁消毒。疑似或确诊新冠肺炎患者诊疗区域日常及终末消毒使用 1000 mg/L 含氯消毒液至少作用30 min，或采用同等杀灭微生物效果的消毒剂。保洁工具应分区使用，物表擦拭宜采用含有有效消毒成分的消毒湿巾，也可使用超细纤维抹布；地面清洁消毒宜使用超细纤维地布；使用后宜集中机械热力清洗、消毒与干燥。

（3）隔离病房物体表面的清洁与消毒：对疑似或确诊新冠肺炎隔离留观或隔离病房（室）进行清洁消毒时，应穿戴好个人防护用品。重点强化高频接触表面，如门把手、床栏、床边桌、呼叫按钮、计算机、对讲机、手机等的清洁和消毒。

1）首选消毒湿巾擦拭消毒，尤其要提高发现污染后随时消毒的依从性，选择复合季铵盐、含醇、含氯、过氧化氢的消毒湿巾；有明显污染的表面要先去污染再消毒。

2）消毒液擦拭消毒可选用 1000 mg/L 含氯消毒液、500 mg/L 二氧化氯消毒液和 1000 ～ 2000 mg/L 复合双长链季铵盐消毒液等擦拭消毒，特别需要注意的是含氯消毒液作用 30 min 后需要用清水擦拭。消毒抹布不能重复浸泡，使用后清洗消毒后方可再使用。

3）不建议常规使用含醇消毒液进行物体表面消毒，不推荐常规对物体表面进行喷洒消毒。

4）地面每天使用 1000 mg/L 含氯消毒液拖地消毒，如果使用二氧化氯消毒液更好。有明显污染物时先去污染再消毒，遇污染随时消毒。

（4）终末消毒：患者出院、死亡或转科，应立即对病房或患者区域进行环境终末清洁与消毒工作，应有序实施以"床单元"为单位的终末清洁与消毒工作，从医用织物到环境物体表面，先清洁、后消毒，从上到下，从相对清洁物体表面到污染物体表面，清除所有污染与污物。消毒可选用 500 mg/L 含氯消毒液，或采用同等杀灭微生物效果的消毒剂；有明显污染时先去污染再消毒。在必要情况下可采取强化终末消毒措施，即在使用 500 mg/L 含氯消毒液或采用同等杀灭微生物效果的消毒剂，对环境物表清洁与消毒的基础上，采用过氧化氢汽（气）化 / 雾化消毒，或紫外线辐照设备消毒，或采用同等杀灭微生物效果的消毒方法再次对环境物表进行强化消毒。

（5）注意事项：遵循"五要、六不"原则。"五要"，即：隔离病区要进行定期消毒和终末消毒；医院人员密集场所的环境物体表面要增加消毒频次；高频接触的门把手、电梯按钮等要加强清洁消毒；垃圾、粪便和污水要进行收集和无害化处理；要做好个人手卫生。"六不"，即：不对室外环境开展大规模的消毒；不对外环境进行空气消毒；不直接使用消毒剂对人员进行消毒；不在有人条件下对空气使用化学消毒剂消毒；不用戊二醛对环境进行擦拭和喷雾消毒；不使用高浓度的含氯消毒剂进行预防性消毒。使用合法有效的消毒剂，避免过度消毒，配制消毒液、实施环境清洁消毒措施时，应做好个人防护。

3．医用织物的清洁与消毒

（1）应保持清洁卫生。宜使用可水洗的医用织物，可擦拭的床垫。

（2）住院患者、急诊室患者应一人一套一更换，衣服、床单、被套、枕套至少每周更换 1 次；遇污染时应及时更换；更换后的医用织物应及时清洁、消毒；枕芯、被褥、床垫应定期清洁、消毒，被血液、体液污染时应及时更换，清洁、消毒。

（3）门诊诊室、治疗室的床单至少每天更换，如就诊人数较多，半天更换，有污染随时更换；如可能接触患者黏膜（如妇科检查等）的，应一人一换，或使用隔离单（如一次性中单等）；遇有明显污染应随时更换。

（4）医务人员工作服应保持清洁，定时更换，如遇污染应随时更换；专用工作服专区专用，至少每日更换，遇污染应随时更换。

（5）使用部门应备有足够的被服收集袋（桶），分别收集感染性织物、脏污织物及医务人员的工作服、被服；织物收集袋（桶）应保持密闭。医用织物收集过程避免扬尘和二次污染。

（6）有明显血液、体液、排泄物等污染的被服，多重耐药菌或感染性疾病患者使用后的被服视为感染性织物，由产生的部门负责放置在专用袋中并有警示标识，洗衣部门需分开单独清洗消毒。

（7）被服的收集运送车与干净被服发放车应分车使用，并有明显标志，收取和发放车辆应专用，并应密闭运送防止二次污染。应分别设有相对独立的使用后医用织物接收区域和清洁织物储存发放区域，标志应明确，避免交叉污染。

（8）疑似或确诊新冠肺炎患者使用后的织物如床单、被套等立即装入用双层专用袋鹅颈结式包扎，并贴有警示标识，密闭转运集中进行消毒、清洗。可煮沸消毒 30 min；或先用 500 mg/L 的含氯消毒液浸泡 30 min，然后按常规清洗；或采用水溶性包装袋盛装后直接投入洗衣机中，同时进行洗涤消毒 30 min，并保持 500 mg/L 的有效氯含量；贵重衣物可选用环氧乙烷方法进行消毒处理。一次性被单或明显污染且无法清洗的织物使用后按医疗废物处理。

4．空气清洁与消毒

（1）有人情况下，采用自然通风或机械通风，每日通风 2 ～ 3 次 / 日，每次不少于 30 min；也可使用循环风紫外线空气消毒器、静电吸附式空气消毒器、等离子体空气消毒机等人机共存式空气消毒机，或者具有空气净化消毒装置的中央空调通风系统。

（2）无人情况下，可采用有人情况下的所有空气净化方式，也可采用紫外线灯辐照消毒，一般情况下照射时间 > 30 min，对疑似或确诊新冠肺炎患者环境消毒时，可延长照射时间到 1 h 以上；或使用过氧化氢汽（气）化 / 雾化消毒，一般诊疗区域强化终末消毒时可选择，疑似或确诊患者环境终末消毒时，推荐选用。

（3）中央空调通风系统：合理配置新风系统、回风系统和排风系统，建立上送风下回风的气流组织，建议在中央空调通风系统中安装空气净化消毒装置，或在回风系统中安装空气净化消毒装置，做好日常运行管理与维护。

（4）负压隔离病房：在保证有效换气次数的前提下，不必额外增加空气消毒措施。终末消毒时，在做好环境物体表面清洁与消毒的基础上，如有洁净系统可连续开启通风机组自净 1 h；如无洁净系统，可使用过氧化氢汽（气）化 / 雾化等空气消毒设备进行空气消毒。

（六）安全注射

注射是指一种经皮肤穿刺的医疗操作，是最常见的医疗实践。为了预防或治疗目的，使用注射器和针头将某种物质注入体内，包括肌内注射、皮内注射、皮下注射、静脉输液或注射、牙科注射、使用注射器的其他操作如采血和各类穿刺。

安全注射是指对接受注射者无害，对实施注射的医务人员在规范操作下不带来任何的风险，注射的废弃物不对社会及环境造成危害。

不安全注射是指没有遵循上述要求的注射，主要是指注射器、针头或二者不经灭菌而在不同患者之间重复使用。不安全注射的具体表现包括：直接重复使用同一个针头和针管；只换针头不换针管，认为只换针头不换针管是安全的，但实际情况是重复使用的注射针管所含的微量血液是足够引起致死性血源性感染的；与他人共用针具；使用未经过严格消毒及灭菌的注射针具；使用一次性注射针具为多人注射；注射未遵守消毒操作规程等。

安全注射是标准预防的一部分，还涉及环境清洁消毒、医用物品清洗消毒灭菌、无菌操作、皮肤消毒、一次性医疗用品管理、医疗废物处理、合理用药等。

1. 安全注射的具体要求

（1）对接受注射者无害，即不能通过注射对患者造成损害。

（2）使实施注射操作的医务人员不暴露于可避免的风险。

（3）医务人员在实施注射的过程中不对自身造成损害。

（4）注射后产生的医疗废物不对他人造成危害、不污染环境、不传播感染。

2．安全注射的具体措施

（1）重视环境的准备

1）治疗准备间、治疗室和静脉用药调配中心等配制药液和实施注射的环境应清洁、干燥，减少无关人员进入。

2）进行注射操作前半小时应停止清扫地面等工作。

3）避免不必要的人员活动。

4）严禁在非清洁区域如输液室或输液大厅进行注射准备等工作。

5）做好输液区感染管理：如空气质量、环境卫生、健康宣教、多观察、多巡视。

（2）严格落实手卫生：治疗盘、治疗车均应配备速干手消毒剂，配制药液和执行注射操作前应认真进行手卫生，戴口罩。

（3）认真执行操作规程

1）操作时保证充足光线、空间宽敞，操作时从容不迫，操作时尽可能采用有安全保护装置的锐器，尽量减少不必要的注射操作。

2）皮肤消毒后不应再用未消毒的手接触穿刺点，皮肤消毒后应完全待干后再进行注射。

3）手卫生和规范着装是无菌操作的前提。

4）查对药品，检查无菌物品包装及有效期，检查用物，确保所有注射所需物品合格有效。

5）建立并遵守规范操作程序，严格无菌技术操作，执行一人一针一管一用，止血带应一人一用一清洁或消毒，采血用治疗巾应一人一用一更换，注射治疗盘应每日进行清洁与消毒。

6）使用同一溶媒配制不同药液时，必须每次更换一次性使用无菌注射器和针头抽取溶酶，无法避免使用多剂量用药时必须做到一人一管一用。怀疑被污染的注射器具不得使用。

7）一次性使用注射器、输液器、输血器、输液装置和针头等不得重复使用。

（4）正确物品管理：药品使用应根据说明书的要求配置药液，

现用现配，药品保存应遵循厂家的建议，不能保存在与患者密切接触的区域，疑有污染禁用。抽出的药液和配制好的静脉输注用无菌液体，放置时间不应超过 2 h；启封抽吸的各种溶媒不应超过 24 h。碘附、醇类等皮肤消毒剂应注明开瓶日期或失效日期，开瓶后的有效期应遵循厂家的使用说明，无明确规定使用期限的应根据使用频次、环境温湿度等因素确定使用期限，确保微生物污染指标低于 100 CFU/mL，连续使用最长不应超过 7 天。

（5）警惕锐器伤：注射结束后禁止双手回套针帽，如确需回套，则使用单手操作或使用回套装置；禁止徒手分离、弯曲、折断注射器针头；禁止手持注射器随意走动；禁止徒手掰安瓿；禁止用手传递利器；禁止直接接触针头或锐器；禁止随意丢弃锐器，应随时入锐器盒；禁止用手直接抓取或用手挤压医疗废物。一旦发生锐器伤，应立即遵循"一挤二冲三消毒四报告"的原则进行局部应急处置。医疗机构应推广使用安全注射器具进行各种注射，推荐医务人员进行疫苗预防接种。

（七）医疗废物处置

医疗废物的管理应遵循《医疗废物管理条例》及其相关文件的要求。医疗机构产生的各种医疗废物应该按照医疗废物分类目录的要求进行分类与收集，感染性废物置黄色废物袋内，损伤性废物应立即投放入一次性使用的锐器盒中。医疗废物容器应符合要求，不遗洒，标识明显、正确，锐器盒需防渗漏、防穿透，转运过程中应密闭，避免内容外漏或溢出，在所有可能产生损伤性废物的场所均应配备锐器盒，放置位置应醒目、方便、高度适宜。医疗废物不应超过包装物或容器容量的 3/4，并使用有效的封口方式，封闭包装物或者容器的封口。疑似或确诊新冠肺炎感染患者产生的生活垃圾和医疗废物应使用双层包装物包装，并及时有效封口，在离开污染区前应当对包装袋表面采用 1000 mg/L 的含氯消毒液喷洒消毒（注意喷洒均匀）或在其外面加套一层医疗废物包装袋；清洁区产生的医疗废物按照常规的医疗废物处置。含病原体的标本和相关保存液等高危险废物的医疗废物，应当在产生地点进行压力蒸汽灭菌或者化学消毒处理，然后按照感染性废物收集处理。医疗废物每天运送结束后，对运送工具进行清洁和消毒，可使用 1000 mg/L 含氯消毒液擦拭消毒；运送工具被感染性医疗废物污染时，应当及时消毒处理。医疗机构应有具体措施防止医疗废物的流失、泄漏、扩散，一旦发生前述情形时，应按照本单位的规定及时采取紧急处理措施。医疗废物收集、转运应与医院内转运人员做好交接登记并双签字，记录应保存 3 年。

参考文献

[1] 中华人民共和国卫生部. 医院隔离技术规范：WS/T 311-2009 [S]. 北京，2009.

[2] 国家卫生健康委员会. 医务人员手卫生规范：WS/T313-2019 [S]. 北京，2019.

[3] 国家卫生健康委办公厅. 关于印发医疗机构内新型冠状病毒感染预防与控制技术指南（第二版）的通知（国卫办医函〔2021〕169 号）[EB/OL].［2021-04-13］. http：//www.nhc.gov.cn/yzygj/s7659/202104/f82ac450858243e59874f99c719d917.shtml.

[4] 李春辉，黄勋，蔡虻，等. 新冠肺炎疫情期间医疗机构不同区域工作岗位个人防护专家共识 [J]. 中国感染控制杂志，2020，19（3）：199-213.

[5] 国务院应对新型冠状病毒肺炎疫情联防联控机制综合组. 关于印发新型冠状病毒肺炎防控方案（第八版）的通知（联防联控机制综发〔2021〕51 号）[EB/OL].［2021-05-14］. http：//www.nhc.gov.cn/jkj/s3577/202105/6f18ec6c4a540d99fafef52fc86dof8.shtml.

（梁　燕　蔡　玲　张映华）

第二节　额外预防

一、额外预防的概念及分类

1. 额外预防的概念　额外预防是在标准预防措施的基础上，针对特定情况的暴露风险和传播途径所采取的补充和额外的预防措施。如呼吸道隔离、消化道隔离、血液体液隔离、咳嗽礼仪等措施。

《医院隔离技术规范》（WS/T311—2009）中对额外预防做了明确的释义：额外预防是在标准预防的基础上，根据病原体的传播途径（空气传播、飞沫传播和接触传播）采取的额外预防措施（空气隔离、飞沫隔离、接触隔离），即在标准防护之外的、额外增加的一些防护措施。

2. 额外预防与标准预防的异同点　额外预防和标准预防既有联系，又有不同。标准预防是感染源不明确时所采取的普遍预防，而额外预防则是传染源明确后，在标准预防的基础上针对特定情况或针对传播途径如确诊或疑似感染或定植有高传播性或具有重要流行病学意义病原体的患者，根据病原体的传播途径采取的额外预防措施。这两个概念不是针对"隔离方式"上的互补关系，而是针对"传染源是否明确"上的互补关系。

额外预防主要针对血液及体液传播的疾病，明确为飞沫传播、空气传播的疾病等，并根据疾病的传染源和传播方式，选择合适的隔离防护用品。

因此，标准预防是针对人（医务人员和患者）采取的预防感染的保护性措施；额外预防强调的是通过中断传播途径预防感染所采取的措施。标准预防是针对常规化的防护采取的预防措施，额外预防是针对明确的传染路径进行针对性措施。

3. 额外预防的分类　基于病原体的传播途径，额外预防分为接触隔离、飞沫隔离和空气隔离。

二、额外预防的主要措施

（一）接触隔离预防

1.定义　接触隔离预防是在标准预防的基础上针对以接触传播为途径实施的额外预防，尤其是诊治感染经接触传播疾病的确诊或疑似患者时应当采取的预防措施。

接触传播是病原体通过手、媒介物直接或间接接触导致的传播，基于此定义，为了切断传播途径而实施额外预防措施。在标准预防的基础上，按照相应要求做好安置患者、个人防护、患者转运、医疗装置和仪器（设备）、环境的清洁消毒等。

2.适用　接触隔离预防适用于预防通过直接或间接接触患者或患者医疗环境而传播的感染源，如新型冠状病毒、耐甲氧西林金黄色葡萄球菌（MRSA）、耐万古霉素肠球菌（VRE）、艰难梭菌、诺如病毒等，无论是疑似或确诊感染或定植的患者都应隔离。

3.接触隔离的主要措施

（1）将患者安置在单间病房，或将同一种病原体感染的患者安置在一个房间。

（2）病房应有隔离标识，限制患者的活动范围，并限制人员的出入。

（3）尽量减少患者的转运，如必须转运时，应尽量减少对其他患者和环境表面的污染。

（4）医护人员进入病房接触患者包括接触患者的血液、体液、排泄物等时，应戴手套。

（5）医护人员接触污染物品后，应摘除手套，进行手卫生。

（6）医护人员进入病房，从事可能污染工作服的操作时，应穿隔离衣，离开病房时，脱下隔离衣，按要求悬挂或使用一次性隔离衣，用后按医疗废物管理要求进行处置。

（7）去除个人防护用品后要立即进行手卫生。

（二）飞沫隔离预防

1. 定义　飞沫隔离预防是在标准预防基础上针对以飞沫传播为途径实施的额外预防措施。

飞沫传播是指带有病原微生物的飞沫核（直径 > 5 μm），在空气中短距离（1 m 内）移动到易感人群的口、鼻黏膜或眼结膜等导致的传播，即指当人们进行谈话、咳嗽或打喷嚏时带有病原微生物的飞沫核在空气中短距离移动到易感人群的口、鼻黏膜，或者是眼结膜，或因重力作用落在物体表面，从而引起疾病的传播。在标准预防的基础上，按照相应要求做好患者安置、个人防护和患者转运的预防措施。

2. 适用　预防确诊或疑似患者通过咳嗽、打喷嚏、说话或对患者进行支气管镜检及吸痰时产生的呼吸道飞沫（直径 > 5 μm），近距离范围（1 m 内）传播病原体而采取的措施。常见的可通过飞沫传播的病原体有：新型冠状病毒、百日咳杆菌、SARS 冠状病毒、禽流感病毒、流感病毒、腺病毒、鼻病毒、脑膜炎双球菌及 A 群链球菌等，无论疑似或确诊感染或定植的患者都应采取飞沫隔离。

3. 飞沫隔离的主要措施

（1）将患者安置在单间病房，或将同种病原体感染的患者安置在同一个房间，并保证患者间距离至少 1 m。

（2）病房应有隔离标识，限制患者的活动范围，并限制人员的出入，建议患者出病房时要佩戴外科口罩。

（3）医护人员与患者近距离（1 m 内）接触时，应佩戴帽子、医用防护口罩，并确保每次使用前进行口罩的密合性试验。

（4）医护人员在进行可能产生喷溅等的诊疗操作时，应穿隔离衣，佩戴护目镜或防护面屏；当接触患者及其血液、体液、分泌物、排泄物等时必须戴手套。

（5）对病房做好日常消毒，患者出院或转院后按要求做好终末消毒。

（6）去除个人防护用品后要立即进行手卫生。

（三）空气隔离预防

1．定义 空气隔离预防是在标准预防的基础上针对经空气传播的呼吸系统传播性疾病实施的额外预防。

空气传播是通过吸入带有病原微生物的微粒子（直径≤5 μm）通过空气流通导致的疾病传播。这些微粒子可以飘浮在空中，并移动超过1 m以上的距离，通过空气流动引起疾病的传播。在标准预防的基础上，按照相应要求做好患者安置、人员限制、个人防护和患者转运等相关的预防措施。

2．适用 是预防确诊或疑似患者通过咳嗽、打喷嚏、说话产生的飞沫核（直径≤5 μm）远距离传播病原体而采取的措施，这些飞沫核能长时间保持活性，在空气中悬浮很久；病原体抵抗力强。常见的需要空气隔离的病原体有：麻疹病毒、水痘-带状疱疹病毒、结核分枝杆菌、播散性带状疱疹病毒，SARS冠状病毒，推测新型冠状病毒在特殊情况下也有可能，无论是疑似或确诊感染或定植的患者都应隔离。

3．空气隔离的主要措施

（1）患者应当单独安置于一个通风良好的单间，并注意风向，如果条件允许应该安置在空气传播隔离病房（负压病房），保证每小时换气次数大于12次，并控制气流的方向。

（2）如无条件时，应尽快转送至有条件收治的传染病医院或卫生行政部门指定的定点医院进行收治，并注意转运过程中的医务人员防护，且患者在病情允许时，应至少佩戴医用外科口罩。

（3）病房应有隔离标识，限制患者活动范围，指导患者实施正确咳嗽礼仪和呼吸道卫生，并限制人员的出入，建议患者出病房时要佩戴外科口罩。

（4）医护人员进入患者所在病房时，应佩戴帽子、医用防护口罩，并确保每次使用前进行口罩的密合性试验。

（5）医护人员在进行可能产生喷溅等的诊疗操作时，应穿一次性隔离衣或医用防护服；当接触患者及其血液、体液、分泌物、排泄物等时必须戴手套。

（6）对病房做好日常消毒，患者出院或转院后按要求做好终末消毒。

（7）去除个人防护用品后要立即进行手卫生。

（四）新冠肺炎疫情防控中存在的问题、注意事项、经验体会

根据《新型冠状病毒肺炎防控方案（第八版）》中的流行病学特征介绍，传染源主要是新型肺炎确诊病例和无症状感染者；主要传播途径为经呼吸道飞沫和密切接触传播，接触病毒污染的物品也可造成感染，在相对封闭的环境中长时间暴露于高浓度气溶胶情况下存在经气溶胶传播的可能。因此，在疫情防控期间，医疗机构应在标准预防的基础上，采取相应的飞沫隔离和接触隔离措施，以防止疫情在院内的传播，或导致院内感染的暴发。但是在常规的诊疗工作中，医务人员常常不能完全遵守标准预防的要求，这也是最初导致武汉疫情暴发的原因之一。自 2020 年 1 月以来国家出台的一系列医务人员感染防控要求，使得疫情的传播速度得到了很快的控制，说明采取对应的预防措施对疫情的传播有很积极的作用；在《关于落实常态化疫情防控要求进一步加强医疗机构感染防控工作的通知》（联防联控机制综发〔2020〕169 号）中要求：要求医务人员在诊疗活动中坚持标准预防，按照《新冠肺炎疫情期间医务人员防护技术指南（试行）》（国卫办医函〔2020〕155 号）做好个人防护，正确合理使用防护用品。在标准预防的基础上，根据诊疗操作的风险高低进行额外防护。换而言之，就是所有人首先要把标准预防措施贯穿到所有诊疗活动中，然后根据诊疗活动的暴露风险采取额外的防护措施。在《应对秋冬季新冠肺炎疫情医疗救治工作方案》（联防联控机制医疗发〔2020〕276 号）中要求，为了防止和应对秋冬季疫情反弹，医疗机构和医务人员应当遵循标准预防措施，严格落实《医务人员手

卫生规范》(WS/T 313-2019) 要求, 做好诊区、病区 (房) 的通风管理, 根据诊疗护理操作中可能的暴露风险选择适当的防护用品; 在严格落实标准预防的基础上, 根据接诊患者疾病的传播途径, 参照《医院隔离技术规范》(WS/T311—2009) 选择强化接触传播、飞沫传播和 (或) 空气传播的感染防控, 严格落实戴医用外科口罩 / 医用防护口罩、戴乳胶手套等隔离要求。要求在新冠肺炎流行中高风险地区, 按照接触新冠肺炎风险, 在标准预防的基础上增加飞沫隔离、接触隔离的防护措施。在为疑似或确诊新冠肺炎患者进行产生气溶胶的操作时, 增加空气隔离防护措施。并依据《医疗机构内新型冠状病毒感染预防与控制技术指南 (第二版)》要求, 正确选择防控用品, 确保医务人员个人防护到位。

值得一提的是, 在新冠肺炎疫情中, 香港的医务人员做到了零感染。新冠肺炎疫情发生后, 香港的医院感染防控措施主要遵循的是世界卫生组织 (WHO) 对 COVID-19 的防控指南, 采取的主要防控措施包括标准预防及飞沫隔离、接触隔离, 当进行有气溶胶产生的操作时采取空气隔离防护措施。针对医院内不同的区域, 进行风险评估并根据评估结果选择相应的防护用品: 在确诊为新冠肺炎的患者隔离病房必须采取的措施有: 手卫生 + 医用防护口罩 + 隔离衣 + 一次性手套 + 防护眼罩或面屏; 在其他区域如有产生气溶胶的操作则选择医用防护口罩, 若无, 则选择医用外科口罩; 若可能接触患者的血液、体液或分泌物时可选择使用一次性手套; 普通病房采取手卫生 + 外科口罩 + 标准预防; 全部的医务人员在进入非患者区域依旧执行手卫生以及佩戴外科口罩。不难看到, 国内医务人员防护用品使用与 WHO 及美国 CDC 的 COVID-19 防控指南有较大区别。

我们暂且认为美国、欧洲医护人员感染原因可能为防护级别较低, 但是香港同样遵从 WHO 的防护指南, 却做到了医务人员零感染。香港的病房基本上为独立设置的单人间、双人间及多人间负压隔离病房, 不同的病房由不同的医务人员负责, 医务人员在病房内逗留时间较短, 所以在香港, 遵循 WHO 的指南, 而未出现医务人员的感染。在国内疫情初期，医务人员感染率较高，与没有认识到新冠病毒可以通过呼吸道传播、采取的防护措施不足或不当有关。在后期全国 4 万多医务人员援鄂时，防护级别达到了空气隔离的防护级别，实现了医务人员的零感染，这从一个侧面证明援鄂医护人员采取的防护是有效的。研究表明，在个人防护用品脱卸的场所，环境中病毒含量较大；专家还指出，负压病房是空气传播隔离防护措施之一，但是具备负压病房的医疗机构是少数，如若没有负压病房，可加强通风，换气频率达到 6 h 一次即可。如通风条件不好，可采取机械通风或使用有效空气消毒设备，可有效降低空气中病毒含量。

在新冠肺炎疫情防控过程中，普遍存在的问题是过度防护，如在普通科室进行诊疗活动时，面对普通患者，无气溶胶产生可能的情况下，穿戴隔离衣甚至防护服、护目镜、双层口罩，导致防护物资浪费和防护过度，同时常常忽略了手卫生和标准预防的重要性。因此对通过切断传播途径以达到控制病原体传播目的的疾病，如新冠肺炎等，应在做好标准预防措施的基础上，根据其传播途径采取相应的隔离、预防措施。同时要因地制宜，从实际情况出发，多措施结合，才能做好疾病的预防控制工作，防止医疗机构内病毒的肆意扩散，保障医护、患者、陪护及探视人员的安全，保障医疗机构的医疗安全。

参考文献

[1] 中华人民共和国卫生部. 医院隔离技术规范：WS/T 311-2009 [S]. 北京，2009.

（张映华　陈丽萍　张浩军）

第三节　个人防护原则和防护等级

一、个人防护原则

医务人员应当遵循《医院感染管理办法》等相关要求，严格执行标准预防及手卫生规范。在严格落实标准预防的基础上，根据接诊患者疾病的传播途径，参照《医院隔离技术规范》（WS/T311-2009）选择强化接触传播、飞沫传播和（或）空气传播的感染防控措施。

个人防护应遵循《医院隔离技术规范》（WS/T311-2009）和《医疗机构内新型冠状病毒感染预防与控制技术指南（第二版）（国卫办医函〔2021〕169号）》要求，根据疾病的传播途径和医疗操作可能感染的风险选用适当的个人防护装备。

（一）根据不同暴露风险级别选择适当的防护用品

1. 基本原则　医疗机构和医务人员应当执行标准预防措施，严格落实《医务人员手卫生规范》（WS/T313-2019）要求，做好诊区、病区（房）的通风管理，根据诊疗护理操作中可能的暴露风险选择适当的防护用品，具体如下：

（1）可能受到血液、体液、分泌物等喷溅时，戴护目镜/防护面屏、穿防渗隔离衣。

（2）可能接触患者的血液、体液、分泌物、排泄物、呕吐物及污染物品时，戴一次性乳胶手套，脱手套后应立即手卫生。

（3）在采集患者咽拭子标本、吸痰、气管插管等可能发生气溶胶和引起分泌物喷溅操作时，穿一次性隔离衣或医用防护服，戴医用防护口罩、一次性乳胶手套、护目镜/防护面屏等，必要时可选用全面防护型呼吸防护器或正压头套。

2. 防护用品选用原则

（1）医用外科口罩：预检分诊、发热门诊及全院诊疗区域使用，需正确佩戴。每 4 h 更换，污染或潮湿时随时更换。

（2）医用防护口罩：原则上在发热门诊、隔离留观病区（房）、隔离病区（房）和隔离重症监护病区（房）等区域，以及进行采集呼吸道标本、气管插管、气管切开、无创通气、吸痰等可能产生气溶胶的操作时使用。一般 6 ~ 8 h 更换，污染或潮湿时随时更换。其他诊疗区域和在其他区域的诊疗操作，原则上不使用医用防护口罩。

（3）隔离衣：预检分诊、发热门诊可使用普通隔离衣，隔离留观病区（房）、隔离病区（房）和隔离重症监护病区（房）可使用防渗一次性隔离衣，其他科室或区域根据可能的暴露风险决定是否使用。一次性隔离衣不得重复使用。如使用可复用的隔离衣，使用后按规定消毒后方可复用。禁止穿隔离衣离开上述区域。

（4）医用防护服：在收治疑似或确诊甲类传染病患者的隔离留观病区（房）、隔离病区（房）和隔离重症监护病区（房）使用。防护服不得重复使用。禁止戴医用防护口罩和穿防护服离开上述区域。其他区域和在其他区域的诊疗操作原则上不使用防护服。

（5）护目镜、防护面屏：诊疗操作中可能发生血液、体液和分泌物等喷溅时使用。如为可重复使用的，使用后应按照规定清洁消毒后方可复用；如为一次性使用的，不得重复使用。护目镜、防护面屏不需要同时使用。禁止戴护目镜、防护面屏离开诊疗区域。

（6）乳胶检查手套：在预检分诊、发热门诊、隔离留观病区（房）、隔离病区（房）和隔离重症监护病区（房）等区域使用，但需正确穿戴和脱摘，注意及时更换手套；禁止戴手套离开诊疗区域；戴手套不能代替手卫生；脱摘手套后应立即手卫生。

（7）速干手消毒剂：全院科室均应配备速干手消毒剂。医务人员诊疗操作过程中，手部没有肉眼可见污染物时，应使用含醇类的速干手消毒剂进行手卫生。

（8）其他人员如物业保洁人员、安保人员等需进入相关区域时，按相关区域防护要求使用防护用品，并正确穿戴和脱摘。

（二）根据不同暴露风险级别选择防护级别

接触疑似或确诊传染病患者时，应根据可能存在的风险，在标准预防的基础上根据疾病的传播途径增加接触隔离、飞沫隔离、空气隔离的额外防护措施。在传染病流行期间，根据不同风险地区及不同工作岗位暴露风险的差异，选择不同防护级别，并根据风险评估适当调整。额外防护的基本原则包括：

1. 安全、有效、科学、方便、经济的原则，采取按需配备和分级防护。

2. 所有人员必须遵循公众意识。

3. 面向所有医务人员，所有人员必须参加培训、考核。

4. 防护措施始于诊疗之前而不是诊断明确之后。

5. 违规必纠。

二、个人防护等级及其要求

（一）个人防护等级

1. 基本防护（一般防护）　每位医务人员必须遵守的基本措施。

适用对象：诊疗工作中所有医务人员（无论是否有传染病流行）。

防护用品配备：医用外科口罩、工作服、工作鞋、工作帽。

2. 一级防护　适用对象：预检分诊点，普通急诊留观区，门诊，普通病区，重症监护病房，密切接触者医学观察区，医务人员医学观察区，隔离病区的潜在污染区工作人员，以及进行普通患者手术、非传染病患者的影像检查与病理检查，发热门诊及隔离病区外的安保、保洁、医疗废物转运等工作人员。

防护用品配备：医用外科口罩、工作服、一次性工作帽、一次性乳胶手套，视具体情况可选穿隔离衣。

3. 二级防护　适用对象：发热门诊、隔离留观病区（房）、隔离病区（房）及隔离重症监护病区（房），疑似及确诊新冠肺炎患者影像检查及检验，消毒供应中心对隔离病区物品回收、清点及清洗时，疑似及确诊传染病患者转运、陪检、尸体处置时，为疑似或确诊新冠肺炎患者手术，以及采集呼吸道标本、气管插管、气管切开、无创通气、吸痰等可能出现血液、体液和分泌物等喷溅操作时采用二级防护。

防护用品配备：防渗隔离衣或防护服、一次性工作帽、一次性乳胶手套、医用防护口罩、鞋套，必要时戴护目镜或防护面屏。

4. 三级防护　适用对象：为疑似或确诊新冠肺炎患者实施尸体解剖时采用三级防护。如为新冠肺炎疑似或确诊患者实施可产生气溶胶操作、手术、新冠病毒核酸检测时可采用三级防护。

防护用品配备：医用防护口罩、防护服、一次性工作帽、一次性乳胶手套、鞋套或防渗漏靴套、护目镜或防护面屏。

由于感染风险特别严重，在三级防护的基础上，额外增加更为严密的措施。如为甲类传染病、新发再发传染病或原因不明的传染病患者进行如气管切开、气管插管、吸痰等有创操作时或者为传染病患者进行尸检时，必要时换戴全面防护型呼吸防护器或正压头套。

（二）不同部门的个人防护要求

1. 医院入口　维持秩序及体温检测的医务人员，戴医用外科口罩，穿工作服，选戴工作帽。

2. 门急诊

（1）预检分诊：在新冠肺炎低风险地区医务人员穿工作服、戴医用外科口罩，可戴一次性工作帽、一次性乳胶手套。在新冠肺炎中高风险地区预检分诊医务人员在上述防护措施基础上加穿一次性隔离衣，必要时戴医用防护口罩。

（2）口腔科门诊：口腔科医务人员应根据不同暴露风险，采取不同的防护级别并确保防护到位，具体防护措施：

1）在新冠肺炎低风险区，不使用气动高速涡轮手机和口腔超声设备操作的口腔科医务人员、口腔科咨询工作人员、一般保洁人员、所有进入该诊疗区域的工作人员等防护要求：戴医用外科口罩、穿工作服（白大褂），选戴一次性工作帽、一次性乳胶手套，必要时使用护目镜或防护面屏。

2）在新冠肺炎低风险区，使用气动高速涡轮手机和口腔超声设备操作的口腔医务人员、进入污染区的器械处理人员、缓冲病区医务人员防护要求：戴医用外科口罩，选戴一次性工作帽、护目镜或防护面屏、一次性乳胶手套，穿隔离衣、一次性鞋套。

3）在新冠肺炎中高风险区或接诊新冠肺炎高风险患者且使用气动高速涡轮手机和口腔超声设备操作的口腔医务人员，在隔离区操作防护要求：穿隔离衣、戴医用防护口罩、一次性工作帽、护目镜或防护面屏一次性乳胶手套，选穿鞋套。

（3）耳鼻喉科门诊：耳鼻喉科医务人员应根据不同暴露风险，采取不同的防护级别并确保防护到位，具体防护措施：

在新冠肺炎低风险地区的耳鼻喉科门诊，采取一般防护措施。防护要求：戴医用外科口罩、穿工作服（白大褂），选戴一次性工作帽、一次性乳胶手套，必要时使用护目镜或防护面屏。

在新冠肺炎中高风险地区的耳鼻喉科门诊，采取严格的防护措施。对于存在喷溅风险的患者，如电子鼻咽喉镜、鼻出血、门诊紧急气管切开术，在条件允许情况下的防护要求：一次性工作帽、戴医用外科口罩、护目镜或防护面屏、一次性乳胶手套，可穿隔离衣、一次性鞋套。

针对不能排除新冠肺炎的急诊病例，医务人员防护措施包括戴一次性工作帽、医用外科口罩或防护口罩，视操作情况选戴护目镜 /防护面屏、一次性乳胶手套，穿一次性隔离衣。

（4）内镜中心：新冠肺炎疫情期间内镜中心医务人员进行分级防护。

在新冠肺炎低风险地区，采取一般防护措施。防护要求：戴医用外科口罩、穿工作服（白大褂），选戴一次性工作帽、一次性乳胶手套，必要时使用护目镜或防护面屏。

在新冠肺炎中高风险地区，医务人员在诊疗区应穿戴一次性工作帽、医用外科口罩或医用防护口罩、防渗漏隔离衣、护目镜或防护面屏（若有体液喷溅风险时）一次性乳胶手套、鞋套。

接触新冠肺炎疑似或确诊患者，医务人员在诊疗区应穿戴一次性工作帽、医用防护口罩、医用防护服或防渗漏隔离衣、护目镜或防护面屏、一次性乳胶手套、鞋套。对未排查新冠肺炎的患者，医务人员在诊疗区防护要求同上。

对于已排除新冠肺炎的患者，医务人员在诊疗区应穿戴一次性工作帽、医用外科口罩、工作服、一次性乳胶手套，选穿隔离衣、鞋套，选戴护目镜或防护面屏。

（5）急诊抢救室：在新冠肺炎低风险地区，采取一般防护措施。防护要求：戴一次性工作帽、医用外科口罩和一次性乳胶手套，穿工作服（白大褂），必要时使用护目镜或防护面罩。

医务人员为普通患者诊疗时，防护要求：穿工作服（白大褂），戴医用外科口罩、选戴一次性工作帽、一次性乳胶手套。为普通患者实施吸痰、气管插管和气管切开等操作时，应穿隔离衣，必要时戴护目镜或防护面屏。

在新冠肺炎中高风险地区，医务人员在诊疗区防护要求：戴医用外科口罩或医用防护口罩、一次性工作帽、防渗漏隔离衣、一次性乳胶手套、鞋套。若有体液喷溅风险时戴护目镜或防护面屏。

接触新冠肺炎疑似或确诊患者，医务人员在诊疗区防护要求：医用防护口罩、一次性工作帽、医用防护服或防渗漏隔离衣、护目镜或防护面屏、一次性乳胶手套、鞋套。对未排查新冠肺炎的患者，医务人员在诊疗区防护要求同上。

（6）其他门诊、急诊医务人员穿工作服（白大褂）、佩戴医用外科口罩，选戴一次性工作帽。

3．发热门诊及隔离留观病区（房）

（1）日常诊疗活动防护要求：戴医用防护口罩、一次性工作帽、穿一次性隔离衣／防护服、选戴护目镜或防护面屏、一次性乳胶手套、穿鞋套。

（2）为新冠肺炎疑似或确诊患者采集呼吸道标本、气管插管、支气管镜检查、气管吸痰等可能产生气溶胶或喷溅操作时防护要求：戴一次性工作帽、医用防护口罩、护目镜或防护面屏、一次性乳胶手套、穿防护服、鞋套，有条件时可换戴全面防护型呼吸防护器或正压头套。

4. 新冠肺炎隔离病区（房）和隔离重症监护病区（房）：

（1）日常诊疗活动防护要求：戴医用防护口罩、一次性工作帽、护目镜或防护面屏、一次性乳胶手套，穿防护服、鞋套。

（2）为新冠肺炎疑似或确诊患者采集呼吸道标本、气管插管、支气管镜检查、气道吸痰等可能产生气溶胶或喷溅操作时防护要求：戴医用防护口罩、一次性工作帽、护目镜或防护面屏、一次性乳胶手套、穿防护服、鞋套，有条件时换戴全面防护型呼吸防护器或正压头套。

5. 手术室及介入治疗室

（1）为非新冠肺炎疑似或确诊患者进行择期和限期手术时：手术相关人员穿洗手衣，戴一次性工作帽、医用外科口罩、无菌手套、护目镜/防护面罩（若有体液喷溅风险时），术者穿无菌手术衣。

（2）为疑似或确诊新冠肺炎的患者进行手术，尽可能安排在负压手术间（若无负压手术间，应将患者安置于具有净化机组或配有空气消毒设备、空间相对独立的手术间），手术相关人员穿洗手衣，戴一次性工作帽、医用防护口罩、护目镜/防护面屏、乳胶手套；术者穿防护服，外穿无菌手术衣，有条件时可戴正压头套；非术者穿防护服。

6. 产房　接触疑似或确诊新冠肺炎的产妇时，医务人员应做好个人防护，佩戴医用防护口罩、一次性工作帽，根据操作风险程度选戴护目镜或防护面屏、一次性乳胶手套，穿隔离衣或防护服。

7. 医学影像（放射科、B超室、核医学科）

（1）为新冠肺炎疑似或确诊患者检查时防护要求：戴医用防护口罩、选戴一次性工作帽、护目镜或防护面屏、一次性乳胶手套，穿防护服、鞋套。

（2）为普通患者检查时防护要求：穿工作服（白大褂）、戴医用外科口罩，选戴一次性工作帽、一次性乳胶手套。

8．检验科　新冠病毒核酸检测部门接收标本的医务人员防护要求：戴医用防护口罩、一次性工作帽。实验操作人员根据操作风险程度选戴护目镜、一次性乳胶手套、穿防渗漏隔离衣或医用防护服、鞋套；标本灭活及检测医务人员应当在生物安全二级实验室进行，同时采用生物安全三级实验室的个人防护。

检验科其他普通检测部门医务人员，戴医用外科口罩、穿工作服（白大褂），选戴一次性工作帽、乳胶手套等防护用品。

9．病理科　在病理科日常工作分区的基础上，进一步对不同来源标本的走向途径进行分区、标识，便于工作人员采取相应等级的防护措施。病理科接收疑似或确诊病例标本时，医务人员防护要求：戴医用防护口罩、一次性工作帽，选戴护目镜或防护面屏、一次性乳胶手套，穿防护服、鞋套。细胞学检查室、冷冻快速制样、常规组织取材、分子病理核酸检测、前台接待及报告发放的工作人员，应戴医用防护口罩、穿工作服（白大褂），选戴一次性工作帽等防护用品；如进行存在液体喷溅可能的操作时，可加戴护目镜/防护面屏，一旦受到污染应及时更换。病理科其他普通病检人员，应戴医用外科口罩、穿工作服（白大褂），选戴一次性工作帽、乳胶手套等防护用品。

10．消毒供应中心

（1）对新冠肺炎疑似或确诊患者手术器械进行回收、清点、清洗时防护要求：戴医用防护口罩、穿防护服/隔离衣，可选戴一次性工作帽、护目镜或防护面屏、一次性乳胶手套，必要时加用长袖手套。

（2）对普通区域的物品进行回收、清点、清洗时防护要求：戴医用外科口罩、穿工作服（白大褂），可根据风险程度选穿防渗透隔离衣加用长袖手套、戴一次性工作帽、护目镜或防护面屏、一次性乳胶手套。

11. 普通病区 医务人员日常工作时应佩戴医用外科口罩、穿工作服（白大褂），按需使用护目镜或防护面屏、一次性乳胶手套。如收治疑似或确诊的新冠肺炎患者时，参照第 4 条执行。

12. 行政、总务、后勤等部门不近距离接触患者，应佩戴医用外科口罩，如进入相应区域开展工作，需要按照相关部门医务人员的防护要求，在规定的区域内穿戴和脱摘相应的防护用品。

三、个人防护用品穿脱流程

（一）医务人员进出隔离病区（房）及隔离重症监护病区（房）时穿脱防护用品流程

1. 医务人员进入隔离病区（房）及隔离重症监护病区（房）穿戴防护用品流程 通过医务人员专用通道进入清洁区，手卫生后更换个人衣物，穿清洁工作服、工作鞋，依次戴医用防护口罩、一次性工作帽，穿医用防护服、鞋套/防水靴套，戴护目镜或防护面屏，戴手套，进入污染区开始工作。见图 4-1。

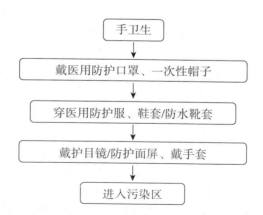

图 4-1 医务人员进入隔离病区（房）及隔离重症监护病区（房）穿戴防护用品流程图

2. 医务人员离开隔离病区（房）及隔离重症监护病区（房）脱

摘防护用品流程

（1）医务人员离开污染区，进入第一脱摘区，手卫生后，依次脱摘护目镜或防护面屏、医用防护服、鞋套、手套，分置于专用容器中，之后手卫生。

（2）在第二脱摘区手卫生后，脱去一次性帽子、医用防护口罩，手卫生后，换医用外科口罩进入清洁区。见图4-2。

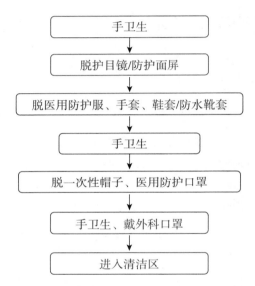

图4-2　医务人员离开隔离病区（房）及隔离重症监护病区（房）脱摘防护用品流程图

3. 注意事项

（1）按《医务人员手卫生规范》（WS/T313-2019）要求实施手卫生，戴手套不能代替手卫生，摘手套后应进行手卫生。

（2）医用外科口罩、医用防护口罩、防护服或者隔离衣等防护用品被患者血液、体液、分泌物等污染或破损时应当及时更换。

（3）严格遵守按区域及岗位防护的规定，禁止穿戴防护服、隔离衣、护目镜、防护面屏、手套、鞋套等防护用品离开相应诊疗区域（转运可疑、疑似、确诊病例除外）。

（4）下班前应当进行个人卫生处置，并注意呼吸道与黏膜的防护。

（二）新冠肺炎疫情防控中医务人员防护常见问题与对策

1. 穿戴防护用品

（1）口罩：戴口罩前一定要检查口罩的完整性以及松紧带的质量，有异常立即弃用。在防护口罩型号不充足时，用调整松紧带弥补，每次佩戴后必须做气密性检查。

挂耳式口罩在使用过程中，容易出现脱落、耳朵长时间受勒易出现不适等现象，建议选择系带式医用防护口罩或使用挂钩或橡皮筋将系带绑于脑后。

（2）防护服：应根据身材选择适合尺码的防护服，建议选择比自己日常衣服大一码的防护服，太大或太小都会造成工作过程中行动不便或意外挂坏、撕裂等。穿防护服之前仔细检查防护服的完整性及缝线处有无开裂，如有破损立即弃用。穿防护服前应去除身上的尖锐物，以免在工作中造成防护服的损坏。穿好防护服之后，可通过上举双臂、弯腰、下蹲等动作，评估所选防护服是否合适，确保合适后方可进入隔离区。

（3）手套：应根据手型选择适合的手套型号，注意检查手套的完整性，有破损则立即弃用。戴手套前应修剪指甲，戴手套时尽量避免过度牵拉。工作过程中严格执行各项操作规范，随时检查手套的完整性，避免直接接触尖锐物尖端，使用后的注射器针头、采血针等锐器应直接放入锐器盒内，避免二次清理。工作过程中如出现手套破损等应立即更换。

（4）护目镜：护目镜应做好防雾处理，可取适量洗洁精、碘附或洗手液用纱布均匀涂抹于镜片表面，静置晾干备用，佩戴护目镜前，用纱布将先前涂抹好并已经变干的洗洁精擦拭即可使用。正确佩戴护目镜，调整护目镜松紧带，直至已经牢固拉紧并固定好。

2．脱卸防护用品

（1）脱卸防护用品时原则上先穿的后脱、后穿的先脱，最后摘脱最需要保护的部位，即摘脱医用防护口罩。

（2）完成诊疗操作，离开污染区后、进入清洁区前，进行防护用品的脱卸。脱卸时应避免接触污染面，尽量使用内层包裹外层，脱卸过程不宜过快，避免污染物扬起。

（3）所有防护用品全部脱完后应进行手卫生，推荐使用流动水洗手，没有条件时可使用速干手消毒剂。

（4）脱下的护目镜等非一次性使用的物品应按照规定收集、清洗和消毒，一次性使用的物品应放入双层黄色医疗废物收集袋中作为医疗废物集中处置。

3．在隔离病区（房）及隔离重症监护病区（房）诊疗过程中防护用品出现异常即职业暴露时的处理，请遵循本书第五章"感染性职业暴露的监测、处置与预防"。

4．戴双层、多层口罩并不能增加防护效果　在新冠肺炎疫情初期，国卫办医函〔2020〕65号《医疗机构内新型冠状病毒感染预防与控制技术指南（第一版）》中提出了戴双层口罩的要求，即在医用防护口罩外戴医用外科口罩，这是特定条件下的特殊措施，是为了近距离操作时保护内层的医用防护口罩防止喷溅物污染，出污染区后摘掉被污染的外层医用外科口罩，继续戴防护口罩在潜在污染区工作，从而节约卫生资源。

在目前防护物资及人员充足的情形下，没有必要进行佩戴双层或多层口罩。双层口罩可能会增加缺氧的程度，同时由于口罩相互影响，降低防护效果；内层口罩脱落时不易被发现等。

5．脱防护服之前不需要向防护服喷洒消毒剂　消毒剂要达到消毒效果需要一定消毒时间的保证，如果向防护服上喷洒清毒剂后立即脱掉防护服，这样做起不到消毒作用。而且往人体大量喷洒消毒剂时可使消毒剂经过呼吸吸入和（或）经皮肤进入人体内，可能存在损害人体健康的风险，同时喷洒消毒剂亦存在喷湿防护服、污染内层衣物的风险。因此脱防护服之前不需要向防护服喷洒消毒剂。

6. 科学规范防护，避免防护过度 常见现象如防护服压口罩、佩戴多层口罩、套穿隔离衣与防护服、胶贴粘防护服防止缝隙等，以及在过渡病房、普通急诊、普通预检分诊都按照二级防护或戴医用防护口罩，没有具体区分高中低风险地区来选择相应的防护用品等。应该加强培训，消除恐惧心理及穿戴越多越安全的不正确认识，科学规范做好个人防护。

（三）全面型呼吸头套的佩戴、脱卸及注意事项

1. 全面型呼吸头套的佩戴 佩戴全面型呼吸头套时应严格按照产品的说明书进行佩戴。

（1）按要求组装全面型呼吸头套，包括安装呼吸管、带扣，连接电动送风机，组装好后检查。见图 4-3 ～ 图 4-5。

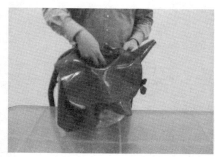
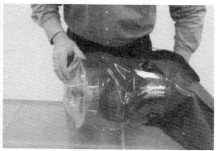

图 4-3 安装呼吸管

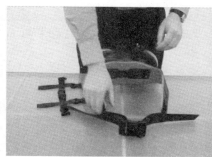
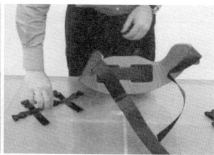

图 4-4 安装带扣

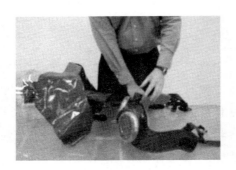

图 4-5 连接电动送风机

（2）把内衬翻开，将头罩套在头上，把内衬穿在工作服或防护服内，同时确认内衬没有夹在头罩内，调节系绳以收紧颈圈。见图 4-6。

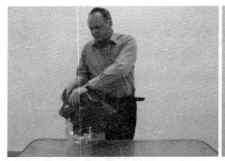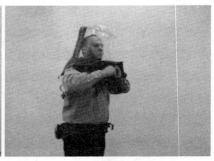

图 4-6 翻开内衬，将头罩套在头上

（3）调整固定带的长度，扣好前方及两侧带扣，使头罩平衡地穿戴好。见图 4-7。

2．全面型呼吸头套的脱卸

（1）解开前方及两侧带扣，小心取下头套。

（2）拆除内衬板、呼吸管、送风罩。见图 4-8。

3．全面型呼吸头套的消毒　用干净的软布沾中性的肥皂水擦拭头罩、头盔、呼吸管和电机机壳；有油漆类的污染物时可用煤油、

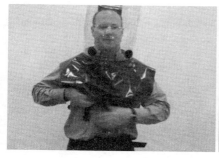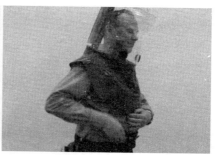

图 4-7　调整头罩

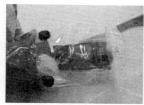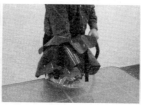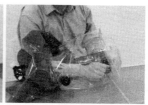

图 4-8　头套脱卸

柴油等矿物油擦拭，不要使用汽油、含氯的除油剂（例如三氯乙烯）有机溶剂或研磨型清洗剂清洗设备的任何部分。

4．注意事项

（1）严禁使用去污剂或研磨剂、丙酮等有机溶剂擦拭头罩及设备的任何部分。

（2）更换呼气阀：将呼气阀位于面镜外侧的阀套拔出。小心地推呼气阀头罩内的一侧，把其从面镜的安装孔上拆出；更换时，将阀门装入面镜的安装孔内，再把 O 型密封圈装在阀门位于头罩内的一侧。

（3）检查并及时更换防尘滤料。

（4）不使用时，将滤毒盒进气口盖子盖好，防止接触湿气。

（5）发现面镜出现裂纹、刮痕、模糊等情况时，更换面镜，若无法更换面镜，应更换头罩。

参考文献

[1] 卫生健康委员会. 新冠肺炎疫情期间特定人群个人防护指南：WS/T697—2020 [S]. 北京，2020.

[2] 胡必杰，高晓东，韩玲样，等. 新型冠状病毒肺炎预防与控制100问 [M]. 上海：上海科学技术出版社，2020.2.

[3] 李春辉，黄勋，蔡虻，等. 新冠肺炎疫情期间医疗机构不同区域工作岗位个人防护专家共识 [J]. 中国感染控制杂志，2020，19（3）：199-213.

（蔡　玲　陈丽萍　张浩军）

第五章

感染性职业暴露的监测、处置与预防

第一节 常见感染性职业暴露的监测、处置与预防

医务人员感染性职业暴露是指医务人员在医疗活动中，通过眼、口、鼻及其他黏膜、破损皮肤接触含感染性病原体的血液、体液或其他潜在感染性物质，如污染的医疗用品和设备、污染的环境、污染的空气等。感染性病原体职业暴露按传播途径，主要包括血源性暴露、呼吸道暴露、消化道暴露和接触暴露等，这些暴露严重威胁医务人员的职业健康。以锐器伤和血液、体液暴露为例，文献综述显示，我国医务人员锐器伤发生密度为 99（95%CI：85～112）次 /1000 人月，但是通过监测发现的医务人员锐器伤发生密度仅为 11（95%CI：6～16）次 /1000 人月，漏报率高达 84%（95%CI：78%～88%），因此发生感染的情况也时有发生。在严重急性呼吸综合征（SARS）期间，医务人员更是成为感染的重灾区，世界卫生组织的报告显示，截至 2003 年 8 月 15 日，全球共有 1715 名医务人员感染 SARS，占感染总数的 20.7%，其中中国内地感染医务人员 1002 名。

一、感染性职业暴露的监测

医疗机构医院感染管理部门或其他主管部门应根据本单位的实际情况开展工作人员感染性职业暴露的监测，并为全院工作人员提供方便、快捷的职业暴露处理、报告流程，以便全面了解工作人员感染性病原体职业暴露的发生情况，定期分析发生职业暴露的危险因素，为采取针对性的预防和控制措施提供数据支持。目前，我国医疗机构针对感染性职业暴露的监测，主要集中在血源性病原体的职业暴露上，特别是锐器伤和血液、体液暴露的发生上，而关注其他感染性病原体职业暴露的情况较少。监测要素至少应包括暴露发生的日期和时间、暴露者的职业类别、工作年限、暴露发生的地点或部门、暴露发生的种类和暴露源的状态、暴露时的防护状态、暴

露发生的原因及暴露过程，若是发生了锐器伤，还应增加导致锐器伤的锐器种类和品牌、锐器使用的目的等内容。有条件的医疗机构可充分利用医院感染监测系统开展此项工作，以进一步提高监测效率。同时，地区性的医院感染质控中心也可建立本地区的医务人员感染性病原体职业暴露监测平台，以了解本地区感染性职业暴露的发生、发展情况。目前我国上海市已建立了全市锐器伤和血液、体液暴露的监测平台，为建立区域性的职业暴露监测平台作出了实践探索。

二、感染性职业暴露的处置

（一）血源性病原体职业暴露后的应急处置

工作人员发生锐器伤或血液、体液的职业暴露后，不管暴露源是否明确有血源性传播疾病，均应立即进行应急处理。若发生锐器伤或针刺伤，应"一挤二冲三消毒"，即先从近心端向远心端挤压，然后用流动水彻底冲洗，最后使用聚维酮碘或过氧化氢等皮肤消毒液进行消毒。若伤口创面较大，应至急诊科进行清创、包扎处理。当黏膜发生血液、体液暴露时，应立即使用大量流动水或生理盐水冲洗。在应急处理后，暴露者应立即报告，并至急诊或医疗机构指定的其他部门进行伤口的进一步处理和暴露程度的评估，并根据暴露程度和暴露源的实际情况采取进一步措施，详见图5-1和表5-1。

（二）流感暴露后的预防

流感的密切接触是指7天内在未采取有效防护的情况下接触传染期流感病例的人群，具体包括：诊断、治疗或护理流感病例的人员；与病例共同生活或有过近距离接触的人员；或直接接触过病例的呼吸道分泌物、体液，或可能暴露于病例污染的环境或物体的人员等。对于未接种流感疫苗或无相关疫苗的密切接触者，建议在专科医师的指导下进行预防性服药，可选择的药物包括奥司他韦、扎那

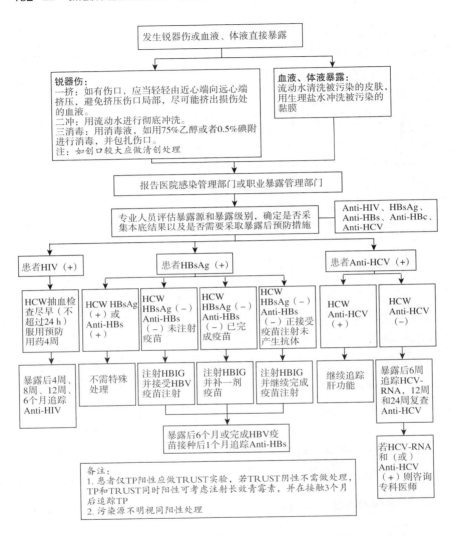

图 5-1　血源性病原体职业暴露应急处置流程

米韦等。暴露后预防用药应在暴露后尽快开始，最迟不低于 48 h 内，并持续 7 天的时间，同时密切关注暴露者的症状和体征，出现流感样症状时立即开始治疗用药。如果超过了 48 h，不应该再给予每日一次的预防用药剂量，应及时监控，出现症状时立即开始治疗。

表 5-1 职业暴露级别

暴露级别	暴露源	暴露类型
一级暴露	体液、血液或者含有体液、血液的医疗器械、物品	可能有损伤的皮肤或者黏膜沾染了暴露源，接触量小且接触时间较短
二级暴露	体液、血液或者含有体液、血液的医疗器械、物品	暴露源沾染了可能有损伤的皮肤或者黏膜，接触量大且接触时间长；暴露源刺伤或者割伤皮肤，但损伤程度较轻，为表皮擦伤或者针刺
三级暴露	体液、血液或者含有体液、血液的医疗器械、物品	暴露源刺伤或者割伤皮肤，损伤程度较重，为深部伤口或者割伤有明显可见的血液

（三）结核暴露后的应急处置

活动性肺结核对医务人员也具有职业暴露风险。韩国曾出现过 7 名护士和 2 名牙科医生发生职业暴露后发展为潜伏性结核感染的事件。医务人员对结核的密切接触者是指在没有呼吸防护的情况下，接触活动性肺结核连续 8 h 或累计 40 h 以上，或进行产生气溶胶的操作。发生暴露后，不管是否接种过卡介苗，均应立即给暴露者进行胸部 X 线检查和 γ 干扰素释放试验（IGRA），并在暴露 3 个月后再复查一次。若出现阳性结果，应及时咨询专科医生进行评估是否需要进一步治疗。目前也有一些用于暴露后预防的疫苗正在研发中，相信不久的将来可用于临床。

三、感染性职业暴露的预防

为降低医疗机构内工作人员发生职业暴露的风险，医疗机构应完善以下 4 个方面的措施：

1. 管理控制。医疗机构应根据本机构的特点，建立感染性病原体职业暴露预防、处置的制度和流程，并做好必要的物资储备，确保工作人员在任何时间发生职业暴露后能得到及时的评估和处理。

2．行为管理，落实标准预防。标准预防是医务人员在医疗活动中预防自身感染的关键所在。医疗机构应建立标准预防措施执行管理制度，指导医务人员做好手卫生、隔离、安全注射、清洁消毒等基础感控措施。同时加强资源配置与经费投入，根据医务人员可能发生暴露的风险级别，为医务人员提供必要的、合格的感染防控设备与设施，特别是个人防护用品，如医用防护口罩、医用防护服、防护面屏等物品，并指导医务人员正确穿戴和脱卸。

3．工程控制。为保护医务人员的健康，医疗机构在流程布局应充分考虑收治感染性疾病的隔离要求，特别是感染性疾病科的建设，从通道、通风系统等方面做好控制。另外，应为医务人员提供安全的器具，减少其发生血源性病原体职业暴露的风险。

4．教育培训。研究已经显示，开展教育和培训能显著降低医务人员针刺伤的发生率。医疗机构应定期开展全院性的培训项目，并采取合适的考核方式评估培训效果，以确保所有的医院工作人员上岗前均接受如何预防感染性职业暴露的发生、如何正确使用个人防护用品、发生暴露后正确的处理方法和流程等。对于感染性疾病科等高危科室的工作人员，应强化培训，人人过关。

（林 吉 乔 甫）

第二节　新冠肺炎疫情下医务人员感染及职业暴露的监测、处置与预防

新型冠状病毒疫情期间，医务人员的感染是全球医疗机构面对的医院感染防控难点，也是导致部分医疗机构出现医务人员短缺情况的主要原因之一。中国疾病预防控制中心的流行病学调查研究显示，截至 2021 年 2 月 11 日，我国共有 3019 名医务人员感染新型冠状病毒（包括确诊病例、疑似病例、临床诊断病例及无症状感染者），其中确诊病例 1716 名，5 人死亡，粗病死率达 0.3%，而在部

分重点科室的医务人员感染率甚至高达 17.8%。虽然将医务人员职业暴露感染 COVID-19 纳入职业病目录具有一定的理论依据和法律基础，但是也给医务人员造成了极大的伤害。疫情早期阶段，由于个人防护用品不足、医院分区及预检分诊等制度尚未落实，大量医务人员发生职业暴露从而导致新型冠状病毒感染。另外，由于长时间、高强度的工作，COVID-19 隔离病房的医务人员发生职业暴露的情况也屡有发生，如呼吸道暴露、针刺伤、皮肤接触及血液黏膜暴露等。疫情期间，武汉红十字医院的调查显示，在新冠肺炎定点收治医院，职业暴露的发生率为 2.99%，主要是锐器伤。希腊一项针对 3398 名医务人员发生职业暴露的追踪调查结果显示，47.1% 为低危暴露，22.5% 为中危暴露，而 30.4% 的暴露是高危暴露，在平均暴露后 3.65 天有 1.9% 的人发生了感染，分别占高、中、低危暴露的 4.5%、0.9% 和 0.8%。Sergio 等的系统综述显示，75 859 名医务人员中 11%（95%CI：7% ~ 15%）新冠病毒核酸检测阳性，其中职业暴露是导致医务人员感染的主要原因之一。因此，医疗机构应建立完善的监测制度及职业暴露处置方案，包括风险评估、暴露后处置及随访等方案，以有效地降低医务人员职业暴露相关感染，防止医院内的疫情扩散，从而保障医疗活动的顺利开展。

一、新冠肺炎疫情下医务人员感染及职业暴露的监测

随着国外带来的病例输入压力及部分国内地区的疫情反弹，医疗机构仍应持续做好疫情常态化防控工作，而医务人员的感染症状及职业暴露监测尤为重要，有助于提前发现并控制传染源，降低疫情在医疗机构内扩散的风险。医疗机构应制定合理的监测制度，同时保证制度的有效落实和执行，监测到每名医务人员。

1. 感染症状监测　医疗机构应对每名医务人员新型冠状病毒相关症状进行监测，同时应制定相应的处置流程。典型症状包括发热（≥ 37.3 ℃）、干咳、乏力、嗅觉和味觉减退或丧失、胸闷、呼吸困难。其他症状包括流涕、喷嚏、咽喉痛、头痛。可以病房或科室为

单位进行监测，疫情低风险地区每日 1 次，中高风险地区每日 2 ～ 3 次。可采用方式包括：①医务人员自我监测，如有异常时上报或每日填写网络问卷；②安排专人开展主动监测，如每日安排专人进行体温检测、症状询问。医务人员出现新冠肺炎相关典型症状后，应联系本院感染性疾病科或呼吸科专家进行评估，排除其他疾病导致发热或其他症状出现的可能性。当不能排除时，应对疑似的医务人员进行新冠病毒核酸筛查，并进行隔离。出现其他症状的医务人员，结合流行病学史或职业暴露史进行评估。若有流行病学史或职业暴露史，应进行核酸筛查，并采取隔离措施。若无流行病学史或职业暴露史，可密切观察，对症处理并居家隔离，详见图 5-2。

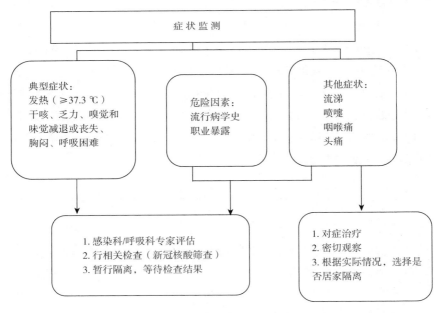

图 5-2　新型冠状病毒肺炎症状监测处置流程

2．流行病学史监测　随着国内疫情的缓解，流行病学史的监测逐渐变得重要。医疗机构应根据各地疫情变化，及时调整流行病学史的监测范围。对疫情低风险地区，监测内容包括医务人员到疫情中高风险地区旅居史、共同生活工作人群有无聚集性发热或其他相关症状、是否有确诊患者的接触史等，若为疫情中高风险地区，还应考虑监测有无与不明情况人员的聚会史，如与家人、同住者之外的参加聚会、参加婚礼等。对于有中高风险旅居史及确诊患者接触史的医务人员，应按照当地政府和卫生行政部门的要求进行隔离，一般来说至少需要隔离 14 天；对于共同生活工作人群有聚集性发热或其他相关症状，在未排除新型冠状病毒感染可能时，应至少采取居家隔离，并监测症状。

3. **职业暴露监测** 医务人员发生新型冠状病毒相关的职业暴露主要指医务人员直接暴露于 COVID-19 确诊患者的血液、体液、呼吸道分泌物或在未做好防护措施下近距离接触确诊患者或被污染的环境。现有的证据表明，新冠病毒可能通过眼泪传播，但传播的风险较低。医疗机构在收治新冠病毒疫情期间，应建立职业暴露监测体系，指定医院感染管理部门或其他专门的部门负责职业暴露的监测和追踪管理工作。工作人员在进行职业暴露调查时，需详细地询问发生职业暴露时患者情况、患者是否佩戴口罩、操作类型、暴露的严重程度及个人防护用品的使用情况（详见表 5-2），专业人员应根据相关的情况，对暴露的级别进行综合评判并给出处置建议。同时，职业暴露主管部门应深入分析发生暴露的原因，开展针对性的干预措施，避免同类事件的重复发生。职业暴露监测可采用医务人员上报的方式和主动调查的方式。针对 COVID-19 隔离病房、发热门诊等污染区，医务人员在操作过程中或 PPE 穿脱时发生职业暴露等情况，应及时处理后进行上报，并根据暴露的具体情况，进行相应的处置。主动调查的方式应用于 COVID-19 确诊患者由于其他疾病在普通科室进行就诊治疗的情况，医疗机构应积极开展流行病学调查，评估医务人员暴露的风险，从而进行相应的处置。有条件的医疗机构也可采用信息系统开展职业暴露的监测工作。王豪等利用新构建的 COVID-19 感控监测系统，对援鄂医疗队医务人员脱摘防护用品流程进行了实时监测，发现并及时阻止脱摘防护用品失误 148

例次，有效发现并降低了职业暴露的风险，在使用监测系统期间，其职业暴露发生率明显低于使用前。

表 5-2　医务人员新型冠状病毒职业暴露调查表

职业暴露医务人员基本信息：

姓名	
年龄	
性别	□男　□女
联系方式	
科室	
职业类型	□医生　□护士　□放射医生　□理疗师 □呼吸治疗师　□助产士　□药剂师　□实验室人员 □预检分诊人员　□患者转运人员　□餐饮人员 □保洁员　□其他（请注明）：

患者情况：

接触COVID-19患者数量	
COVID-19患者是否佩戴口罩	□是　□否
接触时，COVID-19患者症状	□无　□发热___　□咳嗽　□乏力　□嗅觉、味觉减退或丧失　□胸闷　□呼吸困难　□流涕　□喷嚏　□咽喉痛　□头痛 □其他___

职业暴露情况：

暴露类型	□呼吸道暴露 □黏膜暴露（□飞沫　□血液　□尿液　□分泌物　□粪便） □针刺伤（□无　□血液　□尿液　□分泌物　□粪便） □完整皮肤暴露（□环境　□血液　□尿液　□分泌物　□粪便） □其他___

续表

操作类型	☐问诊　☐查体（接触完整皮肤）　☐呼吸道操作 _____ ☐手术　☐接触血液、体液、排泄物等操作 _____ ☐其他 _____
接触时长及与患者距离	时长：_____　距离：_____
接触患者时 PPE 使用情况	☐未使用　☐普通医用口罩　☐医用外科口罩 ☐医用防护口罩　☐非医用口罩　☐手套　☐帽子 ☐护目镜/面屏　☐隔离衣　☐防护服　☐其他
接触患者后手卫生	☐未做　☐卫生手消毒　☐洗手　☐换手套 ☐未换手套
目前是否有身体不适	☐否　☐是 _____

二、呼吸道暴露的处置与预防

（一）呼吸道暴露的应急处置

呼吸道暴露是指医务工作者在没有做好呼吸防护的情况下，与新冠病毒患者发生了近距离接触。其暴露的风险大小可按照暴露时 PPE 使用情况和与患者的接触距离分为高、中、低水平暴露风险。高水平暴露风险如在医务人员未佩戴口罩的情况下，近距离（1 m 内）接触未戴口罩的 COVID-19 确诊患者，有报道将接触的时间定义为接触 10 min 以上。中水平暴露风险如在确诊患者 1 m 以外的距离或佩戴口罩的患者面前出现口罩短时间脱落的情况。低水平暴露风险如医务人员仅佩戴外科口罩或医用防护口罩接触患者（其他情况见表 5-3），医疗机构应根据不同的风险等级执行相应的处置措施，应避免盲目扩大化的处理。发生高、中水平风险暴露，应按照我国密切接触者的管理方案进行集中隔离 14 天，必要时进行新冠病毒核酸筛查。发生低水平风险暴露时，在科室医务人员配置满足正常医疗活动的情况下，暴露的医务人员进行自我居家隔离 14 天，同时监测症状，如有异常及时报告。详见表 5-4。

表 5-3　呼吸道暴露风险级别

暴露	PPE 使用情况	暴露水平
密切接触 COVID-19 患者（< 1 m）且患者未佩戴口罩	未使用	高风险
	佩戴非医用外科口罩 / 非医用防护口罩	高风险
	佩戴医用外科口罩而非医用防护口罩	低风险
	未使用面屏 / 护目镜或护目镜 / 面屏脱落	低风险
	未佩戴手套，或未穿防护服 / 隔离衣	低风险
密切接触 COVID-19 患者（> 1 m）或患者佩戴口罩	未使用	中风险
	佩戴非医用外科口罩 / 非医用防护口罩 [a]	中风险
	佩戴医用外科口罩而非医用防护口罩	低风险
	未使用面屏 / 护目镜或护目镜 / 面屏脱落	极低风险
	未佩戴手套，或未穿防护服 / 隔离衣	极低风险
长时间暴露污染环境（> 10 min）	未戴口罩，且通风不良	中风险
	未戴口罩，但通风良好或处于空旷通风处，且手无污染或手污染但未接触呼吸道、眼结膜等	低风险
短时间暴露污染环境（≤ 10 min）	未戴口罩，且通风不良	低风险
	未戴口罩，但通风良好或处于空旷通风处，且手无污染或手污染但未接触呼吸道、眼结膜等	极低风险

备注：[a] 若进行气溶胶操作或有呼吸道分泌物喷溅，则风险等级和处置方案提升一级

表 5-4　医务人员暴露后管理

暴露级别	措施
高风险暴露	1. 集中隔离 14 天 2. 新冠病毒核酸检测 3. 自我症状监测[a]
中风险	1. 集中隔离 7 天，居家隔离 7 天 2. 新冠病毒核酸检测 3. 自我症状监测[a]
低风险暴露	1. 自我症状监测[a] 2. 居家隔离 14 天
极低风险暴露	无需隔离，日常戴好口罩，自我症状监测[a]

备注：[a] 若出现发热或新冠肺炎相关症状，应立即采取以下措施：①隔离；②向相关部门报告；③进行新冠肺炎相关检测和治疗

另外，在发生呼吸道暴露后，有专家提出可以使用阿比多尔、氯奎等药物进行暴露后预防，但其效果目前仍存在一定的争议。我国 Jin-nong ZHANG 等在武汉开展的研究显示，使用阿比多尔对医务人员进行暴露后预防，具有明显的保护作用（HR 0.056，95% CI 0.005 ～ 0.662，P=0.0221）。韩国一项在长期医疗机构开展的暴露后预防的研究显示，对 211 名暴露者均使用氯奎进行暴露后预防，所有人均未发生感染，但是该研究没有设立对照组，并不能充分说明预防有效。而一项纳入 821 人的随机对照研究显示，若对暴露者使用氯奎进行预防用药（首次 800 mg，6 ～ 8 h 后第二次给药 600 mg，然后每日 600 mg 持续 4 天），病例组和安慰剂组之间的感染率仅差 2.4%，差异无统计学意义。在我国有使用中药进行暴露后预防，也取得了较好的效果。

（二）呼吸道暴露的预防

在实际工作中，医务人员可能会因医用防护口罩的脱落、脱防护用品的流程错误导致暴露于污染环境，或因 COVID-19 患者因其他疾病就诊而未被发现时发生呼吸道暴露。为避免出现此类情况，

医疗机构及其医务人员应做到以下几点：

1. 医疗机构隔离病区应合理分区布局及通道设置。合理设置"三区两通道"并实施规范管理，做到洁污分开、人员流物品流分开，杜绝医患之间交叉，减少人员物品之间交叉。

2. 医疗机构应制定有效的预检分诊流程，并监督落实情况。在医疗机构全面恢复运营的情况下，应在门诊、急诊持续有效地落实三级预检分诊制度，所有发热或有流行病学史或有相关症状体征的患者均应及时分诊至发热门诊就诊。所有有疑似症状或有流行病学史的就诊患者应严格按照规定进行新冠病毒核酸筛查，以便及时发现新冠肺炎感染患者。

3. 医疗机构应建立审核机制，严把入口关，为医务人员提供合格、有效的个人防护用品，杜绝将次品或工业用防护用品等用于隔离病区的一线医务人员，从而造成不必要的暴露。

4. 医疗机构应指导各级人员按照暴露风险级别，分区分级合理使用防护用品。同时应加强防护用品的穿脱培训，保证医务人员熟练掌握，进入隔离区工作的医务人员在进入隔离区工作前应提前进行适应性训练。医疗机构应在穿脱防护用品的区域安装穿衣镜等必要的设施，人力充足时可安排专班监督穿脱过程。

5. 建立隔离病房发生职业暴露的应急机制和应急物资储备，并做好人员宣教和培训，做到人人知晓。可在隔离区域的适当位置，增设应急防护用品放置处，特别是医用防护口罩，以便工作人员在发生口罩脱落、口罩裂开等意外情况时，能以最短的时间获取新的医用防护口罩，避免长时间暴露在污染环境中。

三、锐器伤的处置与预防

目前尚无因锐器伤感染新冠肺炎病毒的相关报道。医务人员在新冠肺炎隔离病房内发生锐器伤时，应立即停止工作，进行应急处理。若发生刺伤部位在手部，立即脱去手套，按"一挤二冲三消毒"的原则进行处理，应急处理后应立即撤出污染区，按"血源性病原体职业暴露后的应急处置"进行后续处理。若受伤创面较大，应立即脱去个人防护用品，进行清创和包扎处理。若刺伤部位发生在手臂或身体其他部位，应立即撤出污染区，在潜在污染区脱去个人防护用品后，再按"血源性病原体职业暴露后的应急处置"流程进行处理。上述情况均应立即报告医院感染管理部门或主管部门，虽然此种情况下，有学者建议隔离观察14天，但目前尚未见有因锐器伤等职业暴露感染新冠肺炎的报道。

若锐器刺伤发生时，明确仅刺破双层手套，未刺破皮肤，则应脱去破损的手套，进行手卫生后穿戴新的手套。若当事人不能确定或心理压力较大，可撤出污染区，进行洗手和手消毒后，视医务人员的心理状态，决定是否重新穿戴个人防护用品后进入污染区工作。若仅刺破防护服或隔离衣等个人防护用品，则应立即撤出污染区，重新更换个人防护用品后返岗工作。同时，医务人员做好自我症状体征的监测，发现异常立即报告、评估，并根据评估采取必要的措施。

在新冠肺炎病区内，为预防锐器伤的发生，除前述措施外，还应做到以下几点：

1. 保持室内温度，避免因室内温度过高导致的护目镜/防护面屏起雾或潮湿引起的视野受限。

2. 保持房间内足够的光线，避免因灯光昏暗带来的操作失误引起的刺伤。

3. 医务人员应正确选择和使用个人防护用品，特别是避免同时选用护目镜和防护面屏、同时选用隔离衣和防护服的情况；避免使用胶条粘贴口罩与防护服、护目镜之间的缝隙；可以在护目镜/防护面屏上涂抹专用防雾喷剂、洗手液、汽车玻璃水或者医用碘附等物品擦拭护目镜/防护面屏的内表面，擦干后用电吹风机吹干，避免因护目镜/防护面屏起雾而影响操作视野，可取得较好效果。另外，医务人员应避免穿戴3层及3层以上的手套，既不会增加防护的效果，也影响临床操作的灵敏性，反而增加发生锐器伤的风险。

4. 尽量配备并使用安全的器具。安全器具是减少锐器伤最有效的措施之一，在新冠肺炎隔离病房内，由于医务人员均穿着个人防护用品，操作不如日常灵活，更应该提倡使用安全器具，最大限度地保护医务人员。

四、血液、体液的暴露处置与预防

在污染区内，医务人员也可能会因防护用品脱落或破损等情况而出现血液体液暴露的现象。若黏膜（如眼睛、伤口等）被肉眼可见的体液、血液、分泌物或排泄物等污物直接污染，应立即撤出污染区，使用清水或生理盐水对暴露部位进行彻底的冲洗，然后使用0.05%的碘附或其他可用于黏膜的消毒液进行消毒处理。鉴于有个别因眼结膜暴露而发生感染的报道，因此除需按照医疗机构血源性病原体职业暴露处理流程进行评估和处置外，也建议隔离观察14天，如有症状或体征及时报告医院感染管理部门。若医务人员在污染区不慎出现完整的皮肤被肉眼可见的患者体液、血液、分泌物或排泄物等污物直接污染，应立即撤出污染区，对暴露的部位进行彻底冲洗，可使用碘附或75%的乙醇或其他皮肤消毒液对暴露部位进行消毒处理即可。

若血液、体液、分泌物、排泄物仅喷溅至手套、医用防护服或隔离衣表面，无需特殊处理，至潜在污染区进行更换即可，但在脱卸过程中应注意动作轻柔，避免污染的个人防护用品直接接触自身衣物或皮肤表面，引起不必要的暴露。

为预防在隔离病区内出现血液、体液暴露的情况，医务人员应做到：

（1）正确选择和穿戴个人防护用品，在进入污染区前应进行自我检查或同事间相互交叉检查。在隔离区工作期间，避免取下护目镜/防护面屏、随意拉开、脱卸医用防护服、手套等情况。不建议使用胶条将口罩、护目镜与防护服粘贴在一起，完整的皮肤接触隔离病房内的空气并不会造成新冠肺炎的传播，而将口罩、护目镜与防护服粘贴在一起会增加脱卸的难度和时间，特别是在撕口罩与防护服之间粘贴的胶条时，容易将口罩拉起，反而增加暴露的风险。是否需要将手套与防护服袖口粘贴，需视情况而定，一般情况下并不需要采取此操作。若佩戴的手套袖口处较宽松，在临床操作过程中容易滑落，则可以考虑增加胶带固定。

（2）在进行血液、体液喷溅风险大的操作时，应佩戴护目镜或防护面屏，当护目镜或防护面屏被大量的血液体液污染时，应及时更换。避免出现在污染区将护目镜/防护面屏取下，放置在污染的台面上，又再次佩戴的情况发生。

（3）医务人员操作前应充分评估发生血液、体液喷溅的风险和周围环境情况，提前做好应对措施。在一些特殊检查科室，如进行眼科检查时，由于医务人员和患者距离较近而医务人员又无法常规佩戴护目镜等个人防护用品时，可在检查仪器和患者之间使用胶片或塑料片建立一道物理屏障，避免液体喷溅时引起的污染。

（4）医务人员进入隔离病区工作前，应得到充分的休息，若工作过程中出现身体不适，如恶心、头晕等症状时，应及时撤出隔离病房，到清洁区休息。

五、常见问题与对策

1. 在污染区发生呕吐应该怎么办？

医务人员在污染区内，若出现头晕、恶心等身体不适，应及时撤出污染区，到清洁区休息，在个人防护用品脱摘区脱卸个人防护用品时应有专人陪同。若污染区内出现了呕吐，应立即撤出，在同事的协助下按脱摘流程尽快脱卸医用防护口罩和其他个人防护用品，并返回清洁区休息。因未在污染区发生暴露，无感染的风险，不需要进行其他的特殊处理。

2. 在污染区出现口罩脱落，但是距离患者较远有暴露风险吗？

若医务人员在污染区出现了口罩脱落，但距离患者 1 m 以上的距离，应就近获取并佩戴新的医用防护口罩，并及时撤出污染区，重新穿戴所有个人防护用品后返岗。此暴露风险较低，暴露者可返回住所休息，但无需隔离 14 天，暴露者需进行自我症状监测，发现异常及时就诊。

3．在污染区出现护目镜脱落，但未发生血液、体液喷溅入眼，是否有感染风险？

若发生护目镜脱落时，无血液、体液喷溅的情况发生，则无需特殊处理，更换新的护目镜 / 防护面屏后即可返岗。此种情况感染的风险极低。

4．脱卸个人防护用品后，是否需要常规使用手消毒液、碘附等消毒液消毒脸部、鼻腔等？

目前无任何证据表明采用此措施可降低暴露的风险，也未见因未常规使用碘附等消毒液消毒脸部、鼻腔而感染新冠病毒的报道。在隔离病房工作期间，若正确、合理地使用了合格的个人防护用品，能足够保护医务人员的安全。

5．在防护服内是否有必要加穿一次性隔离衣？

没有必要。正确的穿戴和脱卸合格的医用防护服能提供足够的保护作用，在防护服内加穿隔离衣可能会引起穿戴者出汗，打湿隔离衣或防护服，反而影响防护效果。

6．在防护服外加穿一次性隔离衣会减少职业暴露的发生吗？

目前并没有证据表明在防护服外加穿一次性隔离衣能减少职业暴露的发生，在普通新冠肺炎患者的隔离病房内并不推荐加穿隔离衣。在确定会发生血液、体液大面积喷溅时，可选择加穿一次性隔离衣，在进行喷溅操作后立即更换污染的一次性隔离衣，以减少风险。在给同时合并多重耐药菌等其他感染性疾病的患者进行大面积接触的诊疗操作时，也可加穿一次性隔离衣，诊疗操作后立即脱卸，以保护其他患者不被感染。

7．在隔离病房内，同时戴护目镜和防护面屏，是否能增加防护效果？

并不能。穿戴护目镜或防护面屏的主要作用是为了避免操作中血液体液喷溅到操作者的眼睛内而发生职业暴露，单独使用护目镜或防护面屏即可达到此效果，同时使用护目镜和防护面屏并没有叠加作用，反而会容易起雾，影响操作者的视线，增加发生锐器伤等职业暴露的风险。

8．同时佩戴医用防护口罩和医用外科口罩是否会降低呼吸道暴露的风险？

不能。上市的医用防护口罩均应符合 GB19083-2020 的要求，口罩在气体流量为 85 L/min 情况下，对非油性颗粒过滤效率至少 ≥ 95%，将 2 mL 合成血液以 10.7 kPa 压力喷向口罩，口罩内侧不应出现渗透，因此在正确佩戴医用防护口罩的情况，能达到呼吸道保护的作用。另外，在佩戴医用防护口罩时，需要检查其气密性，而在医用防护口罩外加戴医用外科口罩，会压迫医用防护口罩的外立面，导致医用防护口罩变形，从而影响气密性，而在医用防护口罩内加戴医用外科口罩，会直接出现侧面漏气的情况，从而增加暴露的风险。

9．出隔离病房时用含氯消毒液喷鞋底是否能帮助降低职业暴露的风险？

虽然有个别研究在地面和医务人员的鞋底检测发现新冠病毒核酸阳性，但其并没有说明是否为活病毒污染，而其他研究并没有在地面检测到新冠病毒核酸阳性。其次，医务人员不可能用手接触到鞋底，鞋底的污染物引起呼吸道感染的可能性极低，目前也尚未见因污染的鞋底导致新冠肺炎传播的报道。再者，在未进行清洁的情况下，使用消毒剂喷雾消毒的效果并不明确。因此，用含氯消毒液喷鞋底并不会帮助降低职业暴露的风险。

10．在隔离病房内发生鞋套破损，是否有职业暴露风险？

由于材质原因，鞋套在使用过程中容易破损，若发生破损时无血液、体液、分泌物、排泄物等喷溅发生，则没有职业暴露的风险。即使鞋套破损时，有血液、体液、分泌物喷溅，鞋套内仍有工作鞋，且接触的为完整的皮肤，暴露风险极低。

11．脱卸个人防护用品的过程中，手接触了个人防护用品的外立面，暴露的风险是否较大？

研究显示，在诊疗新冠肺炎患者医务人员的防护面屏、隔离衣、医用防护口罩上采样进行新冠病毒核酸检测均为阴性或仅为弱阳性，因此在个人防护用品无肉眼可见污染的情况下，脱卸过程中接触到了外表面，发生暴露的风险并不高。若双手不慎接触了其外表面，在脱卸完成后进行手卫生或接触部位皮肤消毒即可。

（林 吉 乔 甫）

参考文献

[1] 国家卫生健康委员会. 血源性病原体职业接触防护导则：GBZ/T213-2008 [S]. 北京，2009.

[2] Workbook for Designing Implementing & Evaluating a Sharps Injury Prevention Program [EB/OL]. （2018-12-13）[2020-08-29]. https://www.cdc.gov/sharpssafety/resources.html.

[3] 中华人民共和国卫生部. 甲型 H1N1 流感密切接触者中相关人员预防性用药指南（2009 年试行版）[S]. 北京，2009.

[4] 国家卫生健康委办公厅. 国家卫生健康委办公厅关于进一步加强医疗机构感染预防与控制工作的通知（国卫办医函 [2019] 480 号）[EB/OL]. [2020-8-31]. http://www.nhc.gov.cn/yzygj/s7659/201905/d831719a5ebf450f991ce47baf944829.shtml?from=singlemessage&isappinstalled=0.

[5] WU Z，MCGOOGAN J M. Characteristics of and Important Lessons From the Coronavirus Disease 2019（COVID-19）Outbreak in China：Summary of a Report of 72 314 Cases From the Chinese Center for Disease Control and Prevention [J]. JAMA，2020，323（13）：1239-1242.

[6] CDC. Interim U.S. Guidance for Risk Assessment and Work Restrictions

for Healthcare Personnel with Potential Exposure to COVID-19. Centers for Disease Control and Prevention ［EB/OI］（2020-02-11）［2020-09-09］. https：//www.cdc.gov/coronavirus/2019-ncov/hcp/guidance-risk-assesment-hcp.html.

［7］ 朱仕超，乔甫，罗凤鸣，等. 新型冠状病毒肺炎疫情期间四川大学华西医院援鄂医疗队驻地感染防控推荐 ［J］. 华西医学，2020，35（03）：255-260.

［8］ SWX Ong，YK Tan，PY Chia，et al. Air Surface Environmental and Personal Protective Equipment Contamination by Severe Acute Respiratory Syndrome Coronavirus 2（SARS-CoV-2）From a Symptomatic Patient ［J］. JAMA，2020，323（16）：1610-1612.

第六章

清洁、消毒与隔离

第一节 新冠肺炎疫情常态化下的清洁与消毒

清洁与消毒在切断新冠肺炎传播途径、保护易感人群方面发挥重要作用。为强化防控措施，巩固防控效果，医疗机构应全面精准开展清洁与消毒工作，包括空气、物体表面、仪器设备、复用医疗器械、器具、内镜等清洁与消毒工作。

一、环境清洁与消毒

严格遵循国家行业标准及文件要求，包括《医疗机构消毒技术规范》（WS/T 367-2016）、《医院消毒卫生标准》（GB 15982-2012）、《医疗机构环境表面清洁与消毒管理规范》（WS/T512-2012）、《关于全面精准开展环境卫生和消毒工作的通知》（联防联控机制综发〔2020〕195号）、《普通物体表面消毒剂通用要求》（GB 27952-2020）、《医院空气净化管理规范》（WS/T368-2012）、《经空气传播疾病医院感染预防与控制规范》（WS/T511-2016）、《医院负压隔离病房环境控制要求》（GB/T 35428-2017）、《公共场所集中空调通风系统清洗消毒规范》（WS/T 396-2012）、《公共场所集中空调通风系统卫生管理规范》（WS394-2012）、《新冠肺炎疫情期间办公场所和公共场所空调通风系统运行管理卫生规范》（WS696-2020）、《关于印发夏季空调运行管理与使用指引（修订版）的通知》（联防联控机制综发〔2020〕174号）等。

根据医院各区域风险等级制定清洁消毒方案，严格执行医院环境清洁与消毒制度，关注通风，加强日常环境物体表面清洁和消毒工作。低风险区域采取清洁方案，中风险区域采取清洁或消毒方案，高风险区域（隔离区域、重点部门）采取消毒方案。关注高频接触的物体表面（如床栏、床边桌、呼叫按钮、监护仪、微泵、床帘、门把手、计算机等）的清洁或消毒，提高频次。物体表面擦拭宜采用有效消毒湿巾，也可使用超细纤维抹布；地面清洁消毒宜使用超细纤维地巾（可拆卸）；清洁工具做到分区使用，优选集中处理洁具（由洗消中心采用机械热力清洗、消毒与干燥），保持清洁工具清洁与干燥。使用过的或污染的保洁工具未经有效复用处理，不得用于下一个患者区域或诊疗环境，防止发生病原微生物交叉污染。

消毒是切断传播途径的有效手段，为控制疾病，有效地进行消毒不可或缺。但应正确认识消毒剂，科学消毒，避免滥用消毒剂，警防过度消毒，一方面使用不当对身体造成伤害，另一方面造成环境污染且资源浪费。室内保持良好通风，室外空气、地面、绿植等在没有明确受到呕吐物、分泌物、排泄物污染时，不需要喷洒消毒。物体表面消毒以擦拭为主，不推荐喷洒消毒。

二、复用物品、器械的清洁与消毒

严格遵循国家行业标准及文件要求，如《医疗机构消毒技术规范》（WS/T367-2016）、《医院消毒卫生标准》（GB15982-2012）、《医院消毒供应中心第1部分：管理规范》（WS310.1-2016）、《医院消毒供应中心第2部分：清洗消毒及灭菌技术操作规范》（WS310.2-2016）、《医院消毒供应中心第3部分：清洗消毒及灭菌效果监测标准》（WS310.3-2016）、《软式内镜清洗消毒技术规范》（WS507-2016）、《医院医用织物洗涤消毒技术规范》（WS/T508-2016）、《呼吸机临床应用》（WS392-2012）等。

医疗机构应结合本单位实际情况，制定科学、可操作的消毒、灭菌制度与标准操作规程，严抓落实。进入人体无菌组织、器官、腔隙或接触人体破损皮肤、破损黏膜、组织的诊疗器械、器具和物品应进行灭菌；接触完整皮肤、完整黏膜的诊疗器械、器具和物品应进行消毒。根据物品污染后导致感染的风险高低选择相应的消毒或灭菌方法：高度危险性物品应采用灭菌方法处理；中度危险性物品应采用达到中水平消毒以上效果的消毒方法；低度危险性物品宜采用低水平消毒方法或做清洁处理；遇有病原微生物污染时，针对所污染病原微生物的种类选择有效的消毒方法。遵循先清洁再消毒的原则，针对朊病毒、气性坏疽、突发不明原因传染病病原体污染物品及器械则采取先消毒、再清洗和消毒的原则。

（孙吉花 徐 艳）

第二节 新冠肺炎疫情期间的清洁与消毒

一、环境清洁与消毒

（一）空气消毒

医疗区域的空气净化是指降低室内空气中的微生物、颗粒物等使其达到无害化的技术或方法，包括通风、集中空调通风系统、空气洁净技术、紫外线消毒、空气消毒器（循环风紫外线、静电吸附式、等离子体式）、空气净化消毒装置、化学消毒法等。诊疗场所的气流组织，应从清洁区域流向污染区域。

新冠肺炎的传播途径主要经呼吸道飞沫和密切接触传播，接触病毒污染的物品，在相对封闭的环境中长时间暴露于高浓度气溶胶情况下存在经气溶胶传播的可能。通风是最经济最有效的空气消毒措施，因此，针对新冠肺炎疑似或确诊患者收治病区，包括医务人员就餐区、休息区、防护用品脱卸区及病区等，在建设时房间应设有窗户，确保房间有效通风。

1. 有人情况下空气净化方式 自然通风或机械通风，每日通风 2～3 次，每次不少于 30 min；发热门诊及留观病区所有房间外窗应均可开启（负压病室除外），确保室内有良好的自然通风。安装强制通风设施时，保证空气流向从"清洁区→潜在污染区→污染区"，排风应有控制回风倒灌的止风阀。人机共存的空气消毒机，如循环风紫外线空气消毒机、静电吸附式空气消毒机、等离子体式空气消毒机、具有空气净化消毒装置的全新风直流式通风系统等。

2. 无人情况下空气净化方式 可以使用有人情况下的所有空气净化方式，紫外线灯辐照消毒。患者出院后隔离病区收治普通患者时，可采用有效消毒剂喷雾法或熏蒸法对环境进行彻底的消毒，如采用电动超低容量喷雾器，使用 5000 mg/L 过氧乙酸溶液，按照 20 ～ 30 mL/m³ 的用量进行喷雾消毒，作用 60 min 或使用气溶胶喷雾器，采用 3%（30 g/L）过氧化氢溶液按照 20 ～ 30 mL/m³ 的用量喷雾消毒，作用 60 min。也可使用传统的熏蒸法，使用 15% 过氧乙酸（7 mL/m³）加热蒸发，相对湿度 60% ～ 80%，室温熏蒸 2 h。做到不留死角，兼顾空气和物体表面，实现空间的立体消毒。

3. 负压隔离病房 采用通风方式（顶送风下排风的气流组织方式），使病房区域空气由清洁区向污染区定向流动，并使病房空气静压低于周边相邻相通区域空气静压，以防止病原微生物向外扩散。相邻相通不同污染等级房间的压差（负压）不小于 5 Pa，负压程度由高到低依次为病房卫生间、病房房间、缓冲间与潜在污染区走廊，清洁区气压相对室外大气压应保持正压。负压隔离病房的送风口与排风口布置应符合定向气流组织原则，送风口应设置在房间上部，排风口应设置在病床床头附近，应利于污染空气就近尽快排出。保证医护人员在病房内进行诊疗时，始终处于洁净气流的上方，降低了感染的可能性。负压病室门保持关闭状态，在保证有效换气次数的前提下，不必额外增加空气消毒措施。

4. 空调的使用 新冠肺炎疫情期间，医疗机构应对院区内所有空调通风系统进行调查，应掌握空调通风系统的类型、新风来源和供风范围等，若不清楚时，应暂时关闭空调系统。确保新风采气口及其周围环境必须清洁，新风采气口与排气口要保持一定距离，确保新风不被污染。当空调通风系统为全空气系统时，应当关闭回风阀，采用全新风方式运行。确诊或疑似新冠肺炎患者隔离病区不能使用各房间相同的集中空调通风系统，只能选择各房间单独循环的风机盘管空调系统（加新风或无新风），无新风的风机盘管系统（类似于家庭分体式空调）时，应当开门或开窗，加强空气流通。定期对运行的空调系统的过滤器、风口、空气处理机组、表冷器、加热（湿）器、冷凝水盘等设备和部件进行清洗、消毒或更换。分体式空调定期对过滤网进行维护。可使用 500 mg/L 含氯消毒液，进行喷洒、浸泡或擦拭，作用 30 min。对需要消毒的金属部件建议优先选择季铵盐类消毒剂。

（孙吉花　徐　艳）

（二）物体表面清洁与消毒

新型冠状病毒的主要传播途径为经呼吸道飞沫和密切接触传播，接触病毒污染的物品也可造成感染。由于在粪便、尿液中可分离到新型冠状病毒，应注意其对环境污染造成接播触传。研究发现，在不同环境物体表面都能检测出病毒，并能够持续存活一定时间。在一项研究中，COVID-19 病毒在布和木料上可存活 1 天，在玻璃上可存活 2 天，在不锈钢和塑料上可存活 4 天，在医用口罩的外层可存活 7 天。另一项研究发现，COVID-19 病毒在铜质物体上可存活 4 h，在纸板上可存活 24 h，在塑料和不锈钢上可存活 72 h。因此，隔离病区内做好物体表面的清洁与消毒尤为重要。物体表面包括病房和卫生间内外的家具、其他固定物体及医疗器械设备表面，如床、床头柜、椅子、电话、电灯开关、呼叫器、门把手、窗户手柄、卫生间台面、马桶、输液架、设备带、血压袖带、听诊器、血糖仪、监护仪、呼吸机、透析机、新生儿暖箱的表面、电脑键盘、鼠标等。

医疗机构应建立物体表面清洁消毒制度与操作规程。进行清洁消毒的人员完成各区域清洁消毒工作后，在环境清洁消毒登记表上登记并签字。病区应对保洁人员进行相关内容的培训，培训内容包括病区管理、清洁消毒规程、消毒剂使用、防护用品使用等。保洁人员进行清洁与消毒时应做好个人防护措施，并严格按照防护用品的穿脱流程在规定的区域内穿脱。

清洁区、潜在污染区、污染区等不同区域所有保洁工具专区专用，严禁混淆，使用完后必须清洁消毒干燥。物体表面擦拭宜采用有效消毒湿巾，也可使用超细纤维抹布，若使用一次性消毒湿巾，可清洁消毒一步完成，若使用超细纤维抹布，至少保证一床一巾，消毒剂中只能投入清洁消毒干燥的毛巾，严禁将污染毛巾不断投入消毒剂中。

遵循先清洁再消毒的原则，采取湿式卫生的清洁方式。新冠肺炎隔离病房清洁区以清洁为主，根据情况随时或每日一次消毒，可选择 500 mg/L 含氯消毒液擦拭消毒或符合要求的一次性消毒湿巾擦拭消毒。潜在污染区与污染区以消毒为主，每日至少 2 次，消毒首选 1000 mg/L 的含氯消毒液擦拭消毒；不耐腐蚀的仪器设备表面使用 75% 的乙醇擦拭消毒或符合要求的一次性消毒湿巾擦拭消毒。遇污染随时消毒。对高频接触、易污染、难清洁与消毒的表面，可采取屏障保护措施，用于屏障保护的覆盖物（如塑料薄膜、铝箔等）实行一用一更换。

在诊疗过程中发生患者体液、血液、呕吐物等污染时，应随时进行污点清洁与消毒。先用一次性吸水材料去污染物后，再用 1000 mg/L 含氯消毒剂进行擦拭，作用至少 30 min。清除过程中避免接触污染物，注意由污染程度轻的地方向污染程度重的地方进行，清理的污染物按感染性医疗废物进行处理。

（傅建国　徐　艳）

（三）地面清洁与消毒

新型冠状病毒可以通过呼吸道飞沫沉降于地面，最近的实验证据表明，在地板和床栏等表面发现了 SARS-CoV-2 的 RNA 片段，而且在所有环境表面中，地面受污染的概率最高。

医疗机构应建立地面清洁与消毒制度，并对保洁消毒人员进行相关内容的培训，包括病区人员管理、消毒剂的正确使用及防护用品的规范使用等。保洁人员进行清洁与消毒时应做好个人防护措施，并严格按照防护用品的穿脱流程在规定的区域内穿脱。不同区域应根据其风险采取相应的防护措施，在清洁区应包括一次性工作帽、外科口罩、工作服、手套；潜在污染区应包括一次性工作帽、医用防护口罩、一次性隔离衣、手套、鞋套；污染区应包括医用防护口罩、护目镜或防护面屏、防护服、手套、鞋套。

地面应采取湿式卫生的清洁方式，应从污染最轻到污染最严重的区域进行。清洁区以清洁为主，根据情况随时或每日一次消毒，可选择 500 mg/L 含氯消毒液擦拭消毒。潜在污染区与污染区以消毒为主，每日至少 2 次，消毒首选 1000 mg/L 的含氯消毒液擦拭消毒。

在诊疗过程中发生患者体液、血液、呕吐物等污染地面时，应随时进行污点清洁与消毒。采用一次性吸水材料去除污染物后，应用 1000 mg/L 含氯消毒剂进行擦拭消毒，作用至少 30 min。清除过程中避免接触污染物，注意由污染程度轻的地方向污染程度重的地方进行，清理的污染物按感染性医疗废物进行处理。

清洁区、潜在污染区、污染区等不同区域所有保洁工具专区专用，严禁混淆，应做到分区使用，使用完后必须消毒。建议使用可更换拖布头的拖布，领取充足的拖布头，宜一室一更换。为保证消毒效果，严禁将污染的拖布头重复投入消毒液中。

使用后擦拭地巾置于专用密闭容器内，密闭运送至洗涤中心或专用房间集中处置。

（傅建国　徐　艳）

（四）电梯间清洁与消毒

电梯空间狭小且人群流动大，也可能成为病毒传播的场所。电梯按键、扶手、轿厢等均为高频接触表面。医疗机构应做好电梯的管理及清洁消毒工作。

医疗机构电梯分为清洁区电梯及污染区电梯，前者主要是医务人员、行政人员等乘坐的电梯，后者主要是患者及护送患者的医务人员、医疗废物运送等电梯。医疗机构应制定电梯清洁消毒制度及流程，对电梯进行清洁与消毒时应做好个人防护，根据区域采取相应的防护用品，如清洁区电梯消毒人员可穿戴以下防护用品，包括一次性外科口罩、一次性帽子、工作服、手套等；污染区电梯消毒人员应穿戴好以下防护用品，包括一次性医用防护口罩、隔离衣或防护服、手套、必要时戴护目镜或防护面屏等。

所有电梯应采取相应的管控措施，在电梯轿厢门口及轿厢内配置速干手消毒液和（或）卫生抽纸、纸巾；乘坐电梯人员尽量避免用手直接接触按键，使用电梯按键后用速干手消毒液消毒手部，使用后的纸巾应丢弃在指定带盖垃圾桶内；电梯层站按钮、电梯轿厢内的楼层显示按钮及电梯门开关按钮等可用一次性贴膜或透明塑料制品覆盖保护，每日消毒、定期更换，发现贴膜破损应及时更换；可使用 75% 乙醇消毒剂或有效氯浓度为 500 mg/L 的含氯消毒剂擦拭消毒，并做好消毒标识。

定期对电梯按键、轿厢扶手、地面等表面进行清洁消毒，每天不少于 3 次，可根据使用情况增加清洁消毒频次。对电梯进行清洁与消毒时应暂停使用电梯，并做好相关告示。根据环境表面和污染程度选择适宜的清洁剂，可采用 500 mg/L 含氯消毒剂擦拭消毒，30 min 后应用清水擦拭干净。清洁消毒完成后，应规范处置清洁消毒工具，并在指定位置规范脱卸个人防护用品并丢弃到医疗废物桶。

当电梯内发生患者体液、血液、呕吐物或医疗废物运送时发生泄漏污染地面时，应立即进行污点清洁与消毒。立即停运电梯采用一次性吸水材料去除污染物后，采用 1000 mg/L 含氯消毒剂擦拭消毒，作用至少 30 min。清除过程中避免接触污染物，注意由污染程度轻的地方向污染程度重的地方进行，清理的污染物按感染性医疗废物进行处理。打开电梯门通风，直到电梯内没有异味为止。

（傅建国　徐　艳）

（五）常见问题与对策

收治新冠肺炎疑似或者确诊患者定点救治医疗机构，综合医疗机构过渡病房、发热门诊、隔离留观室，接收康复期医学观察患者机构等，需对诊疗环境物体表面进行清洁与消毒，进行随时消毒与终末消毒工作时常见问题如下：

1. 不了解新型冠状病毒对消毒剂的抵抗力、因未知恐慌导致的过度消毒

（1）消毒剂浓度过高，消毒作用时间过长，叠加重复消毒，消毒范围过大。日常消毒使用含氯消毒剂浓度过高，常规使用 2000 mg/L 含氯消毒剂擦拭消毒物体表面；作用时间过长大于 30 min，延长作用时间至 1 ~ 2 h，甚至长时间开启空气消毒机进行空气消毒；使用一种消毒剂擦拭消毒后再使用另一种消毒剂，如使用含氯消毒剂消毒后又使用过氧乙酸喷洒消毒，或再使用消毒干、湿巾对物表进行消毒；对室外环境如绿化带、马路等公共场所大面积喷洒消毒剂，对进出人员全身进行喷洒含氯消毒剂、75% 乙醇等。对医务人员驻地场所、房间常规使用消毒剂进行擦拭消毒，使用紫外线灯每日照射、臭氧发生器或使用消毒剂擦拭、喷洒消毒房间空气、物体表面、地面及衣物等。

（2）对策：新冠病毒对热敏感，56 ℃ 30 min、乙醚、75% 乙醇、含氯消毒剂、过氧乙酸和氯仿等脂溶剂均可有效灭活病毒，氯己定不能有效灭活病毒。消毒剂按杀灭微生物能力可分为高水平消毒剂、中水平消毒剂和低水平消毒剂。基于以往对冠状病毒的了解，中水平消毒剂均能杀灭冠状病毒。建议新型冠状病毒肺炎疫情防控期间，依据医疗卫生健康主管部门出台的专业技术指南、使用指引制定具体的消毒指南/指引，指导合理使用消毒剂，收治新冠肺炎疑似或者确诊患者定点救治医疗机构，综合医疗机构过渡病房、发热门诊、隔离留观室，接收康复期医学观察患者机构应结合医疗机构的实际制定简洁易懂的清洁消毒标准化操作程序、制度，规范化培训保洁

人员及相关医务人员对隔离病区进行日常消毒和终末消毒，能根据污染程度正确选择消毒剂的浓度及作用时间，做到"科学防控、科学消毒、精准消毒"，避免因过度消毒、错误消毒和滥用消毒剂，对人畜及环境产生危害和污染。

2. 缺乏常见消毒剂的用法、适用对象、注意事项及危害等相关消毒知识导致错误使用消毒剂

（1）消毒剂种类选择错误；配置及用法错误，消毒方式、消毒方法不正确等常见错误。

①有人环境下开紫外线灯照射消毒或使用过氧化氢喷雾消毒。

②常规使用低效消毒剂如新洁尔灭拖地，导致地板湿滑。

③使用速干手消毒剂、75% 的乙醇喷洒消毒物体表面、地面、墙面。

④物体表面、地面、墙面有污迹时，未先去除污染物。

⑤配置消毒剂方法错误，容器没有刻度标识或量杯计量，浓度不精确，消毒剂投放剂量计算错误。含氯消毒剂未现配现用。

⑥擦拭消毒方法不正确，起效作用时间不足。擦拭消毒顺序未按污染程度划分，未按照"S"型擦拭。保洁用具不规范，毛巾未干燥，使用拖把头不能拆卸的保洁用具拖地，保洁用拖布未及时更换拖布头，将重复使用的污染抹布或拖布头抹布投入消毒液中，捞起后继续拖地，容易造成消毒剂污染。

⑦使用含氯消毒剂擦拭消毒物表 30 min 后未使用清水擦拭，导致消毒剂残留物体表面，易腐蚀破坏物体表面。

⑧消毒湿巾主要成分浓度不足，达不到有效杀灭新冠病毒效果，消毒湿巾未妥善密封保存。

（2）对策：依据《医疗机构环境表面清洁与消毒管理规范》（WS/T512-2016）清洁与消毒原则制定相关的清洁与消毒制度，并将常见消毒剂对应的用法、用量、适用对象形成简明表，供实时查询对照使用，详见表 6-1。加强消毒剂使用相关知识的宣传教育与培训，对不同人员分层次培训考核。加强对消毒剂使用的监督与管理，

定期督查清洁与消毒落实情况，及时发现问题，给予反馈，及时纠正，做到持续质量改进。

有人条件下严禁使用化学消毒剂消毒空气；不使用戊二醛对环境进行擦拭和喷雾消毒；合理使用消毒剂，科学规范采取消毒措施，同时避免过度消毒。使用合法有效的消毒剂，消毒剂的使用剂量、作用时间和注意事项应参考产品使用说明。消毒剂对物品有腐蚀作用，特别是对金属腐蚀性很强，对人体也有刺激，配制消毒液、实施环境清洁消毒措施时，应做好个人防护。

表 6-1 几种常用消毒剂的使用方法及注意事项

消毒剂	消毒对象	消毒方式	注意事项
醇类消毒剂	适用于手和皮肤、精密仪器表面等小面积物体表面的消毒	擦拭、局部小面积喷洒	使用乙醇消毒液时一定要避开火源或容易产生火花的操作，操作环境尽量通风
含氯消毒剂	适用于环境、物品表面、织物、分泌物、排泄物等的消毒	浸泡、喷洒、擦拭	含氯消毒剂对金属具有腐蚀作用，对织物具有漂白作用，不能与洁厕灵等酸性洗涤用品以及乙醇混用
含碘消毒剂	一般用于皮肤和黏膜消毒	浸泡、擦拭或冲洗	对碘过敏者慎用
过氧化物类消毒剂	1.过氧乙酸：耐腐蚀物品表面消毒、空气消毒 2.过氧化氢：物品表面消毒、空气消毒 3.二氧化氯：物品表面消毒、空气消毒、污水消毒等	浸泡、喷洒、气溶胶喷雾、气化及熏蒸	高浓度的过氧化物类消毒剂对皮肤黏膜有刺激性，对物品有腐蚀性，对织物有漂白作用，使用时注意安全。二氧化氯活化后使用，现配现用
其他消毒剂	按照产品使用说明书推荐的浓度、作用时间和消毒方式使用		

3．不重视通风

（1）不重视通风，忽略通风的重要性，不敢打开门窗，紧闭患者门窗、ICU 窗户、门诊诊室门窗或脱防护用品房间窗户等。

（2）对策：通风是最经济有效的空气消毒方法，且环保。除负压病房之外，在天气允许情况下，尽量开窗开门通风。

（黄辉萍　徐　艳）

二、复用物品及器械清洁与消毒

（一）手术器械的清洗与消毒

由于新冠肺炎传染性强，新冠肺炎疑似或确诊患者手术后，复用的手术器械及硬式内镜洗消应遵循先消毒再清洁消毒灭菌的原则。耐湿、耐热的器械、器具和物品首选热力消毒或压力蒸汽灭菌，不耐热物品可选择化学消毒剂或低温灭菌进行消毒或灭菌。

1．回收　回收人员做好个人防护（佩戴医用防护口罩、一次性隔离衣、手套、帽子等），配备好专用密闭车或密闭容器，按照指定路线回收发热门诊、隔离病房、手术室等手术器械或内镜。在污染区入口处与各部门工作人员交接物品。若临床使用后的污染器械或内镜直接用密闭容器收集（无法及时回收则可使用器械保湿剂），于容器外表贴上"新冠"标识，双方直接交接，集中到消毒供应中心处置。若临床使用后的污染器械已经由使用部门浸泡消毒，消毒供应中心则按照常规回收处置便可。工作人员收集完物品后按照指定路线返回消毒供应中心去污区。对密闭车进行清洗消毒。

2．预处理　工作人员做好防护（医用防护服、医用防护口罩、防护面屏或护目镜、手套、胶鞋等），配置 1000 mg/L 含氯消毒液倾倒入密闭容器中，或将器械或内镜取出，放置到相应清洗池中，再将 1000 mg/L 含氯消毒液倾倒入清洗池中，浸泡 30 min 后按照常规洗消流程进行。器械及内镜管道内需充满消毒液。

3. 清洗消毒 选择合适的医用清洁剂进行冲洗（内镜管腔用高压水枪冲洗，可拆卸部分必须拆开清洗，彻底清洗器械上的污渍是保证灭菌成功的关键，用超声清洗器清洗 5 ~ 10 min）、洗涤、漂洗、终末漂洗。结构复杂的器械人工冲洗、洗涤、漂洗后机器清洗消毒；结构简单的器械直接采用机器清洗消毒，确保 AO 值 ≥ 3000（≥ 90 ℃，5 min）清洗消毒，观察清洗机运行情况，记录运行参数。

4. 包装与灭菌 包装区人员做好防护（工作服、医用外科口罩、手套、帽子）规范打包，按照器械性能选择压力蒸汽灭菌或低温灭菌。做好物理、化学及生物监测。

5. 污染区环境终末消毒 工作人员结束污染区工作后，对物体表面及清洗池采用 1000 mg/L 的含氯消毒剂擦拭消毒，作用 30 min 以上，人员撤离后可按说明书要求使用紫外灯辐照消毒。

6. 脱卸防护用品 去污染区工作人员做完终末消毒后于污染区作为一脱间脱卸个人防护用品（护目镜或防护面屏、胶鞋、防护服、外层手套），缓冲间作为二脱间脱卸个人防护用品（内层手套、医用防护口罩等）。流动水洗手后佩戴一次性医用外科口罩，离开缓冲间进入清洁区。

7. 手术器械及硬式内镜清洗消毒注意事项

（1）疑似或确诊新冠肺炎患者手术器械由消毒供应中心回收后不再进行清点工作，先行消毒清洗后，于检查包装区工作人员进行清点核查，避免器械在污染状态下的接触。

（2）宜安排专人对手术器械进行回收，增加手术器械回收的频次，避免污染物因滞留时间过长，导致污染物干涸，甚至形成生物膜，增加清洗难度。

（3）器械刷洗时，一定要在水面下操作，避免气溶胶产生和水滴飞溅，造成周围环境的污染。

（4）手工清洗过程中，选用专用清洗工具、毛刷。

（5）消毒供应中心污染区若有外窗，建议开窗通风。

（杨亚红　徐　艳）

（二）常用诊疗用品清洁与消毒

医疗工作中常用的诊疗用品有体温计、血压计、血糖仪等。医疗活动中使用频率高，与患者皮肤直接接触，重复使用，若不进行清洁消毒，会成为医院内感染的潜在传播来源和载体，目前常用的血压计种类有水银血压计和电子血压计。20 世纪 90 年代国内首次有学者关注血压计袖带污染问题，发现血压计袖带污染严重。英国的一项研究通过对病房和门诊的血压计袖带进行检测，发现 85% 的袖带被细菌污染，而门诊的污染率达到 90%。在实际工作中，1 台血压计及其袖带反复使用，袖带上携带的细菌菌落数可随测量次数的增多、使用时间的延长而呈递增趋势。为防止院内交叉感染，需要对常用诊疗用品进行规范的清洁与消毒。体温计、血压计、听诊器等诊疗用品宜专人专用，定期进行清洁消毒。无条件专人专用时需一人一用一消毒，每次使用后应及时清洁消毒，才能用于下一位患者。

新冠肺炎疑似或确诊患者使用后的诊疗用品遵循先消毒再清洁的原则。有可见污染物时，应先去污，使用一次性吸水材料或一次性消毒湿巾清除污染物，再实施消毒。

能浸泡的诊疗用品如水银体温计，可采用 75% 乙醇或 500 mg/L 含氯消毒剂浸泡 30 min，使用后者浸泡后需要进行彻底清洗，冲掉余氯，干燥备用。盛装的盒子可使用 75% 乙醇或符合要求的一次性消毒湿巾擦拭消毒。不能浸泡的诊疗用品，如血糖仪、电子体温计或红外线体温计等可选择用 75% 乙醇或符合要求的一次性消毒湿巾擦拭消毒。

对于血压计袖带的消毒方法尚没有统一的操作标准及明确的消毒技术规范。血压计袖带若可拆卸，可使用 500 mg/L 含有效氯消毒剂浸泡消毒作用 30 min，再清水冲净残留消毒剂，干燥备用；若不可拆卸，则用 75% 乙醇或符合要求的一次性消毒湿巾擦拭消毒。

血糖仪消毒时对测试区擦拭时不要使用 75% 乙醇或其他有机溶剂，以免损坏仪器，使用稍微浸湿的棉签或非绒布蘸清水擦拭。

复用诊疗物品清洁消毒中注意：合理使用消毒剂，科学规范采取消毒措施，同时避免过度消毒。使用合法有效的消毒剂，消毒剂的使用剂量、作用时间和注意事项参考产品使用说明；含氯消毒剂现配现用，配置时需对浓度进行监测。

（杨亚红　徐　艳）

（三）护目镜清洁与消毒

医疗机构医务人员或工作人员进入隔离病区前，根据预期暴露风险正确选择防护用品，近距离接触患者进行诊疗、护理操作，可能发生患者血液、体液、分泌物等喷溅时戴护目镜或防护面罩，包括吸痰、气管切开、气管插管、呼吸道标本采集、支气管镜检查、雾化治疗、有创/无创通气等操作。有条件时可将护目镜或防护面屏更换为正压头套或全面型呼吸防护器。护目镜有一次性使用产品，也有可重复使用的护目镜，产品必须符合《个人用眼护具技术要求》（GB14866-2006）标准。防护面屏多数情况是一次性使用产品，与护目镜相比较，防护面屏除了具备护目镜的护眼护面功能，还可以防止因温差、水蒸气而引起的视线模糊。

护目镜和防护面屏选择其一佩戴即可，防止过度使用，佩戴时手拉系带检查是否松脱。摘脱时，手拉后方的系带或头部的带子，正面认为是污染的，不可碰触。

医务人员脱卸后的护目镜或防护面屏，一次性的产品按照感染性医疗废物处置，可复用的需要回收后统一处置。将复用护目镜投入干燥容器内，可贴上"新冠"标识密闭运送至消毒供应中心集中处置，也可由科室自行集中处置。采取先消毒再清洗消毒原则。护目镜消毒方式具体参照产品说明书，若材质能耐受高温选择清洗消毒机消毒处理，不能耐受高温的手工浸泡消毒。

1. 若护目镜由消毒供应中心集中处置，使用 500 mg/L 含氯消毒剂浸泡消毒后，根据护目镜产品说明书，若产品耐高温，可选择全自动旋臂喷淋清洗消毒机进行清洗消毒，清洗程序为预洗、酶洗、漂洗、二次漂洗、消毒（90 ℃，1 min，A0 值 600）、干燥（75 ℃，10 min），于干燥柜中干燥（60 ℃ 20 ～ 50 min）后，盛装于干净的密闭容器内运送回科室。因护目镜品种多、材质不一，耐受温度不同，为防止损坏，根据普通材质耐温情况设定清洗机温度及干燥柜温度。

2. 若护目镜由各科室自行处置时，科室需要制定清洗消毒流程及人员岗位职责，根据使用情况安排护目镜清洗消毒频次。可选择在一脱间进行浸泡消毒，将配置好的 500 mg/L 含氯消毒剂倾倒入盛装污染护目镜的密闭容器中，记录浸泡时间及取出时间，确保护目镜完全浸泡在消毒液中及确保消毒剂浸泡至少 30 min，同时避免浸泡时间过长而引起镜子损坏，浸泡消毒后运送至二脱间或清洁区进行彻底清洗，流动水彻底冲洗残留余氯。清洁区进行干燥、储存至清洁容器中备用（容器可使用符合要求的一次性消毒湿巾或 75% 的乙醇擦拭消毒）。

由于目前护目镜标准中未有防雾功能要求，具有防雾功能的护目镜价格昂贵，因此在戴无防雾功能的护目镜前，做好防雾处理，可取适量洗洁精或碘附用纱布均匀涂抹于镜片表面，静置干燥备用。

（杨亚红　徐　艳）

（四）软式内镜清洁与消毒

随着医学技术水平的发展，软式内镜的诊疗运用越来越广泛，如支气管镜、胃镜、肠镜等。新冠肺炎疫情常态化防控下软式内镜清洗消毒工作尤为重要，针对新冠肺炎疑似患者或确诊患者，特别是重症及危重症患者，支气管镜使用频繁。本节就医疗机构如何开展软式内镜诊疗及清洗消毒工作阐述如下：

1. 患者筛查　高风险区域，应暂停非急诊内镜诊疗工作，对确需急诊内镜诊疗患者，需先行筛查是否为新冠肺炎患者，以便采取相应防护措施。中风险或低风险区域就诊患者，宜在做好新冠肺炎筛查的前提下开展内镜诊疗工作，先预约后诊疗，诊疗时需携带新冠肺炎相关检查结果及内镜申请单等。中高风险区，在独立房间进行操作。新冠肺炎确诊或疑似患者急需检查时操作者穿医用防护服、戴医用防护口罩、一次性帽子、戴护目镜或防护面屏、穿鞋套、戴双层手套；排除新冠疑似或确诊患者做内镜检查时，操作者戴外科口罩、一次性帽子、穿隔离衣、戴手套，必要时加戴护目镜／防护面屏。

2. 内镜处置原则　①非新冠疑似或确诊患者使用后的内镜清洗消毒按照常规处置便可，清洗消毒人员着装为标准预防原则，佩戴一次性外科口罩、防护面屏、穿工作服及防水围裙、专用鞋、一次性帽子、手套。②由于新型冠状病毒传染性强，针对新冠确诊或疑似患者使用后的内镜，不建议床旁预处理，立即将内镜及可复用附件装入密闭容器内，标注"新冠"标识，转运至内镜中心洗消间，按照"消毒 - 清洗 - 消毒"的程序进行处置。清洗消毒人员着装为佩戴一次性医用防护口罩、防护服、防护面屏、专用鞋、一次性帽子、手套，清洗结束后在清洗间脱卸除医用防护口罩外的防护用品，离开清洗间门口处摘脱医用防护口罩，手卫生后戴一次性医用外科口罩。

3. 清洗消毒流程　针对新冠确诊或疑似患者使用后的内镜，由于邻苯二甲醛、含氯消毒剂及75% 乙醇直接浸泡消毒时容易导致蛋白凝固，酸性氧化电位水受有机物影响大，首次浸泡消毒时不建议使用上述消毒剂，相比之下过氧乙酸影响较小，可优先选择过氧乙酸作为内镜首次浸泡的消毒剂。将内镜及可复用附件立即全部浸泡在 0.2% ～ 0.35% 过氧乙酸中消毒 5 min，使用注射器将各管道内充满消毒剂，确保内镜各个管道充分浸泡。再按《软式内镜清洗消毒技术规范》（WS507-2016）严格执行进行清洗及消毒（可选择符合要求的消毒剂，如过氧乙酸、邻苯二甲醛等）。彻底的手工清洗是消毒成功的关键和基础，将内镜完全浸泡在清洗液中，刷洗软式内镜时，应该两头都见刷头，并洗净刷头上的污物，确保清除所有碎屑和清洁剂。全自动清洗消毒机应进行先消毒、手工清洗、漂洗后方可使用。干燥后储存备用。

4. 注意事项　诊疗场所及清洗间通风良好。新冠疑似或确诊患者行支气管镜检查时优选负压诊疗室。清洗间如采用机械通风，宜采取"上送下排"方式，换气次数宜 > 10/h，最小新风量宜达到每小时 2 次。清洗液一人一更换，清洗池和漂洗池一用一消毒。消毒剂使用时限严格按照产品说明书要求进行使用，消毒剂配制后测定一次浓度，每次使用前进行监测。每天清洗消毒工作结束时或处理新冠疑似或确诊患者使用后的内镜后，应对诊疗室环境物表进行彻底清洁消毒，包括清洗池、漂洗池、灌流器和清洗刷等彻底清洗，并用含氯消毒剂作用 30 min 后冲洗干净。

5. 使用支气管镜检查时，要尽量减少气溶胶和飞沫喷溅，可采取鼻腔滴入麻醉方式，必要时采用静脉镇痛镇静，达到较深镇静效果。操作过程中如患者呛咳明显，需及时重复给予镇痛镇静、肌松剂。

（孙吉花　徐　艳）

（五）呼吸机及相关附件清洁与消毒

呼吸机辅助治疗作为一项能人工替代自主通气功能的有效手段，已普遍用于各种原因所致的呼吸衰竭、大手术期间的麻醉呼吸管理、呼吸支持治疗和急救复苏中，在现代医学领域内占有十分重要的位置；但呼吸机的使用会引起相关并发症，如呼吸机相关性肺炎等，严重影响了呼吸机的治疗效果和急危重症患者救治的成功率。研究表明，有效规范的呼吸机及相关附件的清洁消毒是降低呼吸机相关性肺炎发生率的重要措施。复用的呼吸机外置管路应保证"一人一用一消毒/灭菌"，首选压力蒸汽灭菌，化学浸泡消毒次之。如果患者是特殊性感染，建议首选一次性呼吸机管路。

在新冠肺炎重症患者，特别是危重症患者的救治过程中，呼吸机的使用能够起到预防和治疗呼吸衰竭，减少并发症，挽救及延长患者生命的至关重要作用。而收治新冠疑似或确诊患者隔离病区内呼吸机及其附件的清洗消毒不仅是预防呼吸机相关性肺炎的重要措施，也是防控新冠肺炎在院内交叉传播的关键环节。其清洗消毒原则为：工作人员穿戴好防护用品（包括医用防护口罩、防护服、护目镜或防护面屏、手套等）对呼吸机外表面每日擦拭消毒，外管路尽量使用一次性管路（可复用的呼吸机管路送消毒供应中心集中处置），呼吸机内部消毒可使用专用呼吸机内部回路消毒机。推荐常规应在呼吸机吸气端安装过滤器，对于有呼吸道传染可能的情况，应在呼气端安装过滤器；吸气端及呼气端均安装过滤器的呼吸机内置管路一般不需要常规清洗。

1. 呼吸机外表面消毒　呼吸机外壳及面板使用 75% 的乙醇擦拭消毒或符合要求的一次性消毒湿巾擦拭消毒，每日至少 2 次，遇污染应随时消毒。

2. 外管路　隔离病区尽量使用一次性呼吸机管路，连续使用呼吸机机械通气的患者，不应常规更换呼吸机管路，遇污染或故障时及时更换。

3. 湿化罐消毒　建议密闭运送至消毒供应中心集中处置，按照先消毒再清洗消毒的原则处理。首先使用 1000 mg/L 的含氯消毒剂浸泡 30 min，然后使用清洗消毒机进行清洗消毒，A0 值 3000（温度 90 ℃ 5 min）。清洗完后放入干燥柜中干燥，单包装储存。

4. 呼吸机内部消毒　可使用呼吸机内部回路消毒机对呼吸机内部回路进行消毒，这是医疗机构有效防止和解除呼吸机内部管路所造成医源性病原体感染困扰的理想设备。呼吸机内部管路的消毒按照厂家说明书进行。原理为通过泵将臭氧、过氧化氢雾化气体输出，达到对呼吸机内部回路系统进行消毒，从根本上切断因仪器重复使用造成的医源性感染。呼吸机内置回路应由工程师定期保养维修，时间按各厂商的要求而定，定期更换呼吸机的皮囊、皮垫、细菌过滤器等，呼吸机每工作 1000 h，应全面进行检修及消耗品的更换，并将每一次更换的消耗品名称和更换时间进行登记，建立档案，以备核查。

5. 其他特殊部件　呼吸机主机或空气压缩机的空气过滤网需定期清洗以防灰尘堆积造成细菌繁殖，呼吸机内部可拆卸的呼气管路应根据各厂商提供的方法进行清洗消毒，可拆卸呼吸机流量传感器应根据厂家的要求进行更换、清洗消毒，呼吸机吸入端或呼出端的细菌过滤器、供气模块滤网、冷却风扇过滤器、防尘网等部件可根据使用要求或按需进行清洗更换。

6. 呼吸机的维护　经过消毒、装机、检测、校正后的呼吸机处于完好的备用状态，需套上防灰罩，并在显著位置挂上"备用状态"标牌，放置在清洁、整齐、通风的房间内，随时准备应用于临床。

（叶　青　徐　艳）

（六）负压吸引器及附件清洁与消毒

负压吸引器主要用于外科手术中清除血或积液、临床急救中吸出患者上呼吸道中分泌物，是急救生命支持类医疗设备。研究表明，使用后的吸引器各部位污染率达 99%，负压吸引瓶及附件不消毒或者消毒不彻底在患者中循环使用，容易导致患者发生医院内交叉感染。因此，必须加强负压吸引瓶及附件清洗消毒规范化管理，预防由此而引发的医源性感染。

一般情况下，使用吸引器时，应时刻留意引流瓶内引流液的容量，确保在标定范围内使用，必须在溢流装置未启动前，及时倒空储液瓶，避免因溢流装置失效导致污物进入泵体损坏吸引器；停止使用吸引器（停机）前，吸引管吸入少量的洁净水以清洗管道内壁；停机后倒空储液瓶，清除瓶内和瓶塞上的污垢，再用清水冲洗溢流装置和其他管道，必要时旋下溢流装置，分离并按照清洗、消毒（500 mg/L 含氯消毒剂完全浸泡 30 min）、终末漂洗对各部件进行清洗消毒，干燥储存备用。

新冠疑似或确诊患者使用后的负压吸引瓶及附件遵循先消毒再清洁的原则，工作人员穿戴好防护用品（医用防护口罩、防护服、护目镜或防护面屏、手套等）对其进行处置。

1. 手工清洗消毒

（1）连接管路：尽量使用一次性的连接管；如使用可复用的，每次使用完吸取 1000 mg/L 含氯消毒剂冲洗管路。

（2）引流瓶：若医疗机构无污水处理系统，则在使用吸引器之前，引流瓶内装 200 ml 5000 mg/L 含氯消毒剂，以免吸出的分泌物直接倾倒后污染周围环境，若医疗机构有污水处理系统，则无需提前装消毒剂，瓶内血液、体液等分泌物可直接倒入下水道；瓶中液体容量快达到标定范围之前，工作人员做好防护，在污物间打开吸引器，慢慢倾倒液体；倾倒完毕后，用 1000 mg/L 的含氯消毒剂完全浸没瓶身，浸泡消毒 30 min。

（3）附件：用 1000 mg/L 的含氯消毒剂完全浸没，浸泡消毒 30 min。

（4）冲洗：流动水冲洗去除明显污染物。

（5）刷洗：用专用毛刷进行负压吸引瓶、瓶身、瓶底、内壁、瓶塞及连接管表面进行流动水冲刷至清洁。

（6）保存：干燥后组装负压吸引瓶及各附件，置清洁塑料袋密封保存。

2. 热力清洗机清洗消毒　有条件的医疗机构，建议将耐高温、耐湿热的管路和引流瓶密闭运送至消毒供应中心进行湿热消毒，按照先消毒再清洗消毒的原则处理。首先使用 1000 mg/L 的含氯消毒剂进行浸泡 30 min，然后使用清洗消毒机进行清洗消毒，A0 值 3000（温度 90 ℃ 5 min）。清洗完经干燥柜干燥后发放至各临床科室。

（叶 青 徐 艳）

（七）复用洁具清洁与消毒

医院环境特别是物体表面是一个巨大的病原体储藏库，尤其是邻近患者诊疗区域的高频接触物体表面，存在着多种多样的细菌、真菌、病毒、衣原体等微生物，在传播病原体引起医院感染的过程中发挥着不可忽视的作用。医院环境的清洁、消毒能够减少病原微生物负载水平，阻断病原微生物传播，控制传染病和医源性感染的暴发流行。保洁人员实施清洁、消毒工作的工具（以下简称"洁具"）包括擦拭布巾、地巾和地巾杆、盛水容器、手套（乳胶或塑胶）、洁具车等。虽然市场上有很多一次性的洁具可供选择，但目前大多数医疗机构仍然使用传统的可复用的擦拭布巾和地巾等对物体表面和地面进行清洁消毒。为了保障对环境的清洁、消毒效果，必须通过清洗与消毒控制复用洁具的质量，尤其是用于收治新冠疑似或确诊患者隔离病区洁具的清洗与消毒，需要重点关注，其处理原则是"先消毒再清洗"，有条件医疗机构可密闭回收至洗涤中心，由洗涤中心集中处置。

（1）手工清洗：负责复用洁具清洗消毒的人员在操作前穿戴好个人防护用品（医用防护口罩、防护服、护目镜或防护面屏、手套等）。将潜在污染区和污染区使用后的擦拭布巾或地巾分别收集在固定的容器中，密闭转运至相应的专用处置间；将擦拭布巾或地巾转移至装有含氯消毒剂（1000 mg/L）的专用容器中浸泡 30 min；在流动水下冲净消毒剂，加入适量清洁剂揉搓清洗干净，必要的时候增加清洁剂清洗的次数；将冲净的擦拭布巾或地巾拧干水分，悬挂晾干；清洁区使用后的擦拭布巾或地巾按照常规的清洗、消毒流程进行处理，即先用适量清洁剂揉搓清洗干净，然后转移至含氯消毒剂（500 mg/L）的专用容器中浸泡 30 min，在流动水下冲净消毒剂，拧干水分，悬挂晾干。

（2）洗涤中心集中处置：将使用后的擦拭布巾或地巾分别收集在固定的容器中（使用双层水溶性织物袋），贴上"新冠"标识，密闭回收至集中洗涤中心；清洗人员穿戴好防护用品（医用防护口罩、工作服/必要时隔离衣、防水围裙、防护面屏、手套等）直接将盛装了污染擦拭布巾或地巾的水溶性织物袋投入专用热力清洗机内（A0 值达 600 以上，即 90 ℃ 1 min 或 80 ℃ 10 min 以上或 75 ℃ 30 min 以上）进行热力清洗消毒，干燥柜干燥后发放各部门。

（叶　青　徐　艳）

（八）常见问题与对策

1. 常见问题　新冠肺炎疑似或确诊患者定点救治医疗机构，综合医疗机构过渡病房、发热门诊、隔离留观室，接收康复期医学观察患者机构等，对患者使用后的诊疗器械、器具与物品进行清洁与消毒工作时常见问题如下：

（1）过度消毒：表现在消毒剂浓度过高（使用 2000 mg/L 甚至更高浓度的含氯消毒剂）、消毒范围过广（非新冠肺炎疑似或确诊患者使用的诊疗器械、器具与物品也依据新冠肺炎疑似或确诊患者的标准大范围消毒）、消毒时间过长（未记录浸泡时间及取出时间，医务人员换班时才处理浸泡物品，导致浸泡时间长达 4 h 之久）、消毒频次过多（多次浸泡消毒后才按正常程序清洗，科室浸泡消毒 2 次、消毒供应中心又浸泡消毒 1 次）等。

（2）消毒不到位：表现在消毒剂浓度不足（特别是一次性消毒湿巾未达到有效消毒浓度）、消毒局限于外表，对仪器设备内部未关注（如未消毒呼吸机内部管路、软式内镜腔未充满消毒液），消毒液未完全浸泡物品。

（3）消毒方法不正确：表现在消毒剂使用方法不正确，存在不标注含氯消毒剂配置时间，超过有效期仍在使用现象；储存过程中未加盖封闭管理，消毒剂有效成分挥发，浓度未能按时监测等现象。消毒剂选择不恰当，如使用 75% 乙醇、含氯消毒剂或邻苯二甲醛等首次浸泡软式内镜，容易导致蛋白凝固，更不利于后期清洗。

（4）清洗不彻底：忽视对消毒后残留消毒剂的去除，消毒 30 min 过后没有做到彻底的清洗，导致消毒剂残留，一方面腐蚀物品，另一方面影响医务人员健康，如护目镜未能彻底冲洗含氯消毒剂，导致医务人员眼睛受到刺激，出现过敏症状。

（5）某些特殊物品消毒不规范：正压呼吸面罩消毒或全面型呼吸防护器消毒不规范，不同厂家生产的正压消毒面罩材质、外形等方面不同，消毒方法不同。某些产品说明书未详尽说明消毒方法，不能准确地知道具体消毒信息，如头罩部分脱卸位置和内部消毒方法等。

2．对策　无论是消毒过度还是消毒不到位、不彻底以及清洗不彻底，都是消毒不规范的表现，反映出部分医务人员对相关技术规范执行不力，有章不循，其根源在于其对消毒相关规范学习不透彻，对新冠病毒病原体的生物学特点和相应的预防控制知识不了解，对各种消毒剂的化学特性及使用方法未掌握，自我防护意识和环境保护意识淡漠等。因此，建议医疗机构应制定如下对策：

（1）建立健全科学规范的规章制度：医疗机构应根据国家相关规范、标准和指南，结合新冠病毒的生物学特性，制定科学规范的诊疗器械、器具与物品清洁、消毒工作的规章制度。新冠病毒是一种有包膜的亲脂病毒。根据《医疗机构环境表面清洁与消毒管理规范》（WS/T512-2016）的建议，有效氯浓度为 400 ～ 700 mg/L 的含氯消毒剂作用时间大于 10 min，即可对细菌繁殖体、结核杆菌、真菌、亲脂类病毒等起到杀灭消毒作用；有效氯浓度为 2000 ～ 5000 mg/L 的含氯消毒剂作用时间大于 30 min，即可对所有细菌（含芽孢）、真菌、病毒起到杀灭消毒作用。但需要注意的是有机物污染对含氯消毒剂的杀菌效果影响较大，因此在实际工作中，如有血液、体液等可见污染的器械可采用 1000 mg/L 含氯消毒剂浸泡消毒，污染程度较轻的物品（护目镜、体温计、压脉带等），则可采用 500 mg/L 含氯消毒剂浸泡。

（2）强化培训与考核：医疗机构应加强对相关人员的培训，培训内容不仅包括国家相关规范及本院的相关制度、流程，还应包括新冠病毒的生物学特性、消毒剂的化学特性及其不规范使用所带来的危害等知识，促进其在知晓规范、制度的基础上，更透彻地理解规范、制度的相关要点，以确保规范、制度在医疗机构能落地严格执行。在培训后进行相应的理论和实践操作考核，强化其对知识内容的掌握。

（3）加强对使用后诊疗器械、器具与物品清洁、消毒工作的督导和检查：医疗机构还应定期组织对使用后诊疗器械、器具与物品清洁、消毒工作的督导和检查，掌握工作人员对规章制度的落实情况以及在实际操作过程中仍存在哪些问题，针对这些问题进行调查分析后，确定整改方案。如果是系统的原因，则进一步修订制度、流程，从根源解决；如果是个人或者个别部门的原因，则通过加强培训或者沟通进行改进。

（叶 青 徐 艳）

三、终末消毒

（一）床单元终末消毒

文献研究表明，新冠病毒会污染周围环境物体表面，包括床、床头柜、椅子、电话、电灯开关、呼叫器、门把手、窗户手柄、卫生间台面、马桶等，并存活一定的时间。因此，当患者出院或者转科时，应严格做好床单元的终末消毒。进行床单元终末消毒时应做好个人防护，穿戴好防护用品（医用防护口罩、医用防护服、防护面屏、乳胶手套等）后进入病区，离开时按照规定的路线脱卸相应的防护用品。

此处特指患者出院后又接收下一位新冠肺炎患者，因此进行床单元终末消毒便可，首先保持病室开窗通风。

拆卸污染的床上用品、隔帘、窗帘等医用织物时，宜采用双层可溶性织物袋或者感染性医用织物塑料袋分层封扎密闭包装，袋上标注"新冠"，回收至洗涤中心集中处置，做好交接记录。发现有血液体液等污染了棉絮等物品时，建议按照医疗废物收集处置。

物体表面可用 1000 mg/L 含氯消毒液抹布或符合要求的过氧化氢等高水平消毒湿纸巾擦拭。清洁与消毒顺序遵循的原则：

（1）至少"一物一巾一消毒"的原则，不同物品之间更换布巾，消毒液中只能投入清洁消毒干燥后的布巾。

（2）按照由上而下、由里到外、由轻度污染到重度污染的顺序进行，不能遗漏物品。

（3）擦拭物品应包括输液架、设备带、呼叫器按钮、床旁桌（抽屉／夹层／桌面／把手／外壁）、病床（床头／两侧床栏／床尾板／餐板）、床垫（床垫为可擦拭防水床垫时）、椅子等。

地面可使用 1000 mg/L 含氯消毒液擦拭消毒。发现有患者体液、血液、呕吐物等污染物体表面或地面，采用一次性吸水材料去除污染物后，采用 1000 mg/L 含氯消毒剂进行消毒，作用至少 30 min。清除过程中避免接触污染物，注意由污染程度轻的地方向污染程度重的地方进行，清理的污染物按感染性医疗废物进行处理。

终末消毒完成后应做好保洁工具的清洁与消毒，可重复使用抹布、地巾严格复用程序进行清洁与消毒，置于专用密闭容器内，密闭运送至洗涤中心或专用房间集中处置。

手卫生后更换干净的床单、被套及枕套。

（傅建国　徐　艳）

（二）留观病区（室）、过渡病房（室）日常消毒与终末消毒

医疗机构新冠肺炎疫情防控工作要求二级以上综合医院要在相对独立区域规范设置发热门诊和留观室，有条件的乡镇卫生院和社区卫生服务中心可设置发热门诊（或诊室）和留观室。留观病区（室）用于临时隔离住院患者或发热门诊就诊患者中可疑新冠肺炎病

例。2020 年 1—2 月邱邦东等报道四川某医院收入留观病房的 56 例患者，新冠病毒核酸阳性 1 例（1.9%）。何丽等报道新疆某医院 162 例留观患者中，有 3 例 COVID-19 确诊患者。新冠肺炎疫情期间确保患者安全，保障有序就医，每个住院病区应设置过渡病房（室），过渡病房（室）用于收治需住院治疗但未获得新冠肺炎核酸结果且非疑似新冠的患者的病区或病房。在防护要求上，留观病区（室）比过渡病房（室）要求高。中高风险地区保洁员进入留观病区（室）进行环境清洁消毒时可穿戴好防护用品，包括医用防护口罩、防护服、护目镜或防护面屏、手套、靴套或胶靴等，进入过渡病房（室）需穿戴医用防护口罩、隔离衣、护目镜或防护面屏、手套、靴套或胶靴等。低风险地区保洁员进入留观病区（室）进行环境清洁消毒时可适当降低防护级别，宜穿戴医用防护口罩、隔离衣、护目镜或防护面屏、手套、靴套或胶靴等，进入过渡病房（室）可穿戴医用外科口罩、工作服、护目镜或防护面屏、手套、靴套或胶靴等。

留观病区（室）、过渡病房（室）的消毒与终末消毒方法基本相同。做好患者在院时的日常清洁与消毒，患者转出或出院后，又将接收新的患者时，留观病区（室）、过渡病房（室）均应进行终末消毒。物体表面擦拭宜采用有效消毒湿巾，也可使用超细纤维抹布，若使用一次性消毒湿巾，可清洁消毒一步完成，若使用超细纤维抹布，清洁工具、抹布至少保证一床一巾，一用一更换，清洁、消毒、干燥保存，严禁将污染抹布不断投入消毒液中重复使用。

1. 患者在院时留观病区（室）、过渡病房（室）的日常消毒　空气消毒优选开窗通风，每日至少 2 次，每次至少 30 min，必要时可采取空气消毒机进行消毒，有人时不能使用紫外灯照射消毒。每日对床单元、治疗设施、设备表面以及高频接触卫生表面（如床栏、床边桌、呼叫按钮、监护仪、微泵、门把手、计算机等）及地面进行清洁消毒，每日至少 2 次，遇污染随时消毒，留观病区（室）首选 1000 mg/L 的含氯消毒液擦拭消毒，过渡病房（室）首选 500 mg/L 的含氯消毒液擦拭消毒，不耐腐蚀的使用 75% 的乙醇擦拭消毒（两遍）

或符合要求的一次性消毒湿巾擦拭消毒。墙面原则上不需要常规消毒。环境物体表面、地面和墙面被患者的血液、分泌物、呕吐物和排泄物等污染时可采用一次性吸水材料去除污染物后，采用 1000 mg/L 含氯消毒剂进行消毒，作用至少 30 min。清除过程中避免接触污染物，注意由污染程度轻的地方向污染程度重的地方进行，清理的污染物按感染性医疗废物进行处理。

2. 留观病区（室）、过渡病房（室）患者转出或出院后的终末消毒　此处仅指在疫情期间，患者出院后又接收新的可疑新冠肺炎病例入住留观病区（室）及新的核酸结果未出的非疑似新冠患者入住过渡病房（室）前进行的终末消毒。保洁员穿戴好防护用品后进入病区，首先开窗通风，拆卸可重复使用的织物，如床单、被套、枕套等，针对留观病区（室），采用双层可溶性织物袋或织物袋分层封扎收集，袋上标注"新冠"标识后，密闭运送至织物洗涤中心集中处理；针对过渡病房（室），若转出患者核酸阳性，则织物的处置方法同留观病区（室），若患者核酸检测阴性，则可按照普通病房织物收集方式。若被患者体液、血液等污染物污染的织物按感染性医疗废物进行处置。进行床单元（床、床头柜、床垫）及地面擦拭消毒，建议选用含氯消毒剂进行擦拭消毒，留观病区（室）选择 1000 mg/L 的含氯消毒液擦拭消毒，过渡病房（室）首选 500 mg/L 的含氯消毒液擦拭消毒。更换干净的床单、被套及枕套。

（黄辉萍　徐　艳）

（三）手术间终末消毒

目前新冠肺炎疫情进入常态化防控阶段，手术间有可能接收疑似或确诊新冠肺炎患者。医疗机构应明确本单位手术部（室）建设情况，包括负压、净化系统、空调系统情况，了解负压手术间相关指标是否符合要求，制定新冠肺炎疫情期间，疑似或确诊新冠肺炎患者手术应急预案，明确同时收治多位（1～3 位）患者时手术间设置、患者进入手术部（室）通道、医务人员防护、终末消毒要求等，确保安全有效开展救治工作。例如新冠产妇剖宫产手术，预案中还应包括婴儿的安置、转出等事宜。手术结束后做好手术间的终末消毒，是保障医患安全，避免交叉感染的基础。

1. **患者安置** 新冠肺炎确诊或疑似患者的手术应优选全新风全排风直流系统的负压手术室内进行。若无负压手术间，应将患者安置于具有独立净化机组或安装消毒装置的风机盘管式通风系统且空间相对独立的手术间，术中应关闭回风系统，关闭中央空调。全麻患者的复苏应安排在手术间内进行。禁止在正压洁净手术室进行手术。

2. **终末消毒的范围和对象** 手术间终末消毒范围具体包括手术间的室内空气、物体表面、诊疗设备、地面、空调系统、医用织物、污染物（患者血液、分泌物、呕吐物）、复用医疗器械及物品清洗消毒灭菌等。

3. **空气消毒**

（1）无洁净系统：手术结束后使用紫外线灯辐照消毒，也可使用过氧化氢雾化设备进行空气消毒，使用浓度和作用时间，按产品的使用说明进行。

（2）有洁净系统：手术结束后连续开启净化机组自净 1 h，使用紫外线灯辐照消毒，作用时间，按产品的使用说明进行。

4. **排（回）风口清洁消毒** 空气净化系统应根据医院手术部（室）设计模式，通知净化工程技术人员，消毒排风口及回风口并更换回风口及排风口滤网。空气消毒前操作人员按要求做好个人防护，先更换排（回）风口过滤网，再用 1000 mg/L 含氯消毒剂或 75% 乙醇消毒剂擦拭消毒排（回）风口内表面，换下的过滤网按医疗废物处置。

5. **物体表面、地面消毒** 使用 1000 mg/L 含氯消毒剂进行物体表面、地面消毒，作用 30 min 后用清水拖地；不耐腐蚀的设备、操作台面可以用符合要求的一次性消毒湿巾或 75% 乙醇擦拭消毒两遍。保证清洁工具的数量，严禁将污染抹布投入消毒剂中搓揉后重复使用。发生患者体液、血液、呕吐物等污染时，应随时进行污点清洁与消毒。可采用一次性吸水材料去除污染物，使用 1000 mg/L 含氯消毒剂擦拭消毒，作用至少 30 min。清除过程中避免接触污染物，注意由污染程度轻的地方向污染程度重的地方进行，清理的污染物按感染性医疗废物进行处理。

6．转运车、转运床消毒　转运车、转运床按照手术间物体表面消毒方法处理。

7．复用手术物品　复用手术器械处理应遵循先消毒、后清洗消毒、再灭菌的原则，预消毒可在手术间内就地浸泡消毒后（1000 mg/L 含氯消毒剂浸泡消毒 30 min），标注"新冠肺炎"标识，密闭运送至消毒供应中心清洗消毒。也可术后及时将手术器械置于密闭转运箱内，标注"新冠肺炎"标识，密闭转运至消毒供应中心集中处置。具体处置方法见前文。

8．布类、织物处理　收集时应避免产生气溶胶，应用双层水溶性感染性织物包装袋盛装，采用鹅颈结式分层封扎，外贴"新冠"标识，交接给回收人员前采取织物袋外喷洒消毒剂（1000 mg/L 含氯消毒剂），密闭运送至洗涤中心集中处置（直接投入洗衣机热力洗涤）。有血液、体液污染较重的织物按医疗废物收集集中处理。

9．铅衣消毒　原则上不建议使用含氯消毒剂或 75% 乙醇擦拭消毒，因对其有腐蚀性，建议使用铅衣专用消毒柜进行消毒，如无铅衣消毒柜，可使用 75% 乙醇擦拭干燥备用。

10．医疗废物处置

（1）分类收集：手术中所产生的废弃物（包括医疗废物和生活垃圾）均视为医疗废物，感染性医疗废物投入双层医疗废物专用包装袋中，采用鹅颈结式分层封扎，如医疗废物中包含大量血液、组织液等液体，可额外增加医疗废物专用包装袋层数，防止医疗废物泄露。同时，医疗废物专用包装袋外标签内容除常规信息外还应标注"新冠"标识。

（2）锐器放在锐器盒中，盒外标签内容除常规信息外还应标注

"新冠"标识。利器盒一术一用，术毕将利器盒封闭，出手术间时外面再增加一层医疗废物专用包装袋，采用鹅颈式封口，包装袋外标注"新冠"。

（3）医疗废物交给回收人员前，采取包装袋外喷洒消毒剂（1000 mg/L 含氯消毒剂）或加套第三层医疗废物袋，鹅颈式封扎方法（包装袋外还应有相应的信息及标识）。

11．注意事项

（1）消毒前，室内物品均不得移出室外。

（2）终末消毒人员的个人防护等级等同于手术人员，有血液体液喷溅可能时，要戴好防喷溅的防护面罩 / 护目镜。

（3）手术标本采用双层标本袋盛装，送检时在外层再加一个大一号的标本袋，并确保最外层不被组织污染，注明"新冠"标识。放入密闭转运箱中及时由人工送至病理科，禁止通过传输系统传送。

（4）废弃组织处理：含病原体的组织和相关保存液等高危险废物，应在产生地点进行压力蒸汽灭菌或者化学消毒处理，然后按照感染性医疗废物收集处理。

（5）鹅颈式封扎方法：扭转袋口，牢固扭转后对折，紧握已扭转部位，封扎带套在医疗废物袋反折下方，封扎带拉紧形成有效密封。

（黄辉萍　徐　艳）

（四）新冠肺炎确诊、疑似及康复患者定点医院转为正常诊疗前终末消毒

新冠肺炎疫情流行期间，绝大部分新冠肺炎患者定点医院为临时征收改造的非传染病医院。随着疫情防控进入常态化，被临时征收改造的医院陆续退出定点医院序列。疑似或确诊新冠肺炎患者及康复期医学观察患者出院后，医疗机构恢复正常诊疗前，需要全面、彻底进行环境终末消毒，对准备恢复日常诊疗服务科室的院感防控工作进行专项评估，必要时可对隔离病区的终末消毒效果进行评价，由具

备资质的实验室相关人员操作，评价合格后方可接诊普通患者。

1．消毒原则 做好终末消毒实施计划，准备好相关的消毒药品、器械和防护用品，参加终末消毒的人员应对消毒范围和对象做到心中有数，以保证消毒工作有条不紊。根据不同区域污染状况和不同污染对象的属性，采取有区别的分类消毒管理和消毒措施。清洁区采取预防性消毒和清洁管理措施，隔离病区的潜在污染区和污染区应实施终末消毒，防止过度消毒的规定，不对室外环境开展大规模的消毒；不对外环境进行空气消毒；不直接使用消毒剂（粉）对人员全身进行喷洒消毒；不在有人条件下对室内空气使用化学消毒剂消毒。

2．消毒范围和对象 终末消毒范围具体包括隔离病房、潜在污染区、发热门诊、CT室、医疗废物暂存间、连接以上各区域的通道、其他可能被污染的病区和场所等。

终末消毒对象包括隔离病区的室内空气、一般物体表面、诊疗设备、地面、墙面、空调系统、床上用品、医用织物、马桶、便盆、痰盂等。

3．终末消毒的方法 消毒程序原则上参照 GB19193-2015《疫源地消毒总则》附录 A 进行。对于隔离病区，消毒顺序按照污染程度先轻后重依次进行。对于消毒对象，按照感染风险由高到低依次处理，推荐优先处理室内空气，再对物体表面和污染物进行处理。

（1）诊疗器械及物品消毒：一次性诊疗器械直接作为医疗废物处理，复用诊疗用品密闭运送至消毒供应中心集中处置，采取先消毒（1000 mg/L 含氯消毒剂浸泡消毒 30 min），再按常规方法处理，首选压力蒸汽灭菌处理，不耐热用品可选择化学消毒剂或低温灭菌设备消毒或灭菌。呼吸机、ECMO、CT 机、监护仪等贵重诊疗设备，应按照各自相应规程或说明书进行处理，其他诊疗设备，如体温计、听诊器、输液泵、血压计、血氧仪、除颤仪等设备表面，可根据具体物品是否耐腐蚀，灵活选择 75% 乙醇、含有效氯 500 mg/L 的含氯消毒液、500 mg/L 的二氧化氯消毒液或符合要求的含双链季铵盐、过氧化氢等一次性消毒湿巾等消毒，含氯消毒剂及二氧化氯消毒剂作用 30 min 后应清水彻底冲洗，避免消毒剂残留。使用一次性消毒湿巾擦拭消毒时可清洁消毒一步到位，一张湿巾只能用于擦拭同一件物品，且一用一折叠，两次折叠后应更换新湿巾。房间内的仪器设备擦拭消毒后搬出房间。

（2）空气消毒：房间内已无患者，隔离病区室内空气消毒可选择消毒剂进行超低容量喷雾消毒。所用消毒剂应符合国家卫生健康部门管理要求，严格按照产品说明书使用浓度、使用剂量、消毒作用时间及操作方法进行消毒，消毒前应将房间内所有抽屉、柜门打开，消毒时确保门窗紧闭，消毒结束后打开门窗充分通风，有负压系统的病室消毒前确定负压系统关闭，消毒结束后打开负压系统充分通风。如采用超低容量喷雾器，选择 3% 过氧化氢或 5000 mg/L 过氧乙酸或 500 mg/L 二氧化氯，按 20 ~ 30 mL/m³ 的用量喷雾消毒，作用 1 ~ 2 h。采用 15% 过氧乙酸（7 ml/m³）加热熏蒸，作用 2 h。采用臭氧发生器进行臭氧消毒，臭氧浓度、消毒时间、操作方法和注意事项等遵循产品的使用说明。

（3）织物消毒：据报道病房棉被、垫褥致病菌与条件致病菌检出率为 73.3%，保洁员应做好防护再进入病室，开窗通风，首先应对室内物品进行清理，拆卸织物，收集时应动作轻缓，避免产生气溶胶。可复用织物如床单、被套、枕套、窗帘、屏风隔离布、床帘等采用双层可溶性织物袋或双层织物袋分层封扎收集，袋上标注"新冠"标识后，密闭运送至织物洗涤中心集中处理，可采用煮沸消毒 30 min，或用含有效氯 500 mg/L 的含氯消毒液浸泡 30 min，然后常规清洗；或用可溶性包装袋盛装后直接投入洗衣机中进行热力洗消。贵重衣物可选用环氧乙烷灭菌器进行处理。被患者体液、血液等污染较重的织物（包括棉絮、枕芯等）及一次性使用织物均按感染性医疗废物进行处置。可擦拭的床垫选用 1000 mg/L 的含氯消毒液或 500 mg/L 的二氧化氯消毒液等擦拭；不能擦拭的棉被、床垫等可使用床单位消毒机消毒，如臭氧床单位消毒机。

（4）环境物体表面消毒：物体表面的消毒可选择含氯消毒剂、二氧化氯消毒剂擦拭消毒。对于不耐腐蚀的个人电子产品、鼠标、键盘、仪器设备操作面板等局部小表面，可选用医用75%乙醇或符合要求的一次性消毒湿巾擦拭消毒。去除肉眼可见的污染物，采用一次性吸水材料去除污染物后，使用1000 mg/L含氯消毒剂进行消毒，作用至少30 min。清除过程中避免接触污染物，清理的污染物按医疗废物集中处置。

使用后的床单元常被患者的分泌物、排泄物、脓血便等污染并携带大量致病微生物，应有序实施以"床单元"为单位的终末清洁与消毒工作，从上到下，从相对清洁物体表面到污染物体表面，清除所有污染与垃圾。多组件组合的物品，如床头柜，应打开抽屉和柜门，将室内和床头柜内杂物放入医疗废物袋，对内外表面都应擦拭到位。

物体表面如设备带、床头柜、床、门、窗、电源开关、水龙头、洗手池、马桶按钮、坐垫及内外表面等用含有效氯1000 mg/L的含氯消毒液或500 mg/L的二氧化氯消毒液等擦拭消毒；物体表面消毒完毕30 min后，打开门窗通风，并根据需要对物体表面进行清水擦拭，去除消毒剂残留。

（黄辉萍　徐　艳）

（五）常见问题与对策

1. 常见问题

（1）综合医疗机构留观病区（室）、过渡病房（室）、发热门诊保洁防护过度，未按照高中低风险地区进行评估后穿戴相应的防护用品。

（2）感染性织物未按照污染程度进行处置，均按医疗废物收集焚烧，如新冠疑似或确诊患者使用后的床单、被套等无明显血液体液污染的感染性织物。

（3）未区分两种情况下终末消毒的差异，一种是患者出院后收治下一位新冠疑似或确诊患者，另一种是新冠疑似或确诊患者清零，医疗机构转为常态化下收治普通患者。

（4）不知晓负压手术间及普通感染手术间终末消毒的区别，未掌握排风口、回风口消毒要求及过滤系统消毒要求。

（5）消毒误区

①消毒过度，包括长时间使用紫外灯照射消毒或使用空气消毒机消毒。②不注重通风，未意识到通风的重要性。③对喷雾消毒或熏蒸消毒方法不熟悉。一方面不知晓如何选择消毒剂、对使用剂量及使用浓度不清晰；另一方面消毒剂使用不规范，表现在使用过氧乙酸进行熏蒸后关闭时间较长（一周时间）。④过度依赖喷雾消毒，认为过氧化氢等喷雾消毒能够穿透织物（床垫、枕头等）。⑤对消毒剂浓度相关知识掌握不足，导致消毒剂浓度不足或过高。

2．对策

（1）医疗机构相关职能部门及临床科室定期召开联席会议，因地制宜、评估接触新冠肺炎风险，根据不同工作岗位暴露风险的差异及有关文件要求选择防护用品，并根据风险评估适当调整；明确相关规定，制定终末消毒制度及流程，拟定岗位职责及保洁人员防护要求，确保清洁消毒工作落实到位。

（2）强化培训，定期组织学习相关制度、流程及要求，确保制度落地；学习终末消毒相关知识，包括消毒剂选择、配置及使用；掌握雾化消毒及熏蒸消毒方法。

（3）后勤设备部门、医院感染管理部门及相关科室应了解医疗机构空调系统、负压系统的设置情况、运行状况是否正常、相关指标是否符合规范要求，掌握手术间空调系统与净化系统的设置，定期对回风口、排风口及过滤系统进行维护等。明确终末消毒时如何正确处置回风口与排风口。

（4）加强对新冠病毒感染相关知识宣教，避免恐慌心理。

（5）轻度污染的感染性织物，应回收处置，避免资源浪费，被血液、体液污染的棉絮、枕芯等物品，无条件处置时可按照感染性医疗废物收集焚烧。护理部、感染管理部门应与织物洗涤中心拟定感染性织物的清洗、消毒方法及流程，对回收、清洗、消毒等环节进行质控。

（徐　艳）

第三节　新冠肺炎疫情常态化下的隔离

传染病防治要切实做到早发现、早报告、早隔离、早治疗、早防控"五早"要求，早期快速识别患者，是诊治，更是感控问题。隔离是采用各种方法、技术，防止病原体从患者及携带者传播给他人的措施。隔离实施应遵循"标准预防"和"基于疾病传播途径（接触传播、飞沫传播、空气传播和其他途径传播）的预防"原则，加强传染病患者的管理，采取有效措施，管理感染源、切断传播途径和保护易感人群。

一、标准预防及传播途径

（一）标准预防

标准预防（standard precaotion）是医院感染防控的基本理念，其目标是建立医务人员与患者之间的屏障，针对医院所有患者和医务人员采取的一组预防感染措施。包括手卫生，根据预期可能的暴露选用手套、隔离衣、口罩、护目镜或防护面屏，以及安全注射。也包括穿戴合适的防护用品处理患者环境中污染的物品与医疗器械。标准预防基于患者的血液、体液、分泌物（不包括汗液）、非完整皮肤和黏膜均可能含有感染性因子的原则。

（二）空气传播

空气传播（airborne transmission）为带有病原微生物的微粒子（≤ 5 μm）通过空气流动导致的疾病传播，包括专性经空气传播疾病（开放性肺结核）和优先经空气传播疾病（麻疹和水痘）。

（三）飞沫传播

飞沫传播（droplet transmission）为带有病原微生物的飞沫核（> 5 μm），在空气中短距离（1 m 内）移动到易感人群的口、鼻黏膜或眼结膜等导致的传播。如百日咳、白喉、流行性感冒、病毒性腮腺炎、流行性脑脊髓膜炎等，在标准预防的基础上，还应采用飞沫传播的隔离预防。

（四）接触传播

接触传播（contact transmission）为病原体通过手、媒介物直接或间接接触导致的传播。如多重耐药菌感染、血源性传播疾病等。

二、传染病病区或隔离病房的建筑布局要求

（一）隔离病区

应位于相对独立区域，布局合理，分为清洁区、潜在污染区和污染区。呼吸道传染病隔离病区三区之间应设置缓冲间，缓冲间两侧的门不应同时开启，无逆流，不交叉。经空气传播疾病的隔离病区，应设置负压病室，病室的气压宜为 –30 Pa，缓冲间的气压宜为 –15 Pa。负压通风，上送风、下排风；病室内送风口应远离排风口，排风口置于病床床头附近，排风口下缘靠近地面但应高于地面 10 cm。门窗应保持关闭。病室送风和排风管道上宜设置压力开关型的定风量阀，使病室的送风量、排风量不受风管压力波动的影响。负压病室内应设置独立卫生间，有流动水洗手和卫浴设施。配备室

内对讲设备。

（二）感染性疾病科

应设在医院相对独立的区域，远离儿科病房、重症监护病房和生活区。设置医患通道、应分区明确，标识清楚。不同种类的感染性疾病患者应分室安置，每间病室不应超过 4 人，病床间距应不少于 1.1 m。病房应通风良好，自然通风或安装通风设施，以保证病房内空气清新。配备适量非手触式流动水洗手设施。

（三）普通病区

应在病区的末端设一间或多间隔离病室。同种感染性疾病、同种病原体感染患者可安置于一室，病床间距宜大于 0.8 m。病室床位数单排不应超过 3 床，双排不应超过 6 床。急诊观察室床间距应不小于 1.2 m。

（四）普通门诊、儿科门诊、感染疾病科门诊

宜分开挂号、候诊。发热门诊应符合发热门诊建筑布局要求，实施闭环管理。诊室应通风良好，配备适量的流动水洗手设施和（或）配备速干手消毒剂。建立预检分诊制度，发现传染病患者或疑似传染病患者，应到专用隔离诊室或引导至感染疾病科门诊诊治，可能污染的区域应及时消毒。

三、隔离原则

1．一种疾病可能有多种传播途径时，应在标准预防的基础上，采取相应传播途径的隔离与预防。

2．隔离病室应有隔离标志，并限制人员的出入，严禁探视及陪护。黄色为空气传播的隔离，粉色为飞沫传播的隔离，蓝色为接触传播的隔离。

3．疑似患者应单人间安置，确诊的同种病原体感染患者可安置

于同一病室。受条件限制的医院,同种疾病患者可安置于一室,两病床之间距离不少于 1.1 m。

4. 应明确服务流程,保证洁、污分开,防止因人员流程、物品流程交叉导致污染。

5. 通风系统应区域化,防止区域间空气交叉污染。

6. 经空气或飞沫传播疾病的患者,患者病情容许时,应戴外科口罩,定期更换,并限制其活动范围。

7. 诊疗器械应专用,无条件专人专用时,应该一用一消毒。

8. 患者产生的生活垃圾均按医疗废物处理,放置于双层医疗废物袋,分层鹅颈结包扎,做好交接、密闭转运。

9. 应减少患者转运,当需要转运时,医务人员应做好防护。

10. 患者使用的床单、被罩等物品每周定期更换,发现明显污染后及时更换。用后的上述物品使用橘红色感染性医用织物袋封扎,按感染性织物清洗消毒。

11. 医务人员应依据标准预防和加强防护的原则,根据预期暴露风险选择相应的防护用品。医疗机构应定期开展医务人员穿脱防护用品培训,考核合格后方可上岗。应建立院、科两级督导制度,发现问题,立整立改。

（孙吉花）

第四节　新冠肺炎疫情期间的隔离

一、隔离的原则

（一）被隔离人员的判定

发现新冠肺炎疑似患者、确诊患者和无症状感染者后,相关部门开展高质量流行病学调查,迅速准确划定密切接触者、需实施封控管理和终末消毒处置的范围,实施消毒隔离措施,全面落实早发现、早报告、早隔离、早诊断、早治疗、早防控的措施，尽早控制可能的感染源，有效阻断传播。

按照新冠肺炎流行病学特点，传染源主要是新型冠状病毒感染的患者和无症状感染者，在潜伏期即有传染性，发病后 5 天内传染性较强。密切接触者的判定主要是疑似病例和确诊病例症状出现前 2 天开始或者无症状感染者标本采集前 2 天开始，在这期间内与患者有近距离接触而且没有采取防护的人员。

（二）隔离方式

按照新冠肺炎流行病学特点，其主要传播途径为经呼吸道飞沫接触和密切接触传播，接触病毒污染的物品也可造成感染。在相对封闭的环境中长时间暴露于高浓度气溶胶情况下存在经气溶胶传播的可能。由于在粪便、尿液中可分离到新型冠状病毒，应注意其对环境污染造成接触传播或气溶胶传播。因此隔离方式为在标准预防基础上，主要采取以阻断接触传播、飞沫传播途径的防控措施，产生气溶胶操作时需采取空气传播途径的防控措施。

二、隔离的措施

（一）隔离场所设置

1. 新冠定点医疗机构

（1）应当相对独立，与人口密集居住与活动区域保持一定防护距离。

（2）根据需要分为行政后勤管理办公区、医务人员生活区（宿舍及食堂）、病区和物资库房等，分区标识要明确。

（3）具有独立化粪池，污水在进入市政排水管网前，进行消毒处理，消毒后污水应当符合《医疗机构水污染物排放标准》（GB18466-2005）。

2. 收治疑似或确诊新型冠状病毒感染的肺炎患者的病区（房）

（1）建筑布局和工作流程应当符合《医院隔离技术规范》等有关要求，设置负压病区（房）的医疗机构应当按相关要求实施规范管理。

（2）分区明确，标识清楚。新冠定点救治医疗机构病区应按照"三区二通道"建筑布局进行设置，即清洁区、潜在污染区及污染区、医务人员通道及患者通道，"三区"之间设立缓冲间，缓冲间两侧的门不应同时开启，以减少区域之间空气流通。条件不具备时，确保"二区二通道"建筑布局，即清洁区、污染区、医务人员通道及患者通道。

（3）病室内应有良好的通风设施，自然通风或安装通风设施，以保证病房内空气清新。摘脱防护用品房间、医务人员用餐室、医务人员休息室应确保有效通风。

（4）各病室应设置独立卫生间。

（5）病区内配备适量的非手触式开关的流动水洗手设施。

3. 集中隔离医学观察对象场所

（1）应当具备通风条件，能够为集中隔离医学观察对象提供独立房间和独立卫生间，满足日常消毒措施的落实。

（2）房间内卫生间均配备肥皂或洗手液、流动水和手消毒液。

（3）最好具有独立化粪池。污水在进入市政排水管网前，进行消毒处理，消毒后污水应当符合《医疗机构水污染物排放标准》（GB18466-2005）；如无独立化粪池，则用专门容器收集排泄物，消毒处理后再排放，消毒方式参照特定场所消毒技术方案中粪便与污水消毒方法。

（二）患者安置

新冠肺炎疑似患者必须单间隔离；新冠肺炎患者及无症状感染者集中救治，单间安置，受条件限制的医院，可分别安置于一室，每间病室不应超过4人，病床间距应不少于1.1 m；密切接触者采取集中隔离医学观察管控措施，集中隔离医学观察对象应当单人单间居住。

（三）新冠定点救治机构隔离要求

1．人员管理　医疗机构要结合工作强度和岗位特点，合理调配医务人员，科学安排诊疗班次，保持医务人员合理休息，不鼓励带病上岗。一线医务人员下班后应集中管理，确保单间居住，每日进行自主健康监测。

2．科学防护，精准施策　配备符合要求、数量合适的防护用品。医务人员应根据操作中可能的暴露风险选择适当的防护用品，如当可能接触患者的血液、体液、分泌物、排泄物、呕吐物污染物品时，戴手套；可能受到血液、体液、分泌物等喷溅时，戴护目镜或防护面屏、穿隔离衣；接触新冠肺炎患者时穿防护服；有条件单位实施可产生气溶胶操作时戴正压头套或全面型呼吸防护器。污染区工作人员应佩戴"头戴式"医用防护口罩（避免使用"挂耳式"医用防护口罩）。

3．在实施标准预防的基础上，采取接触隔离、飞沫隔离和必要时空气隔离等措施。具体措施包括：

（1）进出隔离病房，应当严格执行《医院隔离技术规范》《医务人员穿脱防护用品的流程》，选择适当的防护用品，正确实施手卫生及穿脱防护用品。条件允许时，建议设置两个脱衣间，脱衣间应通风、宽敞。根据脱衣间的面积设置摘脱点，每个摘脱点应配备脱衣镜、摘脱流程、手消毒剂、医疗废物桶、复用物品回收容器等。条件允许时二脱间安装洗手池，防护用品脱卸完后可进行流动水洗手，再佩戴医用外科口罩。

（2）用于诊疗疑似或确诊患者的听诊器、体温计、血压计等医疗器具及护理物品应当专人专用。若条件有限，不能保障医疗器具专人专用时，每次使用后应当进行规范的清洁和消毒。

（3）禁止探视，可采取信息化方式远程沟通；不设陪护。

（4）严格执行环境物体表面日常与终末清洁与消毒（具体按照本书第六章第二节"环境清洁与消毒"要求进行）。

（5）严格执行设施设备、复用器械、内镜及物品的日常与终末清洁与消毒（具体按照本书第六章第二节"复用物品及器械清洁与消毒"要求进行）。

（6）规范医疗废物的管理，患者产生的生活垃圾按照感染性医疗废物处置（具体按照本书第四章第一节"医疗废物处置要求"进行）。

（7）规范感染性织物的回收、清洗及消毒管理（具体按照本书第七章第三节"医用织物的管理"要求进行）。

4．患者管理

（1）对疑似或确诊患者及时进行隔离，并按照规定路线由专人引导进入隔离区。

（2）加强对患者的宣教，指导患者正确佩戴外科口罩，正确实施呼吸、咳嗽礼仪和手卫生，就餐时确保 1 m 间隔距离等。

（3）对被隔离的患者，原则上其活动限制在隔离病房内，减少患者的移动和转换病房，若需外出检查时，应当采取相应措施如佩戴医用外科口罩，防止患者对其他患者和环境造成污染。

（4）疑似或确诊患者出院、转院时，应当更换干净衣服后方可离开，患者住院期间使用的个人物品经消毒后方可带走，按《医疗机构消毒技术规范》对其接触环境进行终末消毒。

（5）疑似或确诊患者死亡后应对尸体及时进行处理。处理方法为：用 3000 mg/L 的含氯消毒剂或 0.5% 过氧乙酸棉球或纱布填塞患者口、鼻、耳、肛门等所有开放通道；用双层布单包裹尸体，装入双层尸体袋中，由专用车辆直接送至指定地点火化。

（四）隔离观察机构隔离要求

1．集中隔离医学观察对象应当单人单间居住。

2．观察对象严禁相互接触。除工作人员外，严格限制人员进出。

3．工作人员要求

（1）集中观察点管理人员应当穿戴一次性工作帽、医用外科口罩、工作服、一次性手套，与被隔离对象保持 1 m 以上距离。如近距离接触时，应当佩戴医用防护口罩。配制消毒液时，应当戴乳胶手套、护目镜或防护面屏等。

（2）严格执行手卫生。

（3）做好自主健康监测。

4．加强对隔离场所的清洁与消毒，使用 500 mg/L 含氯消毒剂擦拭消毒，每日至少 1 次，高频接触物体表面加强消毒频次，若受到污染随时消毒。

5．隔离观察点生活垃圾按照感染性医疗废物处置，织物按照感染性织物处置。

6．严格按照标准做好隔离场所粪便污水的消毒处理，有效降低疾病的传播风险。

7．做好送餐等环节管理。

8．落实集中隔离人员健康监测工作，每天早、晚对其各进行一次健康状况监测，包括测量体温、询问健康状况等，并记录监测情况。

三、常见问题与对策

（一）常见问题

1．新冠定点救治医疗机构建筑布局不符合传染病建筑布局要求，不知晓"三区两通道"的建设要求，甚至采取通过地上划线来区分"三区"，无实际缓冲隔断，各区域标识不明确等。

2．不重视防护用品摘脱间、医务人员休息室及就餐室的环境通风，过度依赖空气消毒机及紫外灯照射，未意识到臭氧对人体的伤害。

3．不重视生活区管理，缺乏对宿舍及食堂管理要求。

4．不知晓如何正确选择与使用防护用品，过度防护现象严重，误认为穿戴防护用品时必须严严实实，使用胶布密封口罩与防护服的缝隙、密封护目镜周边；误以为必须双层手套、双层鞋套、双层帽子、双层口罩（医用防护口罩外套医用外科口罩）；未理解隔离衣使用的意义，防护服外套隔离衣离开污染区时才脱卸；防护服颈部遮盖医用防护口罩现象比较常见；手套作为防护使用，外科手套在佩戴前未检查手套的完整性。

5．手卫生细节未到位，取手消毒剂或洗手液后直接进行六步搓揉，未先均匀涂抹双手。

6．患者安置不正确，疑似患者未单间隔离或隔离间未配备独立卫生间。

7．缺乏相关设施、流程等，例如穿防护用品处缺穿衣镜、流程等，穿防护用品处设置位置不合理，脱防护用品处狭窄、不通风，未根据脱衣间的面积设置摘脱点，未在每个摘脱点配备脱衣镜、摘脱流程、手消毒剂、医疗废物桶、复用物品回收容器等。

8．环境物表、设施设备、复用器械、内镜及物品的清洁消毒不到位。

9．医疗废物管理不到位，表现在制度、流程不健全，预案流于形式；医疗废物转运及处置能力应对不足；分类收集不规范，利器盒未摆放于方便可及之处，容易发生职业暴露，收集过程中未执行消毒液对外包装喷洒（或喷洒不均匀，或满地流淌消毒液）或未加套第三层外包装袋；不重视交接，不称重、不登记，分类不明确，某些单位使用医疗废物袋装利器盒，收集登记时把损伤性医疗废物按照感染性医疗废物登记；转运不规范，转运车不密封。

10．感染性织物清洗消毒管理不规范，误以为必须焚烧处置。

（二）对策

1．医院感染管理人员必须参与医疗机构重点部门建设，对重点部门感染防控建筑布局提出相关要求，特别是新冠定点医疗机构病区改建，确保符合传染病收治相关要求。

2．拟定医疗机构清洁消毒隔离制度，制定相关流程，强化培训，确保工作人员严格执行相关隔离控制制度。

3．优化防护用品穿脱流程，加强医务人员上岗前培训考核，规范防护用品穿戴，避免过度防护。

4. 通过信息系统可视化方式加强对医务人员行为隔离的监督，包括穿脱防护用品、手卫生等，及时总结分析，落实改进措施，实现持续质量改进。

5. 通过门禁系统、门单向开启控制等方式，加强对出入通道的管理。

（徐 艳）

参考文献

［1］薛鑫，韩黎，李海峰，等. 武汉火神山医院感染防控技术指引体系建设［J］. 中华院感染学杂志，2020，30（12）：1761-1767.

［2］倪晓平，邢玉斌，索继江，等. 医疗机构中微生物气溶胶的特性与作用［J］. 中华医院感染学杂志，2020，30（8）：1183-1190.

［3］SWX Ong，YK Tan，PY Chia，et al. Air Surface Environmental and Personal Protective Equipment Contamination by Severe Acute Respiratory Syndrome Coronavirus 2（SARS-CoV-2）From a Symptomatic Patient ［J］. JAMA ，202，323（16）：1610-1612.

［4］李春辉，黄勋，蔡虻，等. 新冠肺炎疫情期间医疗机构不同区域工作岗位个人防护专家共识［J］. 中国感染控制杂志，2020，19（3）：199-213.

［5］胡必杰，刘荣辉，刘滨，等. SIFIC 医院感染预防与控制操作图解［M］. 上海：世纪出版股份有限公，2015.

［6］中华人民共和国卫生部. 医疗机构消毒技术规范：WS/T 367-2012［S］. 北京，2012.

［7］国家卫生健康委员会. 医疗机构环境表面清洁与消毒管理规范：WS/T 512-2016 ［S］. 北京，2016.

［8］国家卫生健康委办公厅. 关于印发消毒剂使用指南的通知（国卫办监督函 ［2020］ 147 号）［EB/OL］. ［2020-02-19］. http：//www.

nwccw.gov.cn/2020-02/19/content_279722.htm.

[9] 国家卫健委办公厅. 国家中医药管理局办公室. 新型冠状病毒肺炎诊疗方案（试行第八版）（国卫办医函［2020］680号）[EB/OL]. [2020-08-19]. http：//www.nhc.gov.cn/xcs/zhengcwj/202008/0a7bdf1 2bd4b46e5bd28ca7f9a7f5e5a.shtml.

[10] 中华人民共和国卫生部. 医院洁净手术部建筑技术规范：GB50333-2013［S］. 北京，2013.

[11] 中华人民共和国卫生部. 医院空气净化管理规范：WS/T 368-2012［S］. 北京，2012.

[12] 国家卫生健康委员会. 经空气传播疾病医院感染预防与控制规范：WS/T 511-2016［S］. 北京，2016

[13] 中华人民共和国卫生部. 医院隔离技术规范：WS/T 311-2009［S］. 北京，2009.

[14] 国务院应对新型冠状病毒肺炎疫情联防联控机制综合组. 新型冠状病毒肺炎防控方案（第八版）（联防联控机制综发〔2021〕51号）. [EB/OL]. [2021-05-11]. http：//www.nhc.gov.cn/jkj/s3577/20210 5/6f1e8ec6c4a540dggfafef52fc86d0f8.sthm/.

第七章

重点部门、重点人群、重点环节的感染防控

第一节　重点部门的感染防控

重点部门感染防控应在标准预防基础上，遵循国家卫健委发布的《关于进一步加强医疗机构感染预防和控制工作的通知》及随文下发的《医疗机构感染预防和控制基本制度》的相关要求，根据原卫生部发布的《医院感染管理办法》和国家卫健委医院感染标准委员会、全国消毒技术与设备标准化技术委员会等下发的相关国家标准和规章制度落实相关防控工作。部分重点部门如肺功能、口腔、耳鼻喉科等，在新冠肺炎疫情流行期间可能暂停运行，仅特殊情况下开放，故不涉及疫情下的防控要求。

一、门诊的感染防控特点及要求

医疗机构门诊具有人流量大、人员密集、人员结构复杂的特点，是容易发生交叉传播的高危区域。在新冠肺炎疫情防控的特殊时期，医疗机构除了参照《医疗机构门急诊医院感染管理规范》（WS/T 591-2018）做好常规的感染防控措施之外，还需要采取一些额外的措施。

医疗机构应控制门诊人流量，可采取预约就诊制度，提供电话、微信、手机 APP、网站等多种预约方式，为患者提供便利，同时引导患者根据预约时间错峰就诊。同时，为了节约患者排队的时间，可让就诊患者和陪同人员提前准备流行病学调查相关信息。除了控制人流量，患者的宣教也至关重要，医疗机构门诊应在明显位置，通过多种传媒方式（海报、视频）针对新型冠状病毒的防控措施进行宣教，对患者的执行起督促作用。

门诊入口应设置发热预检区域，所有人员都应进行体温检测、查验健康码和流行病学调查后方可进入，流行病学调查至少要包括是否有相关症状和体征、近 14 天内是否有中高风险地区旅行史、近

14 天内是否有疑似 / 确诊新冠患者密切接触史等。一旦发现发热患者，且复核无误后，应安排专人引导至发热门诊就诊，并及时对预检区域进行清洁消毒。预检处应设置在宽阔、通风处，在自然通风条件不好时，应配备机械通风设施并保证换气次数，或使用可人机共存的动态空气消毒机。预检处需要配备充足的手卫生用品，除了要规范工作人员的手卫生执行情况，同时也要鼓励患者及陪护人员进行手卫生。此外，预检处的工作人员还需特别注意患者口罩的佩戴情况，对于未佩戴口罩的患者，应配发医用口罩；佩戴带呼吸阀口罩的患者，应用胶带封闭呼吸阀或配发医用口罩。为了保证预检分诊工作有序进行、不遗漏，应对门诊各出入口进行规划和管理。各医疗机构根据门诊的布局流程，调整门诊出入路径，保证人员"单向流动"，不逆流。

加强重点区域管控，不断完善呼吸科、口腔科、血透室、儿科、产科等重点科室的就诊流程，条件允许时尽量安排相对独立的诊区或通道，必要时对体温和流行病学史进行二次筛查。针对其他普通诊室，严格落实一人一诊室，并保证诊室充分自然通风或采取有效的动态空气消毒措施，每日做好环境终末消毒，必要时可加大消毒频次。

常见问题与对策：

（1）门诊预检处的医务人员是否需要佩戴护目镜 / 防护面屏？

不需要。护目镜和防护面屏仅是针对可能存在飞沫传播及近距离血液、体液喷溅风险情况下才需要佩戴。而门诊预检时，仅会与规范佩戴口罩的患者进行交流，这种情况下不需要佩戴护目镜 / 防护面屏。

（2）门诊医务人员是否需要佩戴医用帽？

美国 CDC 的标准预防中未将帽子列入个人防护用品中，故普通门诊不需要佩戴医用帽，仅在进行有血液、体液喷溅风险的操作如内镜、口腔诊疗等时应佩戴医用帽。

（3）门诊大厅人流量很大，是否需要常规对环境进行喷洒消毒？

不应对环境进行喷洒消毒。首先应通过预约等手段控制人流，减少聚集；其次应加大换气次数，保证通风效果，必要时可在无人的情况下进行过氧化氢、次氯酸、二氧化氯等超低容量雾化消毒；不应进行喷洒化学消毒剂消毒，在容易腐蚀环境的同时对人体有害且达不到消毒效果。

（4）门诊出入口是否可以使用门帘？

不建议使用。所有出入人员都需要用手接触门帘，一旦门帘污染，容易造成交叉传播，而门帘又不容易进行清洁消毒。

（陈　翔　高晓东）

二、肺功能室的感染防控特点及要求

肺功能检查通常为非紧急必要检查项目，且患者在行肺功能检查时需进行反复用力呼吸，易引起患者咳嗽等呼吸道反应，有产生喷溅及高浓度气溶胶传播的风险，故对于疑似或确诊新冠病毒感染的患者，应建议择期再行相关检查。对于疫情期间或高风险地区，原则上应暂停肺功能检查。

1. 诊疗区域管理

（1）减少人员聚集，采用预约单上打印宣教视频二维码自行学习的方式代替集中宣教。

（2）应选择通风良好的诊室并保证有效通风，每日至少通风2～3次，每次不少于30 min，也可采用机械通风的方式。严格按"一人一诊室"进行检查操作。检查期间如无特殊情况，陪诊人员不得入内。

（3）加强候诊区域管理，避免人员聚集，陪诊人员不宜超过1人。候诊过程中患者及陪诊人员应全程佩戴口罩。

2. 医务人员个人防护　医务人员应穿戴医用帽、医用外科口罩、手套、护目镜或防护面屏、穿隔离衣。防护用品遇污染应及时更换，严格正确穿脱，并及时进行手卫生。

3．设备附件清洁消毒

（1）过滤器及咬嘴应一次性使用，一用一更换。

（2）每位患者检查结束应更换传感器及螺纹管。可使用一次性螺纹管，一用一更换，若为可复用材质，宜每次使用后进行高水平消毒处理，建议密闭转运至消毒供应中心。使用后的传感器应用酶液进行超声清洗后，2%戊二醛浸泡消毒至少20 min（或其他消毒液规范高水平消毒，作用时间根据产品说明书确定），取出后用蒸馏水或纯化水冲净，75%～95%乙醇冲洗后干燥备用。

4．环境及物表清洁消毒　每次检查结束后，应由专人对诊室进行环境物体表面清洁消毒，特别是仪器设备表面。采用500 mg/L含氯消毒剂或对杀灭新冠病毒有效的消毒湿巾等擦拭消毒，并保证足够的作用时间。必要时可在无人状态下采用过氧化氢、次氯酸、二氧化氯等超低容量喷雾对空气及物体表面进行消毒。

5．常见问题与对策

消毒传感器及螺纹管若无法做到一人一换，是否可多人完成检查后再更换并消毒传感器及螺纹管？

不建议。基于感染防控原则并不建议多人使用后再进行更换消毒，建议各医院配备足够设备及相关附件。如条件不允许，可对患者进行风险评估，高危情况下及时更换并消毒。

（沈　燕　高晓东）

三、急诊的感染防控特点及要求

急诊是医疗机构疫情防控的第一关，存在病情危急、人群密集、人员结构复杂、流程环节多、涉及科室部门多等现实情况，易发生呼吸道传染病的聚集和传播。

1．急诊入口设置预检分诊台，对每位进入急诊的患者应预检分诊，落实体温检测、流行病学史问询和健康码识别等措施。询问过去14天内国内中高风险地区和境外旅居史、新冠病毒感染者接触史、近期有无发热和干咳等症状等，做到不漏检、不误检，及时合理安排每位就诊患者的去向。

2．落实不同的防护措施

总体要求：在预检、抢救室、ICU、留观室、诊室都需配置足够安全的防护设备、手卫生和环境消毒用品，加强对急诊医务人员的健康管理，每日开展体温检测和呼吸道监测，发热或有呼吸道症状的工作人员应暂停工作，并进行新冠病毒核酸检测，医务人员应当根据服务患者的不同，采取不同的防护措施。

（1）常态化下急诊的医务人员：严格遵守标准预防的原则，工作时应穿工作服、戴医用外科口罩，认真执行医务人员手卫生规范，视情况使用乳胶手套。

（2）适用于实施气管插管等可引发气溶胶感染而进行高危操作的医务人员：应穿戴医用帽、手套、医用外科口罩、护目镜或面罩、隔离衣。诊疗不同患者应更换个人防护用品。

（3）当地有新冠病毒疫情暴发流行时，可适当提高防护要求，可穿戴医用帽、手套、医用防护口罩、护目镜或面罩、隔离衣。

3．加强人员管控，规范等候区域设置管理，避免人群聚集。多途径限制诊区内人流。医疗机构应充分利用信息化，优化就诊流程，坚持"一人一诊一室"；充分利用各类就诊叫号、检查预约等系统，分流患者。

4．环境物体表面的清洁消毒

（1）疫情常态化下首选 500 ~ 1000 mg/L 含氯消毒剂或消毒湿巾等擦拭，不宜采取喷洒消毒方式。

（2）如有血液、体液污染时应先用一次性吸水材料蘸取 5000 ~ 10000 mg/L 的含氯消毒液或者专用吸湿消毒干巾小心移除后再擦拭消毒。清除过程中避免接触污染物，清理的污染物按感染性废物收集处置。

（3）接诊收治过疑似或确诊新冠病毒感染者后，应及时进行终末清洁消毒处理，消毒方法参照发热门诊的终末处理。

（4）当地有新冠病毒疫情暴发流行时，不应提高消毒剂浓度，应加强消毒频次。

5．空气消毒

（1）常态下能开窗的区域（如诊室）应开窗通风，加强空气流通，每天不少于 2 次，每次至少 30 min。

（2）不能开窗通风的区域可采用机械通风或动态空气消毒器消毒空气，可采用紫外线照射或过氧化氢、次氯酸和二氧化氯等消毒剂超低容量雾化在无人状态下进行空气消毒。

6．规范设置急诊核酸采样点

应选择通风良好的区域开展新冠病毒核酸采集工作，避免在急诊大厅、候诊区等人群密集区域进行新冠病毒核酸采集工作。

7．常见问题与对策

（1）急诊的预检分诊如何正确分诊？

对策：加强医务人员的医院感染疫情知识培训，加强落实预检分诊制度（包括测量体温＼出示健康码＼询问填写患者及陪伴流行病史。一旦有发热患者，应按规定路线引导发热患者至发热门诊就诊，制定并完善重症患者转诊、救治应急预案并严格执行。

（2）急诊的预检台医务人员应佩戴何种类型口罩？

对策：急诊预检的医务人员因不需要进行医疗操作，只需要根据相关规范要求佩戴医用外科口罩，仅在当地有新冠肺炎疫情暴发流行期间可适当调整为医用防护口罩。

（3）急诊区域是否应设置负压单间收治疑似或确诊新冠患者？

对策：不建议。进入急诊的患者应进行预检，疑似或确诊新冠患者应送至发热门诊就诊，就诊过程中发现的疑似或确诊新冠患者也应及时转运至发热门诊就诊。但如急诊诊治开放性肺结核等呼吸道传染病患者较多，则应设置负压单间病房收治此类患者。

（崔扬文　高晓东）

四、口腔科门诊的感染防控特点及要求

口腔科操作多在相对封闭的环境中长时间暴露于高浓度气溶胶情况下，存在经气溶胶传播的风险较高；牙科动力主要有涡轮钻和电钻，在操作中会造成喷溅，从而产生气溶胶，扩散可导致他人感染，故应高度重视，在诊疗操作中做好防护，防止感染的传播。当地有新冠肺炎疫情暴发流行期间，应暂停口腔科常规诊疗工作。

1. 患者管理

（1）对非紧急必要的口腔疾患鼓励采用电话、微信、网络等方法进行咨询并推行门诊预约制度。

（2）规范进行预检分诊，避免不必要的人群聚集。

2. 诊疗操作防控管理

（1）严格落实"一人一诊一室"，宜实施四手操作。

（2）进行可能产生气溶胶的操作前，建议患者进行口腔消毒或含漱。

（3）在诊疗操作中应降低气溶胶的产生，例如使用吸引器及时吸唾，避免患者呛咳等。

（4）可采取通风（包括自然通风和机械排风）措施，保持室内通风良好。可选用动态空气消毒机对空气进行消毒。

（5）无人情况下可选择过氧化氢、次氯酸、二氧化氯等消毒剂超低容量雾化消毒。

3. 规范的个人防护

（1）常规口腔诊疗操作：工作服、医用帽、医用外科口罩、手套。

（2）产生气溶胶操作时应在常规的基础上加穿隔离衣、护目镜或防护面罩。诊疗不同患者应合理更换个人防护用品。

（3）当地新冠肺炎疫情暴发流行期间，可改医用外科口罩为医用防护口罩。

（4）所有操作人员均需培训、考核合格后方可上岗，规范穿脱防护用品。

4．手卫生管理

（1）操作前后均应进行手卫生。

（2）可选用含醇速干手消毒剂或醇类复配速干手消毒剂；醇类过敏者，可选择季铵盐类等有效的非醇类手消毒剂。

（3）应每间诊室配置洗手池、洗手液、干手纸，如有血液、体液污染时建议水洗。

5．诊疗环境管理

（1）每个患者诊疗结束后，牙椅等高频接触物体表面用消毒湿巾或 500 mg/L 的含氯消毒液进行擦拭消毒。

（2）如有血液、体液污染时应先用一次性吸水材料沾取 5000 ～ 10000 mg/L 的含氯消毒液或专用吸湿消毒干巾小心移除后再擦拭消毒。清除过程中避免接触污染物，清理的污染物按医疗废物集中处置。

（3）当地有新冠肺炎疫情暴发流行时，不应提高消毒剂浓度，应加强消毒频次。

6．器械管理

（1）复用器械应在诊室及时进行预处理，首选酶液（可选有消毒作用的酶液）浸泡，后密闭转运进行消毒灭菌。

（2）首选压力蒸汽灭菌，不耐热物品可选择化学消毒剂或低温灭菌设备进行消毒或灭菌。

（3）锐器使用后及时放入锐器盒，避免二次分拣。

7．牙椅水路　诊疗结束或定期用消毒液进行冲洗消毒。

8．常见问题与对策

（1）口腔操作都需要穿一次性隔离衣或防护服吗？

对策：一般操作不需要，但如进行产生气溶胶的操作时应加穿一次性隔离衣、护目镜或防护面屏等。

（2）做不到"一人一诊一室"怎么办？

对策：为避免飞沫和气溶胶传播，国家规范要求门诊应"一人一诊一室"，但确实存在部分医疗机构的口腔科、耳鼻喉科等科室无法做到，可选择性采用每个椅位间用物理隔断。

（3）复用器械是先消毒还是先清洗？

对策：如是确诊或疑似新冠病毒感染者使用过的器械，应先消毒再清洗；普通患者使用过的仍遵循先清洗后消毒原则。

（孙　伟　高晓东）

五、内镜中心（室）的感染防控特点及要求

对于低风险地区或常规排除新冠病毒感染的患者行内镜诊疗，应严格遵照《软式内镜清洗消毒技术规范》（WS 507-2016）做好医务人员的个人防护及内镜清洗消毒等相关工作。

国家卫健委《新型冠状病毒肺炎诊疗方案（试行第七版）》便已指出"在粪便、尿液中可分离到新冠病毒，应注意其对环境污染造成接触传播或气溶胶传播"，故为疑似或确诊新冠病毒感染者进行相关内镜诊疗时应严格落实相关防控措施。

1. 诊疗原则　在加强预检分诊的基础上，诊疗医生应根据最新版《新型冠状病毒肺炎诊疗方案》再次进行排查工作，可要求胃肠镜及气管镜患者诊疗前提供7天内新冠病毒核酸阴性报告。对于疑似或确诊新冠病毒感染者因病情急需行内镜诊疗者，应在指定的医疗机构或具备相应防控条件的特定诊室内进行。

2. 诊疗环境

（1）严格落实"一人一诊一室"，避免候诊区和诊室人群聚集。

（2）应保证诊室通风良好，必要时可采用机械通风、动态空气消毒机等保证空气质量。

（3）对疑似或确诊新冠病毒感染患者开展相关内镜诊疗操作时，应首选在负压或通风良好的环境下，无条件者应设置专用诊室，严格落实相关隔离措施。

3. 医务人员个人防护

（1）疫情常态化下，根据风险级别选择个人防护用品，胃肠镜

诊疗人员建议佩戴医用帽、医用外科口罩、护目镜或防护面屏、隔离衣、手套；如气管镜则须评估结核感染风险，酌情将医用外科口罩改为医用防护口罩。

（2）为疑似或确诊新冠病毒感染患者内镜诊疗时应规范防护，正确穿戴医用帽、医用防护口罩、防护服、手套、护目镜或防护面屏、靴套。

（3）应规划用于防护用品穿脱的场所，严格按要求规范穿脱防护用品。

4．疑似或确诊新冠病毒感染患者软式内镜复用处理

（1）床旁预处理：诊疗结束应及时对内镜进行床旁预处理，有条件的医疗机构建议使用带消毒功能的酶液或符合要求的消毒液如过氧乙酸等擦拭内镜外表面，并进行吸引以及时去污。为防气溶胶可建议取消注气。

（2）转运：标注"新冠"标识，密闭转运至洗消室，转运工具每次使用后可用 500～1000 mg/L 含氯消毒剂或符合要求的消毒湿巾进行擦拭消毒。

（3）清洗及漂洗：严格按《软式内镜清洗消毒技术规范》（WS 507-2016）要求处理，为减少气溶胶的产生，操作过程应注意始终保持在水面下操作，并注意防溅。

（4）消毒及灭菌：建议使用全自动内镜清洗消毒机，严格按规范要求进行清洗消毒，并加强洗消机的自身消毒及维护。消毒液按《软式内镜清洗消毒技术规范》（WS 507-2016）要求选择并做好相关浓度监测，严格遵循产品说明书使用。

（5）干燥及储存：应使用 75%～95% 乙醇灌注所有管道，按规范要求进行干燥及储存。

（6）清洗池处理：清洗池及漂洗池每次使用后用 1000 mg/L 含氯消毒剂、75% 乙醇或消毒湿巾进行擦拭消毒。每日诊疗结束后应对所有池进行彻底刷洗及消毒。

5．环境物表清洁消毒　诊疗结束后，应由专人对诊室及洗消室

进行环境物表清洁消毒。使用 500 ～ 1000 mg/L 含氯消毒剂或消毒湿巾等擦拭消毒，并保证足够的作用时间。无人状态下可采用过氧化氢、次氯酸等超低容量喷雾对空气及物体表面进行消毒。

6. 常见问题与对策

目前各文件发布较多，对于内镜床旁预处理及先清洗后消毒还是先消毒后清洗各有不同意见。应如何做才能符合要求？

对策：软式内镜结构复杂，清洗步骤繁复，国内外亦有不少内镜相关感染的报道，及时有效的清洗消毒对保证内镜清洗消毒的质量至关重要。新冠病毒感染患者使用后的内镜，建议医务人员在正确穿戴个人防护用品的基础上按规范要求进行内镜复用处理（床旁预处理时注气有增加高浓度气溶胶的风险，可予取消），诊疗结束后应及时对环境物表进行清洁消毒。在个人防护用品短缺的情况下，可取消床旁预处理，并使用符合要求的消毒液对内镜进行浸泡处理后及时行后续的清洗消毒流程，以保证内镜的清洗消毒质量。

（沈　燕　高晓东）

六、产房的感染防控特点及要求

孕产妇是新冠病毒感染特殊的易感人群，妊娠期妇女对病毒性呼吸系统感染的炎性应急反应明显增高、病情进展快，易演变为重症。

1. 个人防护

（1）孕产妇：病情允许应全程戴医用外科口罩。

（2）转运人员及保洁人员：应穿戴医用外科口罩、医用帽、工作服。

（3）实施可引发气溶胶操作的医务人员：应穿戴医用外科口罩、护目镜或防护面屏、医用帽、隔离衣或手术衣、手套。

（4）为疑似或确诊新冠感染或新冠肺炎疫情暴发流行期间的产妇进行诊疗的医务人员：应穿戴医用防护口罩、护目镜或防护面屏、医用帽、防护服、手套、靴套。

2．空气消毒　为普通患者诊疗的产房空气消毒按照《医疗机构消毒技术规范》执行，如为净化房间，则不需要消毒；如普通房间，则建议加强通风，首选机械排风且采用动态空气消毒设备。

为新冠病毒确诊或疑似患者产妇的手术应优选负压手术室内进行。若无负压手术室，应将患者安置于具有独立净化机组或安装消毒装置的风机盘管式通风系统且空间相对独立的手术室，术中应关闭回风系统，关闭中央空调。

（1）空气净化系统：手术期间应关闭空气净化系统，手术后应根据医院手术部（室）设计模式，通知净化工程技术人员，消毒排风口及回风口并更换回风口及排风口滤网。空气消毒前操作人员按要求做好个人防护，先更换排（回）风口过滤网，再用 500 ～ 1000 mg/L 含氯消毒剂或 75% 乙醇消毒剂擦拭消毒排（回）风口内表面，丢弃的过滤网应按医疗废物处置。

（2）无洁净系统：手术结束后使用紫外线灯辐照消毒，也可使用过氧乙酸、过氧化氢等进行空气消毒，使用浓度和作用时间，按产品的使用说明进行。

（3）负压产房：负压区域依据《医院负压隔离病房环境控制要求》（GB/T35428-2017），保证气流从清洁区→潜在污染区→污染区方向流动。工作结束，可选用过氧乙酸、次氯酸、过氧化氢等进行超低容量雾化终末消毒。及时更换负压手术室高效过滤网。

3．物体表面、地面的清洁消毒

（1）用 500 ～ 1000 mg/L 含氯消毒液或消毒湿巾等擦拭消毒，至少作用 30 min。

（2）有可见污染物时，应先用一次性吸水材料蘸取 5000～10000 mg/L 的含氯消毒液或者专用吸湿消毒干巾小心移除后再擦拭消毒。清除过程中避免接触污染物，清理的污染物按医疗废物集中处置。

（3）为疑似或确诊新冠感染产妇进行诊疗的产房消毒，无需增加消毒剂浓度，仅需适当增加消毒频次。

4．医疗器械处理　普通患者使用后的复用医疗器械按照《消毒供应中心：管理规范》等强制性标准规范清洗消毒或灭菌，一次性医疗器械按《医疗废物管理办法》集中收集处理。

疑似或确诊新冠病毒感染产妇用后的医疗器械处理应按照如下处理：

（1）一次性医疗用品：集中放入双层包装袋盛装，鹅颈结式封口，分层封；锐器放入锐器盒内密闭封装。外包装特别注明"新冠"标识。电话联系专业回收人员，做好交接记录。

（2）复用医疗器械：1000 mg/L 有效氯浸泡 30 min 等预消毒后采用双层黄色塑料袋密闭包装，放入标注"新冠"器械转运箱，电话联系并专人运送至供应室，做好交接记录。

5. 产妇的胎盘　普通患者按病理性废物处理。疑似或确诊新冠患者的胎盘应严格按国家卫生健康委员会《关于做好新型冠状病毒感染的肺炎疫情期间医疗机构医疗废物管理工作的通知》处理。电话联系专业回收人员，做好交接记录。禁止胎盘交由产妇及其家属处置。不推荐脐带血采集与储存。当需行胎盘组织样本检测时，应按相关规定处置。

6. 常见问题与对策

是否所有的医疗机构均需要建设负压产房？

对策：虽然对于疑似或确诊新冠病毒感染的产妇建议在负压产房内进行诊疗，但因为负压产房的造价高、利用率低且新冠病毒仅存在条件性空气传播，故不建议过度建设负压产房。如在肺结核等呼吸道传染病高发地区，可建设负压产房。

（崔扬文　高晓东）

七、手术部（室）的感染防控特点及要求

常态下，手术部（室）管理可参照《医院手术部（室）管理规范》（试行）。

疫情期间，对于新冠疑似或确诊的患者，应当综合考虑患者耐

受情况选择治疗方式及手术时机，具备手术条件的定点医院进行治疗、急诊手术应根据患者病情轻重急缓进行综合性评估，并按照风险等级进行科学的防控。

1．手术患者的风险评估　所有手术患者应根据《新型冠状病毒肺炎诊疗方案（试行第七版）》对拟手术或有创操作患者进行流行病学史、发热/呼吸道症状史及肺部影像异常史进行排查，根据评估结果可分为急诊和择期手术患者。

（1）急诊手术患者

A类：疑似或确诊新冠病毒感染者病情允许应转定点医院手术，病情不允许转院的或无法及时完成排查的患者。

B类：按《新型冠状病毒肺炎诊疗方案（试行第七版）》基本排除新冠肺炎，但符合以下情况之一的患者：① 新冠肺炎流行病学史；②发热（ ≥ 37.3 ℃）/呼吸道症状；③肺部影像异常。B_1类：需紧急处理或病情危及生命的患者在高风险防护下开展救治。B_2类：不危及生命等非必须紧急处理的患者在综合医院发热门诊就诊或居家隔离至符合排查标准后，按C类常规诊疗。

C类：已通过本机构新冠肺炎患者预检排查流程（参照《医疗机构传染病预检分诊管理办法》＜原卫生部令第41号＞制定））且已完成14天居家或集中观察，已明确排除新冠肺炎疑似或确诊患者，进行常规诊疗。

（2）择期手术患者：已通过本医院的新冠肺炎排查流程，明确排除新冠肺炎的手术患者，按照C类处理。

2．环境管理要求

（1）A类、B类患者手术宜安排在负压手术间内进行，术前确认负压手术间的压差值＜ –5 Pa，缓冲区与负压手术间最小静压差≥5 Pa，术中缓冲间及术间门应始终关闭。

（2）不具备负压手术间条件，术前应评估手术间净化通风系统，选择独立净化机组且空间位置相对独立的手术间，并确认净化手术间和普通手术间，回风系统与空调系统已关闭。

（3）术中术间的门始终关闭。

（4）术后即刻进行手术间的清洁消毒处理；A、B类患者手术后的手术间，完成清洁消毒流程后宜安排同类手术，如短期内无同类手术，建议根据机构特点和实际情况进行评估后决定是否安排C类手术。

（5）手术间的终末清洁与消毒，A、B类术后首先推荐采用过氧化氢、过氧乙酸等终末消毒或其他动态空气消毒方式，使用合法有效的消毒剂进行消毒，术间密闭时间应参照产品说明书有效的消毒时间确定。

3．个人防护 手术相关人员应根据操作风险，选择不同的个人防护用品。为疑似或确诊新冠患者进行手术时，应穿戴医用防护口罩、医用帽、护目镜／防护面屏、防护服、手术衣、手套、靴套。

4．患者管理要求

（1）A类患者：全麻患者术毕如不需要术后呼吸支持，可在术间拔除气管导管，复苏后转运至ICU负压病房或隔离病区进行观察。

（2）B类患者：对于可在手术间内完成气管拔管的患者，应尽量在手术间完成麻醉苏醒和麻醉后恢复，情况稳定后应遵循感染防控相关要求转运至单间病房隔离观察。

（3）C类患者：手术间或麻醉恢复室复苏后转运至病房观察，有条件者建议单人间，如果术后出现不能解释的发热及呼吸道症状应及时进行筛查和隔离。

5．诊疗物品管理

（1）A类患者用后的一次性物品及产生的医疗废物应严格按国家卫生健康委员会《关于做好新型冠状病毒感染的肺炎疫情期间医疗机构医疗废物管理工作的通知》处理。B、C类患者术后一次性物品及产生的其他医疗废物按常规医疗废物的管理收集转运。

（2）复用的诊疗器械物品参照《医院消毒供应中心 第2部分：清洗消毒及灭菌技术操作规范》（WS 310.2—2016）的要求，进行器械的回收、清洗、消毒和灭菌。A、B类手术后的器械宜床旁采用1000 mg/L含氯消毒剂浸泡30 min等方法进行预消毒后密闭运送至消毒供应中心，根据防控需求进行清洗消毒灭菌；C类手术后器械按常规手术器械处理。

6．常见问题与对策

（1）新冠疑似或确诊患者使用后的床单、被套等无明显血液、体液污染的感染性织物如何处置？

轻度污染的感染性织物，应回收处置，避免资源浪费，被血液、体液污染的棉絮、枕芯等物品，无条件处置时可按照感染性医疗废物收集焚烧。护理部、感染管理部门应与织物洗涤中心拟定感染性织物的清洗、消毒方法及流程，对回收、清洗、消毒等环节进行质控。

（2）手术室排风口、回风口以及过滤系统如何管理和消毒？

后勤设备部门、医院感染管理部门及相关科室应了解医疗机构空调系统、负压系统的设置情况、运行状况是否正常、相关指标是否符合规范要求，掌握手术间空调系统与净化系统的设置，定期对回风口、排风口及过滤系统进行维护等。明确终末消毒时如何正确处置回风口与排风口。

（3）如何避免个人防护过度？

因地制宜、评估接触新冠肺炎风险，根据暴露风险的差异和有关文件要求选择防护用品，并根据风险评估适当调整，确保个人防护做到位。不应护目镜和防护面屏同时佩戴、不建议佩戴正压头罩或全动力送风系统。

（史庆丰　高晓东）

八、发热门诊医学影像（DR/CT）检查室的感染防控特点及要求

医学影像是新冠病毒感染诊疗过程中的重要一环，影像检查对病例的筛查、诊断及疗效评价有重要意义。影像检查室接触到疑似或确诊新冠病毒感染者后，应采取规范的流程以降低在院内传播的风险。

1．严格开展放射工作人员岗前感染防控培训，未经培训合格不

得上岗。

2．分诊处工作人员接到有疑似患者检查通知，登记并通知技师。指导患者及家属规范佩戴医用外科口罩，由指定工作人员引导患者至专用房间检查。

3．定点收治医院应为新冠病毒感染者设置专用的影像检查设备，非定点医疗机构发热门诊内应设置独立的 CT 室，实行专机、专人检查。无法做到专用影像设备的，检查前疏散其他患者，检查后对设备等消毒后才能进行其他患者的检查。

4．技师规范穿戴医用帽、医用防护口罩、防护服、护目镜或面屏、手套和靴套，铺一次性床垫完全覆盖检查床面。可通过 CT 对讲系统指导患者到指定设备区域接受检查。

5．检查结束由指定工作人员引导患者按指定路线返回。检查结果建议通过网络传输，避免患者或家属在放射科逗留等待结果。

6．对检查室物体表面擦拭消毒：患者所有可能接触地方，包括呼叫铃等；选用 500 ~ 1000 mg/L 含氯消毒液或消毒湿巾等擦拭消毒，并保证足够的作用时间。患者间更换一次性床垫。

7．每患者间采用紫外线灯管对 CT 床进行规范消毒，也可采用动态空气消毒机对房间空气进行持续消毒。

8．操作间加强机械排风，每班间采用消毒湿巾擦拭消毒所有物体表面及操作面板。

9．规范穿脱防护用品，弃置于黄色医疗废物包装袋内。医疗废物收集袋封装后应根据《医疗废物管理条例》有关规定处置和管理。

10．配备手卫生设施，如快速手消毒液等。

11．常见问题与对策

（1）CT 室内如采用了动态空气消毒设备，每个患者间是否就不需要消毒？

对策：还是需要消毒的。动态空气消毒设备仅是对密闭房间内的空气进行动态消毒，保证其空气质量，但不同患者间的消毒不仅仅涉及空气，还需要对接触过的物表进行擦拭消毒，动态空气消毒设备无法对物表进行消毒，故每患者间仍需对物表使用500～1000 mg/L含氯消毒剂或消毒湿巾等进行擦拭消毒。

（2）发热门诊的CT操作间和检查间完全隔绝的情况下，技师是否可以减少防护？

对策：可以。部分医疗机构在设置CT检查室时将操作间和检查间完全隔绝，由陪同人员为患者摆体位，技师仅通过对讲机进行指导，不与患者进行接触，且技师进入操作间不经过发热门诊的污染区，则可以仅戴一次性外科口罩即可。

（孙　伟　高晓东）

九、消毒供应中心（室）的感染防控特点及要求

消毒供应中心（central sterile supply department，CSSD）作为预防院内感染及职业暴露事件的前沿阵地，不仅需要完成日常器械器具物品的消毒灭菌工作，还需要集中处置新型冠状病毒感染患者使用的器械、器具及物品。常态下可参照《医院消毒供应中心—管理规范》（WS 310.1-2016）进行管理。

疫情期间CSSD的管理工作，应避免因新型冠状病毒污染器械、器具及物品造成的病毒传播，对保护易感者、为患者提供安全就医环境、减少工作人员职业暴露非常重要。

1. 常规器械、器具的处理　常规器械按照WS 310.1-2016、《医院消毒供应中心—第2部分：清洗消毒及灭菌技术操作规范》（WS 310.2-2016）进行管理和处置，相关监测按照《医院消毒供应中心—第3部分：清洗消毒及灭菌效果监测标准》（WS 310.3-2016）进行。

2. 疑似或确诊新型冠状病毒肺炎患者污染器械　疑似或确诊新型冠状病毒肺炎患者首选一次性医疗器械，重复使用的医疗器械、器具宜床旁采用1000 mg/L含氯消毒剂浸泡30 min等进行预消毒后放置专用容器内，做好"新冠"标识，采取专人、专车、专箱、专梯密闭式回收处理。

（1）复用器械、器具应专人、专操作台、专水池、专清洗机、专流程进行，若无专用区域，可分时段或最后清洗确诊及疑似新冠肺炎患者使用过的器械。

（2）如床旁未进行预消毒，应打开器械所有的轴节和锁扣，充分展开器械，1000 mg/L 含氯消毒剂浸泡 30 min 等进行预消毒。

（3）单独使用全自动清洗消毒器对器械、器具进行机械清洗。机械清洗 A_0 值 ≥ 3 000（相当于 90 ℃、5 min 或 93 ℃、2.5 min）。使用后全自动清洗消毒器空锅运转 1 个完整循环。不耐受机械清洗而需要手工清洗的器械，水池消毒后方可再使用。

（4）认真填写诊疗器械、器具处理记录表，内容包括日期、时间、使用科室、特殊感染病原体名称、被感染器械名称、被感染器械数量、消毒剂名称、消毒剂浓度、消毒剂浸泡起止时间、操作者等信息。

（5）清洗后的器械严格按照 WS 310.2—2016 要求进行检查、包装，选择合适的灭菌方式和灭菌监测材料。

3．常见问题与对策

（1）疑似或确诊新冠患者用后的器械进行预消毒浸泡时是否需要含氯消毒剂浓度为 2000 mg/L？

医疗机构应根据国家相关规范、标准和指南，结合新冠病毒的生物学特性，制定科学规范的诊疗器械、器具与物品清洁、消毒工作的规章制度。要明确有效氯浓度为 400 ～ 700 mg/L 的含氯消毒剂作用时间大于 10 min，即可对细菌繁殖体、结核分枝杆菌、真菌、亲脂类病毒等起到杀灭消毒作用。实际工作中，如有血液、体液等可见污染的器械可采用 1000 mg/L 含氯消毒剂浸泡消毒 30 min 等即可。

（2）清洗疑似或确诊新冠者用后的器械是否须专用的清洗设备？

不需要。对于疑似或确诊新冠患者用后的器械只要进行预消毒，即可进行正规的清洗消毒或灭菌流程，但不建议手工清洗，如机械化清洗应避免产生气溶胶，清洗人员按照标准预防做好个人防护。

（史庆丰　高晓东）

十、病理科的感染防控特点及要求

对于已经确诊新冠病毒感染的患者，原则上应在定点医疗机构进行救治，严格限制相关病理组织与细胞送样，非定点医疗机构常规不针对确诊或疑似患者开展病理检查。确因诊疗过程中病情需要开展细胞学检查或冰冻快速诊断等项目者，需在病理科具备二级生物安全实验室和规范防护的前提下，提前预约申请。送检时需在病理申请单和标本袋上显著注明"新型冠状病毒阳性"字样，标本袋应放置在含有生物安全警告标识的密封转运箱内，由专人转运。如病理科需开展新型冠状病毒核酸检测项目，应参照检验科 PCR 实验室相关要求执行，具体要求详见《医疗机构新型冠状病毒核酸检测工作手册（试行）》。

特别强调要求手术科室和送检科室保证加足 5 ～ 10 倍标本体积的 10% 中性缓冲甲醛固定液，每间隔 1 cm 切开组织，并使用纱布隔开；标本充分固定 4 h 以上再进行转运（如需要），并确保标本运输的过程中始终处于密闭容器之内，不得有液体外泄。病理科固定 24 h 以后再进行取材，病理诊断报告时间若需延后可与临床协商沟通。

疑似或确诊新冠病毒感染者的医疗废物应严格按国家卫生健康委员会《关于做好新型冠状病毒感染的肺炎疫情期间医疗机构医疗废物管理工作的通知》处理。

常见问题与对策：

（1）病理科开展常规工作的风险点在哪里？如何做好个人防护？

新型冠状病毒对消毒剂的抵抗力较弱，常规消毒剂可有效灭活。因此，经甲醛固定的病理标本，传播新型冠状病毒的风险很低。术中新鲜组织尤其是肺组织及其冷冻切片制样和病理诊断过程，细胞病理学检查特别是来自呼吸道黏膜的细胞标本以及胸水标本，具有潜在的病毒传播风险，采样和制样过程都需要评估风险并做好个人防护。

（2）病理实验室产生的医疗废物是否需要经过消毒后再进行

处理？

不需要。国家相关文件规定病原微生物标本应经过高压灭菌等方式消毒灭菌后再作为医疗废物处置，其他实验室标本不需要进行消毒灭菌，仅需要按照《医疗废物管理办法》规范处置即可。

（陈　翔　高晓东）

十一、血液透析中心（室）的感染防控特点及要求

呼吸道传播疾病的防控是血液透析中心（室）感控工作的难点。血透室的常规管理，参照卫医政发〔2010〕35 号文《医疗机构血液透析室管理规范》执行即可。疫情期间，由于血液透析患者不能停止血液透析，加之血透患者多存在体液免疫及细胞免疫缺陷和营养不良，因此，在新冠肺炎疫情期间，血液透析中心（室）除了做好常规的血源性传播疾病的预防与控制，呼吸道传播疾病也要重点关注。

针对新型冠状病毒的传播特点，目前在透析人群防控中应重点关注降低人群密集程度、切断传播途径、降低传播风险。在透析诊疗全过程中应通过改造硬件、增加透析班次、优化管理等手段最大程度降低人群密度，同时针对可能的传播途径加强落实防护措施和消毒措施。各医疗机构应根据透析患者数量和现有工作流程等实际情况进行全过程和全环节排查，尽一切可能降低透析患者聚集密度。

1. 血透患者应在定期进行新冠核酸检测的基础上，每次血透时进行体温、健康码、流行病学史等的查验，并保证患者及陪护人员规范佩戴医用口罩。

2. 加强预检、候诊、接诊、等候等区域的管理，可采取增加候诊面积、合理安排空间功能、保证通风良好或采用动态空气消毒设备、增加环境物表消毒频次等措施改进可能存在的安全隐患。

3. 降低治疗中的患者密度。疫情防控特殊期间，应适当增加透析单元面积，加大床间距离（≥1 m）。可采用增设临时透析区域扩大诊疗区域面积，通过调整患者透析安排、增加透析班次、增开周

日班次等措施分流患者。

4. 降低患者和陪护接送人员在非透析治疗区聚集程度，如增加两个班次之间的间隔时间，有条件的尽量安排人员"单向流动"。

5. 有条件的医疗机构建议在原有透析诊疗区域外预备单独透析治疗室，以备疑似新冠病毒感染者的临时透析之用。透析方式可采用 CRRT（continuous renal replacement therapy）床旁治疗模式。

6. 加强透析室内环境和空气的消毒。每班之间要保证充足的通风，宜采用动态空气消毒设施。每班患者结束后应对透析机、桌台、床位护栏等规范进行清洁消毒。

7. 常见问题与对策

（1）疫情期间，外地血透患者返回当地后如何进行管理？

对策：本地患者已经至外地的，建议患者就地治疗，待疫情结束后再返回。对于从外地返回的本地患者，以及来本地寻求治疗的外地患者应认真进行流行病学史和临床评估，包括过去 14 天内的流行病学史和接触史、有无发热和（或）呼吸道症状、核酸检测结果等。对于有流行病学史和（或）临床评估异常的，应引导至发热门诊就诊，采用 CRRT 床旁治疗模式；有流行病学史，临床评估暂无异常的，安排在单独的隔离透析房间，密切随访，医护人员做好个人防护以及环境和空气的消毒；无流行病学史，临床评估也无异常的，可安排正常透析，密切随访。

（2）血液透析患者既不同于门诊患者，亦不同于住院患者，考虑到血液透析患者会频繁、规律地出入医院，应如何规划他们的核酸检测？

对策：首先，疫情期间应加强对患者及陪护的宣教，包括但不限于居家隔离、通风、手卫生、呼吸道卫生和咳嗽礼仪、正确佩戴口罩等，要求患者疫情期间不要离开当地，并固定陪护人员。在疫情期间，患者每次透析前都要仔细测量体温、询问流行病学史。血透患者如近期未到过中高风险区域或没有其他流行病学史，其核酸检测频次各地区或医疗机构根据疫情情况自行规定，疫情暴发流行期间宜每 3～7 天 1 次，疫情常态化下宜每 2 周、1 月或 1 季度 1 次等。

（陈　翔　高晓东）

十二、呼气试验的感染防控特点及要求

呼气试验由于需要采集患者呼出气体的容积和流量，在操作过程中患者易出现咳嗽、咳痰、打喷嚏、牙龈出血、口腔开放性损伤等，导致血液、体液或分泌物的喷溅。尤其在呼气过程中可产生较大的呼气流量，足以使污染物喷溅至空气中，导致就诊患者或医务人员发生交叉感染。常态下可参照《医院感染管理规范（试行）》进行管理，新冠肺炎疫情暴发流行期间还应做到如下几点：

1. 风险评估　就诊患者开展呼气试验前，应根据流行病学史和临床表现，排除疑似病例后再进行受试。

2. 防控要点　检查室应始终保持空气流通，严格按照《医院空气净化管理规范》要求，进行空气消毒，首选通风，也可采用动态空气消毒设施。

由于 C_{14} 检测方法的特殊性，患者呼出气体直接排放到环境中，容易污染环境造成新冠肺炎传播，故疫情期间建议暂停该项目。

（史庆丰　高晓东）

参考文献

[1] 国家卫生健康委办公厅. 新型冠状病毒肺炎防控方案（第七版）（联防联控机制综发〔2020〕229 号）[EB/OL].［2020-09-15］. http://www.nhc.gov.cn/jkj/s3577/202009/318683cbfaee4191aee29cd774b19d8d.shtml.

[2] 国务院应对新型冠状病毒肺炎疫情联防联控机制综合组. 医疗机构新型冠状病毒核酸检测工作手册（试行）（联防联控机制医疗发

〔2020〕271 号）［EB/OL］．［2020-07-13］．http：//www.nhc.gov.cn/
xcs/zhengcwj/202007/b3a1768d9c61426b9ec4d5eeb6a34f97.shtml.

［3］中华人民共和国卫生部．病理科建设与管理指南（试行）（卫办医
政发〔2009〕31 号）［EB/OL］．［2009-03-18］．http：//www.nhc.gov.
cn/cms-search/xxgk/getManuscriptXxgk.htm?id=39513.

［4］中华人民共和国卫生部．医疗机构血液透析室管理规范（卫医政发
〔2010〕35 号）［EB/OL］．［2010-03-24］．http：//www.nhc.gov.cn/
cms-search/xxgk/getManuscriptXxgk.htm?id=46380.

［5］国家肾脏病医疗质量控制中心．血液透析室（中心）防控新型冠状
病毒肺炎疫情的专家建议［EB/OL］．［2020-2-10］．http：//www.
cnrds.net/Static/file/ 血液透析室（中心）防控新型冠状病毒感染的专
家建议．pdf.

［6］张强，赵昌松，张耀，等．新型冠状病毒肺炎患者外科手术防护专
家共识（第一版）［J］．传染病信息，2020，33（02）：97-100.

［7］北京市医院感染质量控制和改进中心，北京市临床麻醉质量控制与
改进中心，北京护理学会．新型冠状病毒肺炎疫情期间围手术期感
染防控措施指引（试行）［J］．中华医院感染学杂志，2020，30（17）：
2592-2594.

［8］李丽，宋元林，金美玲，等．新型冠状病毒肺炎防控期间预防肺功
能检查交叉感染专家共识［J］．中国临床医学，2020，27（01）：
20-22.

第二节　重点人群的感染防控

一、普通患者感染防控总则

（一）普通患者医院感染防控要点

普通患者包括门诊患者和住院患者，防控措施主要是标准预防，

包括手卫生、使用个人防护用品、呼吸道卫生和咳嗽礼仪、环境物体表面清洁消毒、织物清洁消毒、安全注射、正确处理医疗废物等。患者接受不同的诊疗操作时，具有不同程度的感染风险，其预防措施参照"第一节 重点部门的感染防控"。

（二）新冠肺炎疫情常态化下普通患者感染防控要求

在新冠肺炎疫情常态化背景下，针对新型冠状病毒感染的防控，普通患者要"一视同仁"。

对于门诊患者及陪同家属，需要完成流行病学调查、查询健康码、体温检测等，情况无特殊后方可进入医疗机构就诊。若无禁忌证，在医疗机构内需全程正确佩戴口罩。

需要收治入院的患者，患者及其陪护都需持有近期核酸检测的阴性报告，或在入院前完善核酸检测。对于急诊、危重症患者需要立即收治入院的，可紧急在过渡病房单间救治，待核酸检测结果出来以后方可转入病房。陪护人员应相对固定，建议每位患者仅由一人陪护，并严格限制探视人数和探视时间。患者及其陪护需每日监测体温和呼吸道症状。探视人员应加强管理，探视前要做好人员的信息登记、流行病学调查、查询健康码、体温检测等。所有进入病区的患者、陪护和探视人员，均需规范佩戴口罩，并进行手卫生与个人防护等知识的宣教。

（三）疑似或确诊新型冠状病毒感染患者的医院感染防控要求

若门/急诊患者在预检处被怀疑为疑似或确诊患者，应由专人陪同引导至发热门诊就诊。陪同工作人员应做好个人防护，并保持社交距离。预检处及周围环境需及时进行消毒。

患者在住院期间出现疑似感染的情况时，医务人员应立即指导患者（含陪同人员）正确佩戴医用外科口罩，并将患者转入应急隔离病室，实施单人单间隔离。分别上报相关科室（包括医务处、护理部、防保科、院感科等），完善实验室检测和影像学检查，必要时组织专家会诊，并对整个病区进行封闭式管理。隔离期间，医务人员在对其进行日常诊疗护理时需要穿戴医用帽、手套、医用防护口罩、护目镜／防护面屏、防护服。排除为疑似病例后，可解除隔离。若确诊为新型冠状病毒感染患者，则转入隔离病区或定点医院规范治疗。

（四）常见问题与对策

（1）长期住院患者是否需要定期复测核酸？

对策：长期住院患者是否需要定期复测核酸，取决于当地的疫情风险等级、医院是否严格封闭管理、患者及陪护的流行病学史等。如某老年护理机构，在严格封闭管理的情况下（患者固定陪护、取消探视），不需要强制定期复测核酸。

（2）如医疗机构内发现有人员确诊新冠，是否须全院进行封闭？

对策：取决于新冠感染者的情况，如感染者活动范围仅限于该病区，则仅需封闭单个病区；如感染者活动范围涉及病区外的其他地方，则需要评估后再决定需要封闭的区域。

（高晓东）

二、重症患者的感染防控

（一）重症患者医院感染防控要点

重症患者作为医院感染的高危人群，要对其进行严格的医院感染防控措施，重症患者易发生呼吸机相关性肺炎、血管导管相关血流感染、导尿管相关尿路感染等院内感染，重症患者也是多重耐药菌院内感染的高危人群，如若院感防控措施采取不当，极容易发生院内感染。重症患者相较普通患者而言，一旦发生院内感染，对其后续的诊治造成的影响更大。因此，重症患者始终是医院感染防控的重点人群之一。

1. **重症患者的感染防控要点**　重症患者的感染防控要点包括呼吸机相关性肺炎、血管导管相关血流感染、导尿管相关尿路感染的监测与防控、多重耐药菌防控。

（1）呼吸机相关性肺炎感染防控：严格掌握气管插管或切开适应证，尽量使用无创正压通气（non-invasive positive pressure ventailation，NIPPV），并尽量选择经口气管插管；尽可能不要使用镇静剂，每天应进行拔管评估；如无禁忌证，将床头抬高 30°～45°（尽量维持 24 h）；常规做口腔护理或嘱用 0.2% 洗必泰漱口，每日至少 3 次；对于插管时间可能超过 48 h 的患者建议使用具有声门下分泌物引流口的气管内导管，对气囊上方吸引物进行引流；鼓励术后患者（尤其胸部和上腹部手术）早期下床活动，指导患者正确咳嗽、翻身和拍背；对呼吸机进行有效的管理；严格执行手卫生措施；人工气道吸痰应严格执行无菌操作。

（2）血管导管相关血流感染防控：包括插管前、中、后的感染防控措施。插管前：对插管进行仔细评估；严格无菌操作；尽量选用锁骨下静脉，避免股静脉；建议使用超声引导颈内静脉导管插管；对于导管预计留置超过 5 天的患者，若采用综合措施（教育培训、最大无菌屏障和 2% 洗必泰皮肤消毒）仍不能降低中央导管相关血流感染率，可选用内表面涂有抗菌成分（如米诺环素 - 利福平、氯己定 - 磺胺嘧啶银）的导管；患有疖肿、湿疹等皮肤病或其他血源性疾病的工作人员，在未治愈前均不应进行插管操作。插管时：插管前采用含 2% 的洗必泰消毒液进行皮肤消毒；使用最大限度无菌屏障作为预防手段；使用核查表核对插管操作中各环节是否符合标准操作规程。插管后：定期更换穿刺点覆盖的无菌透明敷料（每 5～7 天）或纱布敷料（每 2 天），但如敷料有污染、松弛或潮湿时，及时更换；使用含 2% 的洗必泰消毒剂进行穿刺点护理；严格的手卫生；每天评价留置导管的必要性，尽早拔除不必要的导管；每次操作接触导管前，用乙醇棉片 / 乙醇棉球用力擦拭导管接口至少 15 s；三通锁闭保持清洁；建议每天使用含 2% 的洗必泰消毒剂对患者全身擦洗；严格保证输注液体的无菌；对于留置中心静脉导管的患者，怀疑发生血流感染时，应先进行导管血及外周血的微生物学培养，明确是否发生中央导管相关血流感染，再决定是否拔除导管。

（3）导尿管相关尿路感染防控：包括置管前中后的感染防控措施。置管前，严格掌握留置导尿管的适应证。置管时，严格的无菌操作。置管后，每天评价留置导尿管的使用、护理和维护情况；不建议频繁更换导尿管；保持尿道口清洁；保持导尿引流系统通畅；悬垂集尿袋不应高于膀胱水平，并及时清空集尿袋中尿液；尿样采集过程应保证无菌操作。

（4）多重耐药菌防控：重症患者入住 ICU 时，建议采集鼻拭子和直肠拭子、不完整的皮肤表面（伤口、湿疹）、异物插入部位、引流伤口处筛查是否携带多重耐药菌，如携带应进行隔离。对所有多重耐药菌感染或定植的患者，尽量单间隔离；多重耐药菌感染或定植患者及感染高危人群建议使用含 2% 洗必泰湿巾每日全身擦浴；医疗操作过程当中，应严格手卫生操作；医务人员在进入隔离间、接触患者或其周围环境如医疗设备等高频接触物体表面时，均应戴手套或做好手卫生、加穿隔离衣，必要时佩戴口罩、眼罩或面罩；一般医疗器械如听诊器、体温计和血压计等应专人专用，并进行严格的消毒；不能专人专用的医疗器械每次使用后应进行清洗消毒；增加隔离患者房间清洁和消毒频次，医患高频接触的物体表面如器械表面、门把手、水龙头、键盘鼠标、电话等应重点进行清洁消毒；限制患者转运或移动，除非诊疗需要；患者产生所有废物（包括生活垃圾及医疗废物）均应作为感染性废物处理。

2. 其他医院感染的预防要求　重症患者除了做好三管感染的防控措施、多重耐药菌的防控措施之外，还应特别注意环境清洁消毒，物体表面应保持清洁，每天至少消毒 2 次，达到中水平消毒；多重耐药菌感染或定植的患者每天至少清洁消毒 3 次；被患者体液、血液、排泄物、分泌物等污染时，应立即进行污点清洁和消毒。一般性诊疗器械宜专床专用，若需交叉使用应一用一消毒；交叉使用的医疗设备表面，直接接触患者的部分使用后立即清洁消毒，不直接接触患者的部分应每周清洁消毒 1～2 次。多重耐药菌感染或定植患者使用的诊疗器械、设备应专人专用，或一用一消毒。

患者的安置与隔离应遵循以下原则：应将感染、疑似感染与非感染患者分区安置；在标准预防的基础上，应根据疾病的传播途径（接触传播、飞沫传播、空气传播），采取相应的隔离与预防措施。多重耐药菌、泛耐药菌感染或定植患者，宜单间隔离；如隔离房间不足，可将同类耐药菌感染或定植患者集中安置，并设醒目的标识。

对于手术后的重症患者，应做好手术部位感染预防与控制措施（详见手术患者的感染防控章节）。

积极开展目标性监测，包括呼吸机相关肺炎、血管导管相关血流感染、导尿管相关尿路感染、多重耐药菌监测，对于疑似感染患者，应采集相应标本做微生物检验和药敏试验。具体方法参照《中华人民共和国卫生行业标准》（WS/T 312）的要求。

（二）新冠肺炎疫情常态化下重症患者感染防控要求

重症患者往往存在病情重、自身免疫力低下等情况，同时还常要进行多项有创操作。我国重症监护室往往难以做到充足的隔离单间，床间距也存在不足的现象，还存在三区划分不合理、环境清洁消毒不到位、重症监护室气管镜清洗消毒不规范等情况，因此，对于新冠肺炎疫情常态化的背景下，重症患者的感染防控需严格做好常规防控措施，重视新冠肺炎的筛查与早期识别、规范环境清洁消毒、完善空间布局、严格探视制度、加强医务人员个人防护措施。新冠肺炎疫情常态化下重症患者感染防控要求有以下内容：

1. 重症患者新冠肺炎的筛查、识别与安置　重视对重症患者的新冠肺炎相关筛查，对于重症患者的筛查要以症状和体征、流行病学史的筛查为前提，对于存在新冠病毒感染相关症状和存在相应流行病学史的患者要作为高风险人群加强排查，条件允许的情况下严格实行新冠病毒核酸检测的应检尽检，优先完善胸部影像学检查，以完善新冠肺炎筛查。

对于筛查中出现的各类异常患者均要有进一步筛查与诊治流程。对于发热的重症患者要按照发热患者管理与筛查，对于流行病学史异常患者的管理要遵循当时疫情防控政策的要求隔离或健康监测。筛查中要严格落实新冠病毒核酸筛查，规范采样、检测等所有环节，但因为新冠核酸检测存在假阴性的情况，也不能仅关注核酸检测结果，要综合症状体征、流行病学史和各项辅助检查做好诊断与鉴别诊断。

筛查中出现异常的患者还需要有细化的安置要求。对于待排查的患者应根据医院具体情况设置隔离单间、过渡病区或过渡病房，并在过渡病区、过渡病房制定分区与防护要求。

2. 规范环境清洁消毒　新冠病毒可能会在环境物表中持续存在一段时间，如若重症监护室内有新冠病毒携带者，就可能会污染周围的环境，造成病毒的传播，因此在新冠肺炎疫情常态化下，更要规范重症监护室的环境清洁与消毒，严格遵守《医疗机构环境表面清洁与消毒管理规范》（WS/T 512-2016）及《重症监护病房医院感染预防与控制规范》（WS/T 509-2016）对病区进行消毒，注意环境被患者体液、血液、排泄物、分泌物等污染时，应立即进行污点清洁和消毒。医疗设备尽量专人专用，若需交叉使用应一用一消毒。同时应做好对环境、物体表面及医务人员手和空气的消毒效果监测。

3. 完善空间布局　重症监护室均应设置单间隔离病房，不仅是为防控多重耐药菌的重症患者，同时也可为发现新冠肺炎的重症患者之后，提供收治场所。同时应注意规范重症监护室的床间距，床单元使用面积应不少于 15 m^2，床间距应大于 1 m，不应在室内摆放干花、鲜花或盆栽植物。

4. 严格探视制度　新冠肺炎疫情常态化下建议禁止或尽量限制探视者人数。探视者应持有 7 日内核酸检验阴性的证明，探视者进入 ICU 宜穿专用探视服，严格进行手卫生。应谢绝患有呼吸道感染性疾病的探视者。

5. 加强医务人员管理　患有呼吸道感染、腹泻等感染性疾病的医务人员，应避免直接接触患者。

（三）疑似或确诊新冠肺炎重症患者医院感染防控要求

1. 疑似或确诊新冠肺炎重症患者的安置要求　经确认的疑似病例应单间隔离并进行进一步确诊，对于确诊的新冠病毒重症患者，应立即转到政府指定的新冠病毒感染患者收治医院进行治疗。重症患者一般病情进展速度快，在转院过程中应注意做好患者的持续诊治工作。

2. 疑似或确诊新冠肺炎重症患者感染防控要求

（1）三管相关感染防控：对于疑似或者确诊的新冠肺炎重症患者，除了做好隔离安置工作外，还需额外注意三管相关感染防控，呼吸机相关肺炎防控时应注意：吸痰用密闭式吸痰管；气囊上方分泌物定时吸引；由于新冠患者有出血倾向，因此口腔护理应进行评估并适当减少次数。静脉导管穿刺时应注意：穿刺前严格手卫生或消毒手套、选择合适的皮肤消毒液种类、消毒时关注是否待干、个人防护及最大无菌屏障、贴膜类型的选择等。导管维护：建议使用含消毒剂的棉片对导管接头进行擦拭消毒，从而减少交叉感染的风险。

（2）医务人员个人防护措施：医务人员接触新冠肺炎患者需要佩戴双层手套，允许佩戴手套时使用快速手消毒液进行手卫生，但需要注意手消毒频次不宜过多。对疑似或确诊新冠肺炎重症患者进行有创操作时应加强防范意识，在标准预防的基础上增加呼吸道防护。

（3）多重耐药菌患者感染防控：接触多重耐药菌患者时需在医用防护服外面增穿隔离衣，隔离衣应一次性使用，进出房间时穿、脱隔离衣，以避免防护服在不同患者之间被污染。如果护士固定在多耐患者病房工作时，不需要增穿隔离衣；一旦护士出病房时，需要外穿隔离衣，隔离衣相对清洁，以避免防护服造成其他区域的污染，引起交叉感染可能。

主动监测培养患者采集咽拭子和肛拭子标本时多采集 1 份标本，检测新冠病毒的同时可进行耐药菌定植筛查，早期频次可每周 1～2 次，后期每周 1 次，如果做痰培养时建议增加 1 次。

（4）环境物表清洁消毒：对患者直接接触的物体表面、护理人员手高频接触的区域以及有可能被体液或环境来源（如污渍、灰尘和水）微生物污染的物表进行清洁消毒，可使用消毒湿巾，每4 h擦拭一次。

对新冠肺炎患者使用的设备尽量做到专人专用；床旁超声机、移动摄片机等设备可配备消毒湿巾，及时擦拭消毒，避免交叉感染；床旁超声机探头及管路的保护套应去除，以方便擦拭消毒。

终末消毒时可引进多种消毒方法联合使用，以增加消毒效果，如次氯酸喷洒、过氧化氢喷雾消毒等，也可使用目前比较新的三合一空间消毒机器人作为有人/无人状态下无缝切换终末消毒。

隔帘应能撤即撤，如果必须使用隔帘时，尽可能换成可擦拭消毒的隔帘。

（四）常见问题与对策

1. 重症患者确诊为新冠肺炎，医院不是定点医院，但患者存在转院困难时，该如何处置？

对策：新冠肺炎患者原则上一旦确诊应立即转诊到定点医院进行后续治疗，但是可能存在某些重症患者由于病情过重，转院可能会导致病情的急速恶化甚至死亡，在不宜转诊的情况下建议在做好防护的情况下对患者进行就地治疗。首先应做好患者的单间隔离，有条件的医院建议空出某一病区单独收治。该患者的内镜、CT等医疗设备严格专人专用，及时做好医疗设备及环境的清洁消毒。负责该患者的医务人员固定并严格个人防护，定期对治疗护理的医务人员进行核酸监测，请相关专家进行会诊制订患者的诊治方案。

2. 如何确保新冠患者多重耐药菌防控措施的落实？

对策：新冠肺炎疫情下，重症与危重症患者的救治，在各类抗病毒药物试用于临床的同时，广谱抗生素的"预防性""治疗性"，甚至"诊断性"用药，也屡见不鲜。细菌、真菌并发、继发的感染，在新冠疫情中占有一定比例，多重耐药菌的院内感染，也成为疫情难以回避的话题。多重耐药菌防控措施主要有抗菌药物合理使用和感控措施的落实。感控策略为"两个卫生、两个隔离、两个监测",即手卫生和环境卫生、单间隔离和行为隔离、患者监测和微生物监测。对于新冠患者多重耐药菌的防控应强调手卫生、隔离措施、环境清洁消毒、减少设备共用、重视三管防控措施的落实、进行耐药菌的主动监测、洗必泰洗浴、做好抗菌药物管理。同时,防控措施不只是一种方式,是多种方式互补的,如环境物表清洁消毒不到位,但手卫生落实到位、防护服的及时更换均可以有效阻断多重耐药菌的传播,所以感控措施需要不断改进、因地制宜。

（高晓东）

三、手术患者的感染防控

（一）手术患者医院感染防控要点

手术患者是医院感染防控的重点人群,其在院期间要接受手术治疗,其发生手术部位感染,术后出现呼吸机相关肺炎、导尿管相关尿路感染,以及因手术创伤激发的潜伏感染灶的活动风险均较高。因此手术患者医院感染防控受到临床医护和医院感染管理专职人员的重视。

手术患者的医院感染防控需要根据患者手术和侵入性操作的实施情况,采取相应的防控措施。

1. 手术部位感染防控要点　手术部位感染的预防与控制的措施应包括:围术期抗菌药物的合理应用,手术部位的感染监测,手术前、中、后的防控要求。

围术期抗菌药物的合理应用,应根据手术切口类别、手术创伤程度、可能的污染细菌种类、手术持续时间、感染发生机会和后果严重程度、抗菌药物预防效果的循证医学证据、对细菌耐药性的影响和经济学评估等因素,综合考虑决定是否预防用抗菌药物。原则上清洁手术,通常不需预防用抗菌药物。在手术范围大、手术时间长、污染机会增加、手术涉及重要脏器、异物植入手术、有感染高危因素的患者可以考虑预防使用抗菌药物。清洁 - 污染手术和污染手术通常需预防用抗菌药物，而感染手术不属预防应用范畴。

手术部位感染监测也是对重点关注手术的手术部位感染预防的重要措施，通过监测发现手术部位感染发生的趋势，及时发现感染的异常增加和防控中可以改进的措施，有效预防手术部位感染。

开展手术前、中、后的预防措施是手术部位感染中最重要的措施。包括了手术前的科学备皮、控制血糖和营养支持、术前沐浴与皮肤清洁、充分的皮肤消毒和医务人员的规范着装与手卫生等；手术中严格的无菌操作，人员控制、环境控制、手术器械和用品的严格无菌要求、术中保温、手术技术的精进等；手术后规范换药和引流管的科学管理等。

2. 其他医院感染的预防要求　手术患者诊疗中除了手术以外，往往还使用呼吸机、尿管等侵入性操作，也存在其他的感染发生高风险因素，例如神经外科手术患者术后的意识和吞咽功能障碍、心脏外科手术后心功能异常导致的肺部淤血水肿，均会增加医院感染发生风险。手术患者医院感染的防控除了手术部位感染防控以外，还要做好标准预防、手卫生等基础感染防控措施和针对其他高风险因素做相应的防控措施。

（二）新冠肺炎疫情常态化下手术患者感染防控要求

手术患者入院后要进行手术操作，要实施麻醉等操作，特别是全麻患者需要进行气管插管等产生气溶胶的操作。加之我国手术部（室）设置洁净手术室的医院很多，术间与走廊之间为正压设置，不利于呼吸道传染病患者的隔离。设置负压手术室的医院不多，还存在无缓冲间、压差不足等不合格的现象。因此在新冠肺炎全球流行的背景下，手术患者感染防控要求就需要在日常的防控措施下严格做好患者筛查，做到"四早"。对于急诊手术患者也要做好应急预案，在严格防控的前提下做好患者诊疗与救治。新冠肺炎疫情常态化下手术患者感染防控要求有以下内容：

1. **手术患者新冠肺炎的筛查、识别与安置**　新冠肺炎患者的预检与筛查手段包括：症状与体征、流行病学史、新冠病毒病原学检测及其他感染相关非特异性的检验和胸部的影像检查等。对于手术患者的筛查要以症状和体征、流行病学史的筛查为前提，对于存在新冠病毒感染相关症状和存在相应流行病学史的患者要作为高风险人群加强排查，非急诊患者要严格实行新冠病毒核酸检测的应检尽检，优先完善胸部影像学检查，以完善术前评估和新冠肺炎筛查。

对于筛查中出现的各类异常患者均要有进一步筛查与诊治流程。对于发热的待手术患者要按照发热患者管理与筛查，对于流行病学史阴性患者的管理要遵循当时疫情防控政策的要求隔离或健康监测。筛查中要严格落实新冠病毒核酸筛查，规范采样、检测等所有环节，但因为新冠核酸检测存在假阴性的情况，也不能仅关注核酸检测结果，要综合症状体征、流行病学史和各项辅助检查做好诊断与鉴别诊断。

筛查中出现异常的患者还需要有细化的安置要求。对于待排查的患者应根据医院具体情况设置过渡病区或过渡病房，并在过渡病区、过渡病房制定分区与防护要求。

2. **急诊手术患者收治与安置策略**　急诊手术患者往往需要尽快实施手术来治疗疾病甚至抢救生命，常常难以在手术前按照既定计划完成所有新冠肺炎的筛查步骤。因此急诊手术患者要结合患者急症的情况，遵循疫情防控落实的前提，同时确保急诊救治。制定针对性的预检筛查和安置策略。

对于存在发热、呼吸道症状或存在新冠肺炎相关流行病学史的急诊手术患者，在完成排查，排除新冠肺炎前，可先落实疑似或确诊新冠患者医院感染防控，同时实施急诊手术治疗。

3. **急诊手术患者应急流程**　急诊手术的应急流程是医疗机构在疫情防控常态化下最重要、最常启动、涉及部门最多的流程之一，急诊手术流程要点如下图7-1：

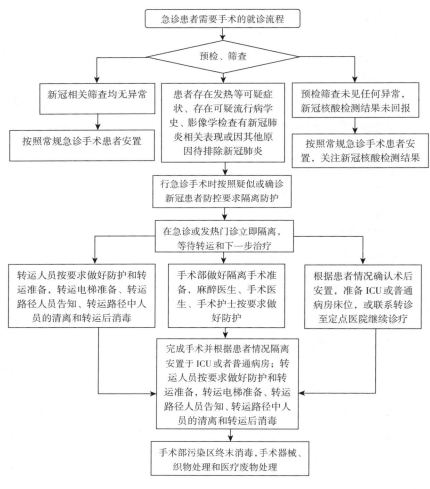

图 7-1 急诊手术流程

（三）疑似或确诊新冠肺炎手术患者医院感染防控要求

1. 疑似或确诊新冠肺炎手术患者的安置要求　　疑似或确诊新冠肺炎患者按照防控总体策略应该集中至定点医院收治，而新冠肺炎患者同时患有其他疾病时，原则上先治疗急性的肺炎，不应在新冠肺炎治愈之前开展择期手术。因此出现疑似或确诊新冠肺炎患者需要的情形主要有以下两种：第一种是定点医院收治的新冠肺炎患者同时合并有需要急诊手术治疗的疾病，且经过评估可以耐受手术；第二种是非定点医疗机构收治的急诊手术患者在急诊诊疗过程中被判定为新冠肺炎疑似或确诊患者，而其不具备转院到定点医疗机构的条件，需要先行手术治疗。另外，当急诊手术患者需要行手术治疗，存在发热、流行病学史等高风险提示因素，但无法在术前完成排查时，也要参照疑似或确诊新冠肺炎手术患者的医院感染防控要求。

2. 手术前、中、后的全流程医院感染防控要求　疑似或确诊新冠肺炎手术患者整个诊疗过程是多学科合作的过程，涉及急诊、发热门诊、新冠肺炎定点病房等术前收治的部门，麻醉科、外科科室、手术中心等术中诊疗部门，外科科室、重症医学科等术后收治部门，还有消毒供应中心、病理科、检验科等辅助科室，还涉及保洁、医疗废物收集、织物回收与洗涤等后勤服务环节。

从疫情防控的角度，每一个环节均应按照新冠肺炎防控的要求做好污染区、清洁区的布局的划分，患者的隔离，工作人员的防护，环境的清洁消毒等工作方可实现全流程的安全。

由于涉及多部门的合作，术前、术中、术后的衔接要制定详细的应急预案。通过反复演练完善每一个环节医院感染防控措施落实的要求、流程与责任人。其中要重点考虑患者转运的衔接、人员防护的实施，当不能实现全程通过污染区转运时，要关注路径中人群的疏散，转运路径、转运电梯的消毒和人员的防护。

（四）常见问题与对策

1. 急诊手术患者新冠肺炎筛查过度与不足同时存在　急诊手术患者新冠肺炎的筛查是手术患者医院感染防控的第一步，也是最关键的一步。筛查标准过松会增加手术部（室）、重症医学科的新冠肺炎传播风险，筛查过紧会导致急诊隔离防护状态下实施手术的比例增加，大大增加医务人员工作负荷、长期还会出现隔离防护要求落实难以到位等问题。因此根据我国新冠肺炎诊疗规范要求合理筛查才是科学、可持续的筛查策略。

筛查中最常见的问题是忽略了对患者症状、体征和流行病学史的排查，过度依赖新冠肺炎核酸检测结果，出现"唯核酸论"，将新冠肺炎核酸检测结果作为患者排查的唯一标准，而忽略了患者发热、呼吸道症状等症状的鉴别诊断。不仅增加了漏诊的风险，还出现了对于无任何高危因素患者核酸结果未反馈前过度隔离与防护的现象，暴露出过度与不足同时存在的问题。

解决这一问题，需要建立科学的筛查制度和发热、呼吸道症状或流行病学调查异常患者的会诊、会商机制。同时确立临床医护对新冠肺炎疾病的正确认识，提高临床医生对新冠肺炎疾病特点的掌握，从而提高疑似患者正确识别能力。

2. 疑似或确诊新冠肺炎急诊手术应急预案不实不细，衔接环节存在漏洞 急诊手术因涉及多部门、多环节、多人群，而且患者病情紧急，需要及时正确的响应，需要通过制定应急预案来实现同时确保急诊诊疗和新冠肺炎医院感染防控工作。应急预案需要落实落细，确保物资、人员精准到位和衔接过程的流畅。应急状态忙而不乱。

应急预案的编制、演练和落实中容易出现的问题是对感染防控措施的落实不够细化，污染区范围不明确、多部门沟通出现疏漏，导致人员穿着防护用品时长过长。衔接过程中忽略转运人员的防护、转运路径的人员管控。细节上的忽略会导致工作人员的防护不足和无防护人员的暴露、环境的污染等问题。也可能出现手术物品准备不足、手术进程严重受限、甚至手术失败。

应对这样的问题，需要多部门建立协作机制，对于急诊状态下预案进行细化和反复的演练，重点推敲细节要求和衔接环节，实现应急流程的顺畅和部门对接的规范有序。

（姚　希）

四、孕产妇的感染防控

（一）孕产妇医院感染防控要点

　　孕产妇是医院内一类特殊人群，其特殊性一方面表现在其并非患者，在医院内完成的分娩是正常生理过程。另一方面，孕产妇安全和新生儿的安全备受社会和医疗机构关注，孕产妇发生感染对母婴感染都有影响。因此，孕产妇虽然并非医院感染高发人群，但其医院感染防控工作仍然是关注的重点。

　　孕产妇医院感染防控中需要考虑安全性问题，包括有效预防自然分娩或使用各类助产技术造成的医院感染发生风险，当患者存在指征而行剖宫产术时又需要按照手术部位感染防控要求同时预防手术部位感染和分娩后的宫内感染等常见感染。

　　孕产妇同时还需要考虑感染防控的科学性，WHO 和国际产儿科领域一直推动的围产期的产儿保健，提倡家庭式 LDR 产房（待产 - 分娩 - 产后一体产房）、新生儿早接触、早产儿袋鼠式护理等符合产妇和新生儿生理和心理需要的诊疗护理操作，而感染防控应在这些工作的推动中起到促进与支持的作用，有效规范新诊疗护理模式下的医院感染防控，在为孕产妇和新生儿提供优质的生理和心理照护的同时保障安全。因此在我国全面实行孕产妇住院分娩的背景之下，感染防控工作需要在传统医院感染防控要求的标准预防的基础之上，更多开展孕产妇及家属的参与工作，加强宣教，保证其参与过程中医院感染防控要求与医护人员同质，不增加医院感染的风险。

（二）新冠肺炎疫情常态化下孕产妇患者感染防控要求

　　1. 孕妇孕期保健中的疫情防控策略　孕妇孕期规律产检完成孕期保健在优生优育中起到了极其重要的作用。由于孕期保健的需要，孕妇会在整个孕期按照一定的计划到医院完成孕期检查，及时发现风险并早期干预，新冠肺炎疫情背景下，医院作为收治各类患者的机构，属于新冠肺炎感染的高风险机构。因此如何按照疫情发展情况，提供多种形式的孕妇孕期检查诊疗模式、合理安全孕妇产检是新冠肺炎疫情常态化下孕产妇孕期保健阶段需要思考与解决的问题。例如：通过互联网诊疗完成常规问诊，使用远程胎心监护等手段实现无接触式的孕期检查服务。

对于重要的需要到现场完成的孕期检查，通过合理安排就诊流程、严格落实预检分诊、标准预防等措施，例如避免孕妇产检流程与发热门诊等高风险人群的就诊流程之间的交叉；分时段预约产检项目，减少孕妇在医院内长时间的等候等。有效控制孕产妇在医院内感染新冠肺炎的风险。

2. 孕产妇围产期的疫情防控策略与要求　孕产妇围产期具有产程变化快、难预测，出现急诊指征多的特点，在新冠肺炎疫情防控常态化背景下，孕产妇围产期如何在保证产儿安全的同时完成门急诊的预检分诊、新冠肺炎筛查，需要制定细化的预检分诊和筛查策略，还有多学科合作下细致的应急预案与应急演练的支持。

孕产妇围产期门诊预检、安置与诊疗流程要同时考虑孕产妇安全和疫情防控要求。对于围产期发生发热、接触新冠肺炎患者或周围出现聚集性发热等高风险因素的情况时，在按照疫情防控要求分诊到发热门诊之前要完成产科急症的排查，保证产儿无危险时方可按照常规分诊流程，否则需要在产科隔离收治与处置。因此，在孕产妇围产期门诊就诊的各个必备环节均应该配备隔离收治的条件，包括了隔离状态下完成产科检查、胎心监护、产科超声等。因此在产科门急诊要设置隔离间用于发热等高风险患者的产科急症筛查与门急诊处置。

孕产妇分娩中新冠肺炎筛查流程也需要考虑产科的特点制定策略。对于择期剖宫产孕产妇可以按照手术患者筛查策略完成筛查；对于有自然分娩条件的孕产妇，由于入院时间难以预计，新冠肺炎核酸检测等检查难以计划完成，因此要在收入院前做好症状与流行病学史的筛查，对于筛查中有高危因素的患者要及时会诊和排查，急诊产妇要隔离收治，不可将新冠肺炎核酸检查作为入院筛查的唯一指标，同时，还要做好产妇围产期的宣教，做好日常的防护、避免到人员聚集的公共场所，降低产妇的风险。

3．**急诊分娩产妇应急流程**　疫情防控常态化下，急诊产妇分娩流程是最重要、最常用的流程之一，急诊产妇不能排除新冠肺炎而隔离诊疗也是最常用、最复杂的应急流程之一，因此梳理清这一流程显得尤为重要。该流程主要内容如下图7-2：

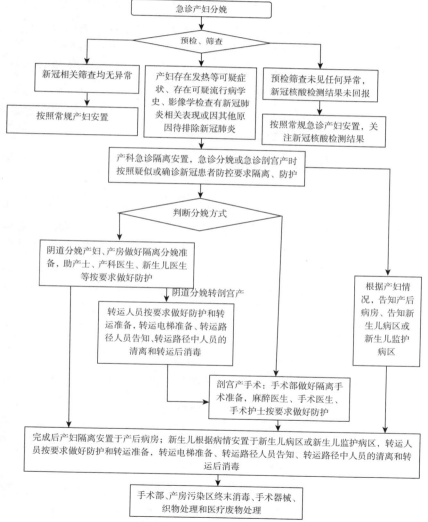

图7-2　急诊分娩产妇应急流程

（三）疑似或确诊新冠肺炎孕产妇医院感染防控要求

1. 疑似或确诊新冠肺炎孕产妇的安置要求　孕产妇也是新冠肺炎的易感人群，出现疑似或确诊新冠肺炎孕产妇按照"四集中"的原则应当在定点医院收治、分娩。因此定点医院在设置中应当具备接诊各孕期孕产妇的能力，尤其应当具备疑似或确诊孕产妇阴道分娩和剖宫产的能力和新生儿救治能力，当不具备此能力时应当提前按照区域做好应急预案，应对疑似或确诊新冠肺炎孕产妇的产科处置。

当疑似或确诊新冠肺炎孕产妇出现不能转运的急诊情况时，接诊医院应该隔离收治。因此，所有开设产科的综合医院、妇产专科医院、妇幼保健院均应当在门急诊、产房、手术室设置用于隔离收治疑似或确诊新冠肺炎的孕产妇的空间，对于备用空间明确区域划分，明确防护用品穿脱地点与流程，并对设计该流程的人员进行培训与演练。

2. 全流程医院感染防控　疑似或确诊新冠肺炎孕产妇隔离收治需要涉及的急症处置和转运衔接环节都很多。因此在定点医院要关注到整个救治过程中闭环的管理。而非定点医院不能做到闭环管理时，则对转运前路径中人员的管理、转运后的消毒提出了更高的要求，需要详细梳理从入院到转运到定点医院的全部流程。

（四）常见问题与对策

1. 存在发热等新冠肺炎高风险因素孕产妇处置不当　孕产妇是医疗机构重点关注的人群，病情变化快，如处置不及时、不正确对母儿健康都有可能造成严重威胁。而对于存在发热等新冠肺炎高风险因素的孕产妇如果按照就诊流程先分诊至发热门诊就诊，再返回产科就诊就可能出现在发热就诊过程中产科出现需要紧急处置的情况而得不到专科医护的正确处置而威胁到母儿安全。

解决这一问题需要制定发热孕产妇等存在高风险因素就诊流程时要充分兼顾产科和感染性疾病的排查与处置能力。如此类患者分诊至发热门诊前，需要产科评估。如果在发热门诊接诊发热产妇，则要根据需要建立产科至发热门诊急诊救治的机制，保证排查过程中孕产妇安全。

2. 急诊孕产妇存在一定程度的过度隔离　急诊孕产妇因难以根据计划完成入院前新冠肺炎核酸检测等筛查而出现了对急诊孕产妇隔离指征掌握不严，对于无症状无流行病学史的孕产妇均隔离收治的现象。过度隔离既增加了医务人员的防护负荷和工作负担，也导致了隔离措施落实不到位而带来的漏洞。

解决这一问题需要科学制定新冠肺炎排查要求，结合患者症状、体征和流行病学史。核酸结果未回报的孕产妇应安置在过渡病房。另外孕妇在自然分娩过程中不应让其戴口罩。

（姚　希）

五、血液透析患者感染防控

（一）血液透析患者医院感染防控要点

血液透析患者是医院感染的高风险人群，由于患者的免疫力普遍较低，又频繁接受血液透析操作，是血流感染、经血传播疾病感染的高风险人群。血液透析患者也容易出现经血传播疾病的医院感染，甚至出现医院感染暴发。因此血液透析患者医院感染预防与控制一直备受关注。

血液透析患者医院感染的预防与控制要求设置合理的建筑布局，配备足够数量的合格医护人员，严格无菌操作要求，严格落实标准预防的各项措施，对血液透析中心的透析用水要严格落实监测工作，透析设备患者之间的消毒要各个落实。透析器一次性使用，如使用复用透析器，应严格复用过程的管理。

血液透析患者也是呼吸道传染病的高风险人群，包括流感、新冠肺炎、肺结核等。血液透析患者的呼吸道传染病的防控也十分重要，包括通风管理、集中空调根据季节变化新风量的调整，以及设置呼吸道传染病患者隔离透析的条件，这些都是血液透析患者感染防控中容易忽略却又十分重要的问题。

（二）新冠肺炎疫情常态化下血液透析患者感染防控要求

1. 严格落实预检分诊、优化患者管理　血液透析患者进行的是一种集中操作的治疗，对于患者中存在新冠肺炎相关症状、体征、流行病学史的患者，早识别、早隔离是保证患者和医务人员安全最重要的措施。因此每日对血液透析患者的预检分诊是最重要的举措之一。

同时，做好患者宣教、让患者落实手卫生、佩戴外科口罩、保持安全距离也十分重要。由于血液透析患者是在上机前集中来到血透中心，集中接诊、短时间内集中上机。因此在上机之前和上机中的时段容易发生人员的聚集，增加新冠肺炎传播风险，而分时段有序接诊和上机则能解决人员短时间内在接诊处和透析间内聚集的问题。

在新冠肺炎疫情常态化背景下，透析患者作为基本固定的人群，要对患者的健康状态、自我防护、接诊和上机时间等项目做有序的安排。降低新冠肺炎传播风险的同时还能提高管理水平，优化患者体验。

2. 不同风险血液透析患者的安置　需要进行血液透析的患者从来源上一般有三类，即规律接受血液透析的门诊患者、住院患者中需要进行长期或短期肾替代治疗的患者和需要进行肾替代治疗的急诊患者。在疫情防控背景下，这三类患者患有新冠肺炎或为无症状感染者的风险不同，造成新冠肺炎医院感染的风险也不同。住院患者在入院时进行了系统的新冠肺炎的筛查，患病风险小，但一旦感染新冠病毒很容易造成医院内的传播；急诊患者经常存在发热、呼吸道感染等基础疾病，由于原发疾病急症状态，不能有序完成新冠肺炎筛查，患病风险最大；门诊规律接受血液透析的患者由血液透析中心进行长期的随访和健康监测，患病风险介于两者之间。

在出现新冠肺炎本地社区传播时，如果将三类患者混合安置，就可能造成新冠肺炎在血液透析中心乃至住院病区内的传播。因此在新冠肺炎出现本地社区传播时，将三类人群分房间、分区域、分时段安置是重要的降低血液透析中心带来的住院患者新冠肺炎医院感染暴发风险的手段。

3. 发热等新冠肺炎待排查血透患者的防控要求　血液透析患者对血液透析治疗高度依赖，当血液透析患者出现新发发热、呼吸道感染症状等待排查新冠肺炎的情况，或者被判定为密切接触者时，需要有患者安置、隔离透析的方案。

条件允许的医疗机构可以对排查中的血液透析患者到发热门诊留观室或病区的隔离室内进行 CRRT（continuous renal replacement therapy，连续肾脏替代疗法）的治疗，可以减少对隔离患者的转运，更好落实隔离要求，减少了给血液透析中心其他患者带来的风险。条件不允许时也需要在血液透析中心按照新冠肺炎隔离要求单间隔离透析或者单独时段为隔离患者透析，透析完成后继续隔离完成排查。

（三）疑似或确诊新冠肺炎血液透析患者医院感染防控要求

疑似或确诊新冠肺炎血液透析患者应安置于定点医疗机构进行新冠肺炎的诊治和血液透析。从患者安置来看，仍然优先选择 CRRT 在定点病区或定点 ICU 进行肾替代疗法；如果没有行 CRRT 而需要在血液透析中心进行透析治疗时，血液透析中心要符合收治新冠肺炎患者的建筑布局要求，同时要满足血液透析患者从定点病区到血液透析中心转运的闭环管理，转运过程不应经过清洁区。

（四）常见问题与对策

1. 集中上下机时段疏于患者管理，人员聚集，感染风险增加　集中上下机时段是血液透析中心人员最聚集、操作最集中的时段，也是医院感染发生风险最高的时段。如果不做分时段有序的接诊和上机操作，很容易出现人员的聚集，增加新冠肺炎的感染风险。

解决这一问题需要血透中心对患者接诊和上机时间分时段、有序来院、有序接诊、有序上机,不仅可以有效解决人员聚集,还可以减少患者等候时间。

2. 不同风险的血液透析患者混合安置　当新冠肺炎疫情在国内流行期间,将急诊透析患者、门诊规律透析患者和住院透析患者混合安置,发生疾病传播,造成住院患者新冠肺炎医院感染。给住院区域带来了医院内传播的风险。

血液透析中心作为三类人群的交叉点,解决这个问题需要做好患者常态化的有序分类管理与分类安置。

(姚　希)

第三节　重点环节的感染防控

一、医疗废物的管理

(一)常态下医疗废物的管理

医疗废物是指医疗卫生机构在医疗、预防、保健以及其他相关活动中产生的具有直接或间接感染性、毒性以及其他危害性的废物。医疗废物分为感染性废物、病理性废物、损伤性废物、药物性废物和化学性废物五大类。

医院应严格遵循国家颁布的《医疗废物管理条例》《医疗卫生机构医疗废物管理办法》《医疗废物包装物、容器标准和标识》《医疗废物分类目录》等相关法规和文件要求。建立、健全医疗废物管理责任制,制定医疗废物管理制度、处置流程及应急预案,并进行演练。规范医疗废物的分类、收集、转运、暂存及交接的全过程管理。具体措施如下:

1．正确进行医疗废物的分类收集

（1）医疗废物产生地应有医疗废物分类收集方法的示意图或文字说明，医疗废物分别放置于符合要求的包装物或存放容器中，装量达容器 3/4 满时封口，包装物或容器外表面污染时，对被污染处进行消毒处理或增加一层包装，张贴注明医疗废物产生单位、产生日期、类别及需要的特别说明等的中文标签。

（2）隔离的传染病患者或疑似传染病患者产生的生活垃圾按照医疗废物处理，采用双层黄色医疗废物袋，分层封扎，做好标识。

（3）病原体的培养基、标本和菌种、毒种保存液等高危险废物，应在产生地点进行压力蒸汽灭菌或化学消毒处理后，按感染性废物收集处理。

2．医疗废物包装容器应符合《医疗废物专用包装袋、容器和警示标志标准》（HJ 421-2008）要求。

3．正确进行医疗废物的运送 医疗废物收集人员做好必要的防护，按照规定时间和路线运送，运送过程中防止医疗废物专用包装袋和利器盒的破损，防止医疗废物的流失、泄露、扩散和意外事故，一旦发生立即启动预案。运送医疗废物的工具应使用防渗漏、防遗撒、无锐利边角、易于装卸和清洁的专用运送工具，运送工具旁配备手消毒剂。

4．规范医疗废物暂存处管理

（1）医院应建立医疗废物的暂时贮存设施、设备，应当远离医疗区、食品加工区和人员活动区以及生活垃圾存放场所，应有严密的封闭措施，设置明显的医疗废物警示标识和禁止吸烟、饮食的警示标识，有防渗漏、防鼠、防蚊蝇、防蟑螂、防盗以及预防儿童接触等安全措施。避免阳光直射，易于清洁和消毒。

（2）有上下水、洗手等设施。具备低温贮存病理性废物或防腐条件。

（3）医疗废物存放时间不超过 48 h。医疗废物转交出去后，对医疗废物暂存处、设施及时进行清洁与消毒处理，有污染时立即消毒；每班运送结束后，应对运送工具进行清洁和消毒。配备必要的防护用品，定期为工作人员进行健康体检，必要时进行免疫接种。

5. 交接管理　医疗废物收集人员负责登记各部门产生的医疗废物量，由产生部门人员交接确认。登记内容包括医疗废物的来源、种类、重量或数量、交接时间、最终去向以及经办人签名等项目。登记资料至少保存 3 年。

（二）新冠肺炎疫情下医疗废物管理的特点

新冠肺炎疫情期间，以感染性废物为主的医疗废物增长明显。规范医疗废物的无害化处置是预防医院感染的重要环节。为应对新冠肺炎疫情，国家卫生健康委员会印发《关于做好新型冠状病毒感染的肺炎疫情期间医疗机构医疗废物管理工作的通知》，引导各地及时、有序、高效、无害化地处置医疗废物，在做好上述常态化下管理的同时，还应符合以下要求：

1. 分类收集

（1）患者产生的生活垃圾与医疗废物均按医疗废物处理。

（2）医疗废物收集桶应为脚踏式并带盖。使用双层包装袋盛装感染性废物，医疗废物达到 3/4 时，包装袋采用鹅颈结式封口，分层封扎。锐器盒应符合国家标准，确保封口紧实、严密。盛装医疗废物的包装袋和利器盒的外表面被感染性废物污染时，应增加一层包装袋。

（3）潜在污染区和污染区产生的医疗废物，在离开污染区前应对包装袋表面采用 1000 mg/L 的含氯消毒液喷洒消毒（注意喷洒均匀）或在其外面加套一层医疗废物包装袋；清洁区产生的医疗废物按照常规医疗废物处置。

（4）含新冠病毒的标本和相关保存液等高危险废物，应在产生地点进行压力蒸汽灭菌或化学消毒处理后，按照感染性废物收集处理。

（5）指定专人每日定时定点收集新冠肺炎患者产生的医疗废物。

2. 运送　医疗废物运送人员应做好个人防护。在运送医疗废物前，检查标识、标签以及封口。运送过程应避免医疗废物的泄漏和扩散。每班运送结束后，对运送工具进行清洁和消毒，可使用 1000 mg/L 含氯消毒液擦拭消毒；运送工具被感染性医疗废物污染时，应及时消毒处理。

3. 医疗废物暂存处管理　医疗废物宜在医院集中暂存于相对独立区域，贮存区域应设置"高度感染性医疗废物"识别标识。24 h 内交由医疗废物处置单位进行处置，做好交接登记。用 1000 mg/L 的含氯消毒液对医疗废物暂存处进行消毒，每日两次。

4. 交接管理　严格执行危险废物转移联单管理，对医疗废物进行交接登记。特别注明"新冠肺炎"或"新冠"。

5. 人员防护　医疗废物收集、运送等人员按照相关要求，做好个人防护，并进行日常体温检测工作，有条件的地区，可安排集中居住。

（三）新冠肺炎疫情下医疗废物的常见问题与对策

新冠肺炎疫情暴发后，收治新冠肺炎患者的定点医院和新建、征用的方舱医院医疗废物产生量快速增长，设置发热门诊的非定点医院的医疗废物存在不规范的现象。医疗废物管理面临严峻考验。以下主要讨论新冠肺炎疫情期间医疗废物管理工作中常见的问题汇总及应对策略。

1. 新冠肺炎疫情期间医疗机构医疗废物处置存在的主要问题

（1）收治患者床位增加，医疗废物分类不清，医疗废物数量激增

1）收治新冠肺炎患者的定点医院和新建、征用的方舱医院随着收治患者人数的增加，医疗废物产生量短时间内快速增加；加之大部分定点医院医疗废物分类不清，将医护人员清洁区产生的生活垃圾全部按医疗废物处理；医务人员防护用品的过度使用的现象较普遍，如叠戴防护口罩与外科口罩，叠穿隔离衣与防护服，叠穿多层鞋套与手套等。导致医疗废物量的增加。

2）设置发热门诊的非定点医院在疫情期间的医疗废物分类收

集、运送贮存、交接处置等存在不规范问题，增加了医疗废物处置难度。

（2）医疗废物管理制度不健全，人员不足且职责不明晰

医疗废物相关管理制度不健全，未制定明确的转运流程、指定路线。岗位职责不明晰，各部门之间的衔接不良。疫情初期，大部分医院出现保洁及后勤人员被离职，临床医护人员除了治疗护理工作之外，还承担医疗废物清运等工作。

（3）处置方法不规范，处置不及时

1）收治新冠肺炎患者的定点医院和新建、征用的方舱医院，大量医疗废物在产生科室堆积，不能及时清运。

2）医疗废物包装、收集、运送等不规范，如单层包装、装袋过满、不封口或封口不规范，收集不称重、不登记等。转运车严重不足，周转箱配备不足，转运车非专用，做不到密闭运送等。

3）较多定点医院、方舱医院为临时改建，医疗废物暂存点设施面积不足、设施不全；大量医疗废物堆放在室外空地等露天存放，随雨水冲刷，污水满院流淌污染环境，风险极大。

（4）医疗废物集中处置能力不足，处置方法不规范

1）医疗废物集中处置设施不足，疫情期间满负荷运行，也难以满足所有医院的医疗废物处置工作，未预留应对突发性大型公共卫生事件的空间。

2）收集运输人员为使医疗废物转运的专用车尽可能多放些医疗废物，用棍子戳压、人站在桶上压、用手按压等方式，容易发生职业暴露，医疗废物袋破裂医疗废物泄露污染扩散等。

3）疫情早期医疗废物处置单位医疗废物转运的专用车和周转箱配备不足，导致使用非专用转运车未密闭运送，医疗机构产生的医疗废物无法做到48 h内清运，造成医疗废物在医院内大量存积。

（5）医疗废物收集设施缺乏环境生物安全控制标准

收集设施尺寸/构造不合理、标志不明确、摆放位置设置不合理，对医疗废物回收技术和装置未出台相关政策以及设置统一标准。

（6）相关人员管理知识储备不足，防护不到位

医疗废物收集人员文化水平相对较低，临床医护人员对相关知识不了解，加上自我防护意识与消毒隔离意识淡薄，对医疗废物的传染性、感染性、危害性缺乏了解，对国家出台的医疗废物相关政策认识不清，甚至存在误区。

2. 针对存在的问题的应对策略　为总结经验，确保医疗废物得到及时、有序、高效、无害化处置，保护环境，保障人体健康安全，防范重大公共事件中医疗废物处置不规范引发的环境生物风险，结合上述问题提出如下应对策略。

（1）政府层面：医疗废物管理是一项系统工程，需要协调相关的法规制定者、实施者和监督者共同完成。

1）在各级政府层面做好规划布局，预留应对突发性大型公共卫生事件时医疗废物处置的空间。

各级政府部门应组织卫生、环保、环卫、财政、发改等部门，研究制定医疗废物处理规划、建设方案等，做好医疗废物的集中处置工作，将医疗废物集中处置设施纳入近期建设规划。建议各市均应建设至少一所医疗废物处置中心，满足日常覆盖全市医疗废物处置基础上，应预留应对突发性大型公共卫生事件时医疗废物处置的空间。基层医疗机构是医疗废物管理的薄弱环节和重要环节，建议尚未实现医疗废物集中处置地区的人民政府尽快组织建设医疗废物集中处置设施。

2）全面排查摸底，了解全市可利用的运力资源及各地方设备支援，建立医疗废物应急处置资源清单。应对突发性大型公共卫生事件，要以及时、快速且安全处置医疗废物为前提，启动医疗废物应急处置预案，相互协调，相互支援。必要时可向社会招募志愿者，解决后勤人员问题，确保发生疫情时，政府可立即统筹协调，提高医疗废物转运及处置能力。

3）建立决策、监督、实施相分离的管理体系，完善统一的协调管理机制，保障公众安全。

应建立卫生、环保、建设部门为主要的监督管理部门，各司其职，实现对医院医疗废物的分类、收集、运送、贮存、交接、处置等的统一监督管理和培训，切实做好医疗废物处理过程中的疾病防治工作，环境污染防治工作，对具体实施过程进行监督管理，严防医疗废物滞留、流失、被盗等现象发生。

（2）医院层面：负责本单位产生的医疗废物的分类收集、运送贮存、交接处置等全过程管理。

1）健全医疗废物管理组织，确定具体管理部门，配备足够的人员，明确岗位职责，建立统一的协调管理机制，医院法定代表人是医疗废物分类和管理的第一责任人，医疗废物产生的具体科室和操作人员是直接责任人。医院应切实落实主体责任，确保处置安全。

2）完善医疗废物管理的各项制度、流程等医疗废物处置相关的标准作业程序，日常即应做到规范化管理，定期开展应急演练并强化落实。

3）配备足量合格的医疗废物处置需要的设备、设施和用品，改善医疗废物处置的场地。

4）加强对相关人员的管理，组织开展培训，督促其掌握医疗废物管理的基本要求，切实履行职责。

5）加大环境卫生整治力度，及时处理产生的医疗废物，避免各种废弃物堆积，努力创造健康卫生环境。

6）加强医疗废物的分类收集和处置规范化管理，做好安全收集、分区处置、安全运送及规范贮存、交接，包括登记等管理。

7）鼓励有条件的医院建立医疗废物智慧管理系统，实施对医疗废物产生、储运和处置的全过程监控及追溯，对医疗废物转运实施运输追踪及违规报警，公开质控数据，便于查询监管，实现集中透明管理。

（杨　芸　郎耀雄　马红秋）

二、医疗机构污水的管理

（一）新冠肺炎疫情常态化下医疗机构污水的管理

医疗机构污水指医疗机构门诊、病房、手术室、各类检验室、病理解剖室、放射室、洗衣房、太平间等处排出的诊疗、生活及粪便污水。当医疗机构其他污水与上述污水混合排出时一律视为医疗机构污水。医疗机构污水来源及成分复杂，含有病原性微生物、有毒、有害的物理化学污染物和放射性污染物等，具有空间污染、急性传染和潜伏性传染等特征，不经有效处理会成为一条疫病扩散的重要途径并严重污染环境。

2003年"非典"发生以来，我国针对传染病突发事件污水传播发生途径进行系统治理，在全国范围形成了防控医院污水病原传播的软硬件相结合的三大基础设施。医院污水排放国家标准、技术规范和技术指南体系基本建成；分门别类的医院污水处理基础设施形成基本覆盖；国家加大投入，带有消毒单元的城市污水处理厂基础设施迅速普及，构成了防控污水病原传播的最后防线。同时，包括医院、医院污水处理和城市污水处理厂的基础设施对于阻断细菌、病毒通过污水传播，形成了三级防护体系。病房内源头分类，将排泄物等进行消毒处理与其他废物一起，进入医院危险废物处理体系；在各级医院，特别是传染病医院均建立了医院污水处理设施，制定了排放标准、工程技术指南和监管体系；医院污水处理达标后，排入城市下水道进入城市集中污水处理厂，明确卫生指标，设置了不同类型的消毒设施。

目前各级医疗机构污水处理的管理模式主要有两种，医院自行管理和委托第三方机构管理。无论哪种管理模式的污水处理均应做到：

1. 应参照《医院污水处理工程技术规范》（HJ 2029-2013）、《医院污水处理技术指南》（环发〔2003〕197号）等要求设计污水处理系统。

2．指定部门和人员负责污水处理的日常处理和监管，健全岗位职责，相关人员经过专业培训，熟练掌握污水处理相关的国家标准规范和污水处理设备设施的原理、操作方法，确保污水排放合格。

3．制定并及时修订污水处理的各项制度、操作规程，完善运行、投药、监测、巡检、检修等相关记录，定期对设备设施进行检修维护，确保设备运行正常。

4．医疗机构污水的处理工艺和消毒要求

（1）医疗机构病区和非病区的污水，传染病区和非传染病区的污水应分流，不得将固体传染性废物、各种化学废液弃置和倾倒排入下水道。

（2）传染病医疗机构和综合医疗机构的传染病房应设专用化粪池，收集经消毒处理后的粪便排泄物等传染性废物。

（3）化粪池应按最高日排水量设计，停留时间为 24～36 h。清掏周期为 180～360 天。

（4）医疗机构的各种特殊排水应单独收集并进行处理后，再排入医院污水处理系统。

1）低放射性废水应经衰变池处理。

2）洗相室废液应回收银，并对废液进行处理。

3）口腔科含汞废水应进行除汞处理。

4）检验室废水应根据使用化学品的性质单独收集，单独处理。

5）含油废水应设置隔油池处理。

（5）传染病医疗机构污水处理宜采用二级处理＋消毒工艺或深度处理＋消毒工艺。

（6）综合医疗机构污水排放执行排放标准时，宜采用二级处理＋消毒工艺或深度处理＋消毒工艺；执行预处理标准时宜采用一级处理或一级强化处理＋消毒工艺。

（7）消毒剂应根据技术、经济分析选用，通常使用的有：二氧化氯、次氯酸钠、液氯、紫外线和臭氧等。

5．传染病、结核病和综合医疗机构及其他医疗机构的污水排放均应符合《医疗机构水污染物排放标准》（GB 18466-2005）中的污水排放要求。

（1）综合医疗机构和其他医疗机构水污染物排放限值（日均值），粪大肠菌群数排放标准 ≤ 500/L；肠道致病菌、肠道病毒不得检出；采用含氯消毒剂消毒的医疗机构污水工艺控制要求为综合医院和其他医疗机构污水排放的消毒接触池接触时间 ≥ 1 h，接触池出口总余氯 3 ~ 10 mg/L；预处理标准为消毒接触池接触时间 ≥ 1 h，接触池出口总余氯 2 ~ 8 mg/L；采用其他消毒剂对总余氯不作要求。

（2）传染病、结核病医疗机构水污染物排放限值（日均值）：粪大肠菌群数排放标准 ≤ 100/L；肠道致病菌、肠道病毒、结核杆菌不得检出；采用含氯消毒剂消毒的医疗机构污水工艺控制要求为传染病医院、结核病医院污水排放的消毒接触池的接触时间 ≥ 1.5 h，接触池出口总余氯 6.5 ~ 10 mg/L；采用其他消毒剂对总余氯不作要求。

6. 定期对医疗机构污水进行理化指标监测及肠道致病菌监测，采样方法、监测频率及检测结果应符合《医疗机构水污染物排放标准》（GB 18466-2005）的要求。监测可医疗机构自行检测，也可委托第三方检测机构进行检测，并出具检测报告。

7. 应为污水处理人员配备必备的防护用品，在操作中正确使用。

8. 采用委托第三方机构管理模式的医疗机构，应确定具体部门负责对其污水处理全过程进行日常监管。及时发现问题，及时整改。

（二）新冠肺炎疫情下医疗机构污水管理的特点

新型冠状病毒主要经呼吸道飞沫和密切接触传播，在感染者的粪便及尿液中仍可分离到新型冠状病毒。新型冠状病毒可能会随感染者的痰液、呕吐物等进入排水管道，并且在污水中保持一定时间的存活力。

疫情期间对医疗机构污水处理除达到常态化下的管理要求外，还应符合 2020 年 2 月 1 日生态环境部发布的《关于做好新型冠状病毒感染的肺炎疫情医疗污水和城镇污水监管工作的通知》（环办水体函〔2020〕52 号）和 2020 年 3 月 7 日国家卫生健康委员会颁布的《新型冠状病毒感染的肺炎防控方案（第六版）》的要求。

1. 收治新冠肺炎患者的定点医院和新建或征用的方舱医院、设置发热门诊的非定点医院和相关临时隔离场所等产生的污水应加强杀菌消毒，对于已建设污水设施的应强化工艺控制和运行管理采取有效措施，确保达标排放。未建设污水处理设施的，应参照《医院污水处理技术指南》（环发〔2003〕197 号）、《医院污水处理工程技术规范》（HJ2029-2013）等因地制宜建设临时性污水处理罐（箱）。禁止污水直接排放或处理未达标排放。不得将固体传染性废物、各种化学废液弃置和倾倒排入下水道。

2. 收治新冠肺炎患者的定点医院和新建或征用的方舱医院，及设置发热门诊的非定点医院产生的污水经处理后，粪大肠菌群等各项指标需达到《医疗机构水污染物排放标准》（GB18466-2005）中传染病、结核病医疗机构水污染排放限值。

3. 收治新冠肺炎患者的定点医院和新建或征用的方舱医院，及设置发热门诊的非定点医院产生的污水处理最有效的方法是投加消毒剂。目前消毒剂主要以强氧化剂为主，这些消毒剂的来源主要可分为两类。一类是化学药剂，另一类是产生消毒剂的设备。

（1）采用化学药剂消毒处理应急方案：医院污水消毒常采用含氯消毒剂、过氧化物类消毒剂、臭氧等消毒措施。所有化学药剂的配制均要求用塑料容器和塑料工具。加药设备至少为 2 套，1 用 1 备。无条件时，也可以在污水入口处直接投加。

（2）采用专用设备消毒处理应急方案：国内市场上可提供的成套消毒剂制备设备主要是二氧化氯发生器和臭氧发生器。消毒剂投加量要求如下：

1）消毒剂消毒投加量：采用液氯、二氧化氯、次氯酸钠、漂白粉或漂粉精消毒时，参考有效氯投加量为 50 mg/L。消毒接触池的接触时间 ≥ 1.5 h，余氯量大于 6.5 mg/L（以游离氯计），粪大肠菌群数 < 100/L。现有氯化消毒设施能力限制难以达到上述接触时间要求，

接触时间为 1.0 h 的，余氯大于 10 mg/L（以游离氯计），参考有效氯投加量为 80 mg/L，粪大肠菌群数 < 100/L；若接触时间不足 1.0 h 的，投氯量与余氯还需适当加大。

2）采用臭氧消毒，污水悬浮物浓度应小于 20 mg/L，接触时间大于 0.5 h，投加量大于 50 mg/L，大肠菌群去除率不小于 99.99%，粪大肠菌群数 < 100/L。

4. 污水处理能力能满足实际需要的医疗机构，患者的排泄物可直接经卫生间排放，冲马桶时需要加盖冲水，减少气溶胶产生。污水处理能力不能满足实际需要的医疗机构，患者的排泄物应经过消毒才能排入卫生间。

5. 未设置发热门诊的医疗机构对现有污水处理设备进行维修检测或升级改造，做好应对准备。

6. 按照相关要求，定期对污水进行监测。

（三）新冠肺炎疫情下医疗机构污水管理的常见问题与对策

收治新冠肺炎患者或疑似患者的定点医院和新建或征用的方舱医院、设置发热门诊的非定点医院，随着患者数量增多，工作量增大，勤洗手、洗衣及严格而频繁的消毒操作，导致污水产生量增加。频繁消毒操作会导致污水中含有过量的消毒剂，特别是余氯含量会对后续的消毒剂投加量造成影响。新冠肺炎疫情期间医疗机构污水管理常见问题及应对策略如下。

1. 新冠肺炎疫情期间医疗机构污水处理存在的常见问题

（1）医疗机构污水处理设备设施不能满足需要：收治新冠肺炎患者或疑似患者的定点医院，多数为综合医院临时改建，污水处理设备设施本身达不到传染病医院要求，加之医疗机构污水产生量增加，现有污水处理设施不能满足实际需要。新建或征用的方舱医院和相关临时隔离场所大多为公共场所改建，污水处理也是管理的难点。

（2）医疗机构污水处理的管理部门、监管部门、具体负责人员岗位职责不明确，知识储备欠缺，培训不到位。对国家颁布的污水处理相关的法律法规不清楚，对污水处理设备的名称、原理不熟悉，对新冠肺炎疫情期间医疗机构污水的传染性、危害性认识不足，排放标准不掌握。

（3）医疗机构污水处理管理制度、流程不合理，运行、投药、监测、巡检、检修等相关记录不完善。

（4）医疗机构污水处理方法不正确，污水处理消毒剂投放不足或过量，排放指标不达标，监管不到位。

（5）医疗机构污水监测方法不规范、监测项目不全、监测频次不足、监测记录不全。原有监测设备量程与新标准中检测数值不匹配。

（6）部分医疗机构污水处理的消毒过程中存在不规范性和随意性，导致消毒不彻底；排放池污水中总余氯含量不符合国家标准中规定的排放要求。

（7）污水处理站工作人员自我防护和消毒隔离意识淡薄，防护用品使用不规范，过度和不足现象并存。

（8）对委托第三方机构管理进行污水处理过程监管不力。

2. 针对新冠肺炎疫情防控工作中污水常见问题的应对策略　疫情期间加强对各级医疗机构污水管理工作。强化污水控制工艺和运行管理，严格消毒。

（1）基于目前我国医院污水处理技术规范和相关政策规定，根据新冠肺炎疫情期间的医疗机构的类型，对于不同类型医疗机构污水处理需求，提出如下建议：

1）传染性疾病医院（含传染性疾病病房的综合医院）按规范建设污水处理设施，日常规范运行；疫情时期出现收治患者数量突增，导致医院污水水量超过设计负荷时，增加应急处理措施，例如加大生化池的曝气量，增加消毒剂投加量。

2）非传染病医院改为临时传染病定点收治医院：首先要增加污水应急预消毒设施，按规范建设污水处理设施，日常规范运行。

3）大型方舱医院：方舱医院投入使用后应首先利用公共设施的化粪池投加消毒剂，同时改建须同步配套配备符合传染病医院污水处理规定的污水处理设施。可采用移动式一体化二级处理装置，可快速建成，疫情后征用地恢复日常用途后移走设备。

4）隔离点、疫情封控小区、分散感染者居住小区：疫情时增加对化粪池出水消毒，达标后排入市政排水管网，下游的城市污水处理厂加强消毒管理和从业人员防护。

5）对于无独立污水处理设施、同时也无化粪池的集中隔离场所、确实不具备建立污水处理设施的情况，污水排入下水道的城镇，需加强城市污水处理厂从业人员防护；对于疫区的污水处理厂要强化污水处理厂消毒，原则上按医院污水处理消毒指标进行消毒处理。

6）对于经过非传染病医院改造的临时定点医院、大型方舱医院和集中隔离点，要使污水处理达到传染病医院排放要求，作为应急工程，工期要求紧，智能一体化设备具有高度集成、模块化、智能化、运输便利、安装快捷、无需专人值守等特点，是疫情期间应急处理和今后应急体系建立的一种参考方式。

（2）强化污水消毒处理，把病源控制在源头：优化选择确定消毒方式和药剂种类，目前常用的污水消毒方式有氯化、臭氧化和紫外线3类。疫情防控期间，在设备采购、现场条件、运行操作以及费用预算等客观条件允许的前提下，以消毒效果最佳为首要目标，建议按以下顺序确定消毒方式：臭氧消毒＞二氧化氯消毒＞液氯消毒＞次氯酸盐消毒。如以时间进度和操作方便为首要目标，则只能按以下顺序确定消毒方式：次氯酸盐消毒＞液氯消毒＞二氧化氯消毒＞臭氧消毒。

（3）确保城镇污水处理处置设施正常运行，防控结合：城镇污水处理厂正常稳定运行是最重要的防控，城镇污水处理厂包括预处理、一级处理、二级生物处理，随着近年的提标改造，几乎所有大中型处理厂都建设了混凝过滤等深度处理设施，部分处理厂还采用了膜过滤技术。这些处理单元在去除污染物的同时也在去除、抑制或杀灭病原微生物，发挥着关键的防控作用。现有城镇污水处理厂只要保持正常稳定运行，即可彻底阻断肠道病毒和呼吸道病毒。少数小型城镇污水处理厂建设标准较低，还没有设置深度处理设施，可视情适当增加投药量，增强消毒效果，但要关注消毒药剂对受纳水体水生生物的影响。

（4）医疗机构要切实落实污水处理的主体责任。明确污水处理的管理部门，监管部门及具体责任人的岗位职责，强化履职意识。制定污水处理的各项规章制度、标准作业程序。完善运行、投药、监测、巡检、检修记录。

（5）对医疗机构污水处理的管理部门、监管部门、具体负责人员进行培训，使其明确岗位职责，掌握国家污水处理相关的法律法规，污水处理设备的名称、原理，新冠肺炎疫情期间医疗机构污水的传染性、危害性及排放标准等。规范消毒工作流程，确保污水排放达标。

（6）严格按照国家相关要求开展好医疗机构污水监测工作，监测方法、频次、结果符合标准并记录，确保实际监测结果符合国家相关排放标准。

（7）位于室内的污水处理系统，应设有强制通风设备，为工作人员配备工作服、手套、面罩和护目镜等必备的防护用品，并会正确使用。

（8）医疗机构污水处理的监管部门，负责对本院的污水处理部门和委托第三方管理机构的日常监管。

（9）有条件的医疗机构可安装在线监测设备，对污水运行实施全过程监控、追溯、超限预警。同时公开质控数据，便于查询监管，实现集中透明管理。也可减少职业暴露，确保工作人员人身安全。

（杨　芸　薛文龙）

三、医用织物的管理

（一）常态化下医用织物的管理

医用织物是医院内可重复使用的纺织品，包括患者使用的衣物、床单、被罩、枕套，工作人员使用的工作服、帽，手术衣、手术铺单，病床隔帘、窗帘以及环境清洁使用的布巾、地巾等。医用织物分清洁织物和使用后医用织物，使用后医用织物分感染性织物和脏污织物。

感染性织物是医院内被隔离的感染性疾病（包括传染病、多重耐药菌感染/定植）患者使用后，或者被患者血液、体液、分泌物（不包括汗液）和排泄物等污染，具有潜在生物污染风险的医用织物。

脏污织物是医院内除感染性织物以外的其他所有使用后的医用织物。

感染性织物在实施收集、分拣、洗涤、消毒、整理、储存、发放和使用的过程中，如工作流程未严格落实，或措施落实不到位，可能造成病原体的传播。

医院洗衣房和提供医用织物洗涤服务的社会化洗涤服务机构，均应遵循《医院医用织物洗涤消毒技术规范》（WS/T 508-2016）规定的医用织物洗涤消毒基本要求，分类收集、运送与储存操作要求，洗涤、消毒的原则与方法，清洁织物卫生质量要求，资料管理和保存要求。

常态下医用织物的管理原则和要求：

1. 医院洗衣房建筑应独立设置，远离诊疗区域。布局流程合理，设立清洁区和污染区，设立工作人员、医用织物接收和发放的专用通道，工作流程由污到洁，不交叉、不逆行。

2. 医用织物收集、运送、洗涤、消毒、烘干、熨烫等设备和用品满足工作需要。

3．建立健全医用织物收集、分拣、洗涤、消毒、整理、储存、分发、交接等全过程工作制度和操作流程，并落实到位。

4．医用织物按脏污织物和感染性织物进行分类收集，收集时应减少抖动。感染性织物应在患者床边密闭收集，由产生科室负责收集在橘红色专用包装袋中，有"感染性织物"标识；优先使用专用水溶性包装袋。

5．脏污织物遵循先洗涤后消毒的原则，根据医用织物使用对象、污渍性质、程度不同，分机或分批洗涤、消毒。

6．感染性织物在符合脏污织物洗涤消毒要求基础上，宜采用专机洗涤、消毒，首选热洗涤方法。机械洗涤消毒可洗涤和消毒同时进行。

7．清洁织物和使用后医用织物应分别使用专用运输工具运送，不应交叉使用，密闭运送防止二次污染。

8．清洁织物的储存发放区域和使用后医用织物的接收区域应相对独立，标识明确，避免交叉污染。

9．工作人员应根据工作区域、岗位和操作需要，遵循"标准预防"的原则，选择适宜的个人防护用品。在污染区穿戴工作服、帽子、口罩、手套、防水围裙和胶鞋，在清洁区穿工作服、工作鞋，根据工作需要戴帽和手套，并保持手卫生。在污染区和清洁区穿戴的个人防护用品不应交叉使用。

10．医用织物使用过程中应遵循

（1）保持清洁卫生。

（2）宜使用可水洗的医用织物，可擦拭的床垫。使用具有防水阻菌阻尘功能的床上用品，可采用擦拭清洁与消毒。

（3）住院患者、急诊室患者应一人一套一更换，衣服、床单、被套、枕套至少每周更换1次；遇污染时应及时更换；更换后的医用织物应及时清洁、消毒；枕芯、被褥、床垫应定期清洁、消毒，被血液、体液污染时应及时更换，清洁、消毒。

（4）门诊间、治疗间的床单至少每天更换，有污染随时更换；

如可能接触患者黏膜（妇科检查等）的，应一人一换，或使用隔离单（一次性中单等）。

（5）医务人员工作服应保持清洁，定时更换，如遇污染应随时更换；专用工作服专区专用。

（6）使用部门应备有足够的医用织物专用收集袋（桶），分别收集感染性织物、脏污织物及医务人员的工作服等；医用织物收集袋（桶）应保持密闭。

（7）有明显血液、体液、排泄物等污染的医用织物，多重耐药菌或感染性疾病患者使用后的医用织物视为感染性织物。

（8）明显污染且无法清洗的医用织物可按医疗废物处理。

11. 选择提供医用织物洗涤服务的社会化洗涤服务机构的医院，应对其资质、管理制度及医用织物运送、洗涤、消毒操作流程等进行审核，对其进行风险评估，签订协议书，并建立医用织物交接与质量验收制度。

12. 医院加强对提供医用织物洗涤服务的社会化洗涤服务机构医用织物洗涤消毒工作的制度流程和质量的检查监督，发现问题及时反馈，提出改进措施，追踪落实，及时改进。

（二）新冠肺炎疫情下医用织物管理的特点

1. 新冠肺炎患者使用后的医用织物，除符合常态下医用织物的管理原则和要求外，还应符合国家卫健委《应对秋冬季新冠肺炎疫情医疗救治工作方案》中医用织物清洁与消毒的感染防控要点的要求。

2. 基于新型冠状病毒病原学特点和传播途径，医用织物工作人员要在遵循标准预防的基础上，采取以呼吸道飞沫和密切接触传播为主要传播途径的隔离和预防措施，医用织物分类收集人员、运送人员、洗涤消毒人员等均应根据岗位和操作需要，选择穿戴适宜的防护用品，并在规定的区域穿脱，工作人员应提高职业防护意识，严格落实防控措施。

3．疑似或确诊新冠肺炎患者使用后的感染性织物应立即装入橘红色专用包装袋，优先使用专用水溶性包装袋，鹅颈结式封扎，标注"新冠肺炎"警示标识，离开污染区加套一层清洁包装并严密封口，由专人穿戴适宜防护用品，固定专车沿指定路线密闭转运，集中进行洗涤消毒。

4．为防止病原菌扩散，新冠肺炎患者使用后的感染性织物应专机洗涤消毒，可用流通蒸汽或煮沸消毒 30 min；或先用 500 mg/L 的含氯消毒液浸泡 30 min，然后按常规清洗；或采用水溶性包装袋盛装后直接投入洗衣机中，同时进行洗涤消毒 30 min，并保持 500 mg/L 的有效氯含量；贵重衣物可选用环氧乙烷方法进行消毒处理。

5．运送新冠肺炎患者使用后的感染性织物的运输工具严格做到一用一清洗消毒，应严格管理医用织物全过程的每一个环节。

（三）新冠肺炎疫情下医用织物管理的常见问题与对策

1．新冠肺炎疫情下医用织物管理常见的问题　新冠肺炎疫情期间，从事医用织物洗涤消毒的医院洗衣房和提供医用织物洗涤服务的社会化洗涤服务机构在医用织物收集、分拣、洗涤、消毒、整理、储存、分发、交接和使用的过程中常见问题主要有：

（1）洗衣房建筑布局不合理，工作流程不完善，设施设备不齐全。部分医院的洗衣房面积狭小，清洁区和污染区分区不明确，无完全的隔离屏障，工作流程洁污有交叉。未设置工作人员、医用织物接收与发放的专用通道。设施设备不齐全或老化，无法满足工作需要，手卫生设施不全或无洗手设施，未使用非手触式水龙头等是存在的共性问题。

（2）工作制度不健全，操作规程不规范，未及时针对新冠病毒特点和防控要求制定相应的洗涤消毒、人员防护等相关工作制度和操作流程。

（3）人员培训不到位：工作人员普遍对新冠病毒认识不足，防控知识掌握不够，科学选择和穿戴防护用品能力不足，对新冠肺炎疫情心存恐惧，拒绝从事或推诿新冠肺炎患者医用织物的洗涤消毒相关工作。

（4）交接不顺畅：医用织物产生科室与收集、洗涤科室之间沟通不顺畅，导致医用织物不能及时转出病区进行洗涤消毒。

（5）收集运送不规范

1）感染性织物未使用专用包装袋盛装，未在患者床旁密闭收集，或收集后的感染性织物在使用科室浸泡消毒，增加了感染性织物的重量，不方便交接，盛装感染性织物的包装袋上无警示标识。

2）未使用专车密闭转运，洁车、污车交叉使用，未实现运送工具一用一清洗消毒或消毒不彻底等。

（6）洗涤消毒流程不规范：消毒剂浓度不足或过量，热消毒温度不达标，洗涤消毒时长不够，洗涤消毒步骤不完整。新冠肺炎患者使用后的感染性织物，未能实现热消毒，也未进行清洗前煮沸或消毒液浸泡消毒处理。

（7）处置方法不正确：新冠肺炎患者使用后的感染性织物全部焚烧处理，产生大量的医疗废物，易造成环境污染，增加环保负担，也造成资源的巨大浪费。

（8）使用后的医用织物未实现集中洗涤消毒：尤其是布巾地巾、病房窗帘、隔帘等未实施集中洗涤消毒，由使用科室自行处理，洗涤消毒质量无法保证，存在安全隐患。

（9）对提供医用织物洗涤服务的社会化洗涤服务机构未进行审核或审核不严，未对其进行风险评估，双方未签订协议书，医用织物的交接不顺畅，洗涤消毒质量无法保证。或对提供医用织物洗涤服务的社会化洗涤服务机构的制度、流程、质量等相关工作缺乏监管。

2. 针对新冠肺炎疫情下医用织物管理常见问题的应对策略　为总结经验，确保医用织物在使用和处理的全过程中做到及时、规范、科学、合理，保障医患健康，减少环境污染，防止因医用织物处置不规范引发病原体传播，提出应对策略。

（1）主管部门

1）相关主管部门统筹规划区域内医院洗衣房和提供医用织物洗涤服务的社会化洗涤服务机构的设置，对数量、规模、服务范围、资质审核、质量控制、交接运送及污染废物的处置等环节进行综合评估，加强管理。建立突发公共卫生事件的应急处置预案，各相关主管部分各负其责，发生突发公共卫生事件时启动应急预案，协调组织各部门及时采取措施，确保医院医用织物洗涤消毒工作及时顺畅开展和进行。

2）各级卫生行政部门和医院主管部门应重视洗衣房和提供医用织物洗涤服务的社会化洗涤服务机构的管理，加大监管和督查力度，规范建筑布局、设施设备管理，完善工作制度、操作流程、加强人员培训及考核等。

（2）医院层面

1）新建医院应设置与其规模、任务和发展相适应的洗衣房，建筑要求和流程布局符合《医院医用织物洗涤消毒技术规范》的要求。已建成的洗衣房改建或扩建时，严格按照《医院医用织物洗涤消毒技术规范》要求，做到建筑布局科学合理，洁污分开，不交叉不逆行。

2）制定并及时更新新冠肺炎疫情防控形势下医用织物洗涤消毒的工作制度和操作流程，并落实。

3）加强对工作人员的管理，组织开展培训和考核，发生突发公共卫生事件时针对性开展培训和演练，督促其掌握相关知识和要求并切实履行职责。

4）加强医用织物产生科室和收集、洗涤科室间的沟通协调，医用织物尤其是感染性织物能够及时转运和洗涤消毒，避免堆积。

5）合理选择医用织物，按要求及时更换，分类收集。感染性织物床旁密闭收集，专用袋盛装，密闭转运，及时移交，做好个人防护，对于新冠病区使用后的感染性织物，优先采用水溶性专用包装袋盛装，严密封口，出污染区再加套一层清洁包装袋并封口，并做好相应标识。

6）强化医用织物洗涤消毒全过程的细节管理，尤其与感染防控相关的重要环节，做到及时收集，安全运送，彻底洗消，规范储存。

7）工作人员应根据工作岗位、区域和操作需求，在标准预防的基础上，采取相应的防护措施，穿戴适宜的防护用品。

8）合理处置新冠肺炎患者使用后的感染性织物、一次性床单等，明显污染且无法清洗的医用织物按医疗废物处理。

9）推行医院的医用织物集中洗涤管理模式，将所有的医用织物纳入统一规范管理，保障洗涤质量。

10）选择提供医用织物洗涤服务的社会化洗涤服务机构的医院，应严格审核服务机构资质，与服务机构签订协议书，进行风险评估，明确双方职责，顺畅交接流程，加强质量检查和监督，发现问题及时改进。

（杨　芸　申俊萍）

参考文献

[1] 中华人民共和国卫生部. 医疗废物管理条例（国务院令第 380 号）[EB/OL]. [2003-06-16]. http：//www.nhc.gov.cn/cms-search/xxgk/getManuscriptXxgk.htm?id=18302.

[2] 国家卫生健康委. 关于做好新型冠状病毒感染的肺炎疫情期间医疗机构医疗废物管理工作的通知（国卫办医函［2020］81 号）[EB/OL]. [2020-01-28]. http：//www.nhc.gov.cn/yzygj/s7659/202001/6b7bc23a44624ab2846b127d146be758.shtml.

[3] 中华人民共和国生态环境部. 医疗废物集中处置技术规范（试行）：环发［2003］206 号 [EB/OL]. [2003-12-26]. http：//www.mee.gov.cn/ywgz/fgbz/bz/bzwb/gthw/gtfwwrkzbz/200312/t20031226_63450.shtml.

[4] 中华人民共和国生态环境部. 新型冠状病毒感染的肺炎疫情医疗废物应急处置管理与技术指南（试行）[EB/OL]. [2020-01-29].

http：//www.mee.gov.cn/ywdt/hjywnews/202001/t20200129_761043. shtml.

[5] 国家环境保护总局，国家质量监督检验检疫总局．医疗机构水污染物排放标准：GB18466-2005［S］．北京，2005.

[6] 国家卫健委办公厅．国家中医药管理局办公室．新型冠状病毒肺炎诊疗方案（试行第八版）（国卫办医函［2020］680号）［EB/OL］．［2020-08-19］．http：//www.nhc.gov.cn/xcs/zhengcwj/202008/0a7bdf1 2bd4b46e5bd28ca7f9a7f5e5a.shtml.

[7] 中华人民共和国生态环境部．关于做好新型冠状病毒感染的肺炎疫情医疗污水和城镇污水监管工作通知（环办水体函［2020］52号）［EB/OL］．［2020-08-19］．http：//www.mee.gov.cn/xxgk2018/xxgk/ xxgk06/202002/t20200201_761163.html.

[8] 国家卫生和计划生育委员会．医院医用织物洗涤消毒技术规范：WS/T508-2016［S］．北京，2016.

[9] 国家环境保护总局．医疗机构水污染物排放标准：GB 18466-2005 ［S］．2005.

[10] 王凯军，常丽春，杨美娟，等．从非典到新冠肺炎疫情 我国医疗污水疫情三级防护体系建设与思考［J］．给水排水，2020，46（3）：41-48.

[11] 张丽华，王骁踊，赵洪利，等．武汉雷神山医院污水处理设施运行情况调查［J］．中国消毒学杂志，2020，37（7）：525-527.

[12] 文建鑫，孙杰，李佳．2019-nCoV疫区医疗污水处理现状与建议．中南民族大学学报［J］，2020，39（2）：118-122.

[13] 王胜，王一梅，朱庆，等．新冠肺炎疫情期间武汉城区医疗点和污水处理厂的污水中SARS-CoV-2消毒效果分析．中国消毒学杂志，2020，37（10）：737-740.

[14] 王洪巨．关于疫情防控期间医疗污水和城镇污水处理若干问题的建议［J］．给水排水，2020，46（3）35-40.

[15] 国家卫生和计划生育委员会．医院医用织物洗涤消毒技术规范

[S]．2016.12.27.

[16] 崔晓辉．传染病医院织物洗消过程中存在的问题、隐患及对策
[J]．中国医院建筑与装备，2018，（19）10：85-87.

[17] 贾迪，沈兵，刘军．医院被服洗涤外包服务动态监管的做法 [J]．
解放军医院管理杂志，2019，（26）12：1197-1200.

第八章

检验科微生物实验室的感染防控

检验科是各种病原微生物的聚集地，从事医学检验尤其是微生物检验、分子诊断工作的人员有更多接触病原微生物的机会，稍有疏忽大意，很可能被检验对象所感染，造成医院感染暴发、甚至引起重大公共卫生事件。历年来，实验室感染事件时有发生，如2004年4月传染性非典型肺炎疫情在北京、安徽两地发生，调查结果认定疫情首先来自实验室内感染，是一起因实验室安全管理不善，安全防范措施不力的重大安全责任事故；2017年1月浙江省中医院医源性人类免疫缺陷病毒感染事件，调查结果认为主要原因是个别医疗机构及医务人员医疗安全意识缺失，医院感染防控管理制度不健全、制度规范落实不力，没有严格遵守技术规范和标准化操作规程开展诊疗工作。因此，切实做好检验科尤其是微生物实验室的感染防控工作至关重要。

第一节 检验科的感染防控原则

一、完善规章制度

检验科应完善各项规章制度，包括但不限于感染预防控制制度、生物安全管理制度、消毒管理制度、手卫生制度、标准预防制度、职业暴露预防与处置制度、菌种/毒种保藏制度、医疗废物处置制度等。同时应制定各项检验的标准操作流程并严格执行，做到有章可循。

二、增强防护意识

1. 科室应配备充足的个人防护用品，如乳胶/丁腈手套、医用外科口罩、一次性帽子、护目镜/防护面屏、鞋套、隔离衣或防护服等。

2. 工作人员应严格执行生物安全操作规程，掌握生物安全防护设备设施的使用方法，能正确穿脱个人防护用品。日常工作时应穿工作服、戴医用外科口罩，根据暴露的风险可选择使用手套、工作帽、隔离衣或防护服等个人防护用品。

3．须定期对工作人员进行职业防护培训，建立无菌观念，掌握手卫生、标准预防、消毒隔离、生物安全防护等方面的知识与技能。

三、规范消毒灭菌

1．保持室内清洁，每天对实验台面、地面、仪器表面进行有效的清洁消毒。应建立病原体意外溢撒应急处置流程和应急处置箱，定期进行演练，确保人人知晓。如遇病原体意外溢撒污染，应立即进行处理，防止扩散，必要时向上级报告。

2．消毒液应在有效期内使用或现配现用，并做好消毒液浓度的监测。

3．按规范要求定期对消毒灭菌设备（紫外线灯、压力蒸汽灭菌锅等）进行效果监测。

四、严格菌（毒）种及感染性样本的保藏

菌（毒）种及感染性样本保藏、使用管理，应严格遵照国家生物安全的有关法规进行。应选择适宜的区域（具有消防、防盗、监控、报警、通风和温湿度监测与控制等设施）与适当的设备（应有防盗和温度监测与控制措施），指定两人负责保藏工作，实行双人双锁，做好菌（毒）种及感染性样本入库、出库、使用及销毁工作，记录存档并定期检查。

五、加强废弃物管理

1．分类管理医疗废弃物（包括感染性、病理性、损伤性、药物性、化学性），严禁将医疗废物混装于生活垃圾中。

2．含病原体的废弃物如培养皿、菌种、毒种等，在出实验室前，应先就地压力蒸汽灭菌，再按医疗废物进行处理。

（卫　丽　乔　甫）

第二节　新冠肺炎疫情期间检验科的感染防控

一、新冠标本采集中的感染防控

（一）采集场所要求

采集场所应为独立空间，具备通风条件，需设立清晰的标识指引，明确采样流程和注意事项。采样区域内部应划分相应的清洁区和污染区，配备手卫生设施或装置。若为大规模人群（如医务人员、发热患者、普通住院患者、陪护等"应检尽检"人群，以及普通门诊患者等"愿检尽检"人群）进行集中采集，要根据采集对象的风险级别不同进行分区采样，将发热患者与非发热患者/非发热人群分区采样，避免交叉感染。集中采集点宜选择空旷、通风良好的场地，并根据场地条件划分等候区、采集区、缓冲区和临时隔离区，尽可能保证人员单向流动，并落实"1米线"间隔要求，有效分散待检人员密度。

（二）采样人员要求

1. 资质要求　采样人员应当经过生物安全培训，且培训合格。应熟练掌握不同种类标本（如鼻咽拭子、咽拭子、下呼吸道标本、血液标本、粪便标本）的规范采集方法，确保标本质量合格，做好标本信息记录，保证标本信息的可追溯性。

2. 个人防护　采样人员应正确穿戴工作服、工作帽、医用防护服/隔离衣、医用防护口罩、护目镜/面屏、乳胶手套、防水靴套（必要时）。如遇手套被污染，应及时更换外层乳胶手套。每采集一人应当进行严格手消毒或更换手套。

（三）注意事项

1. 采样操作应轻柔，避免气溶胶产生。

2．采样过程中如遇环境被采样对象的飞沫、鼻涕等喷溅污染时，应立即进行清洁和消毒。若被大量的呕吐物污染，应先使用一次性吸水材料清除污染物，再用 1000 mg/L 的含氯消毒剂或 500 mg/L 的二氧化氯消毒剂等进行擦拭消毒，并及时更换被污染的防护用品。

3．所有标本应放在大小适合，带螺旋盖、内有垫圈、耐冷冻的采集管内，并将管盖旋紧，防止溢洒。

二、检验标本在院内转运的感染防控

（一）转运要求

1．专人转运　各采集场所应指定专人负责运送标本。

2．分类转运　应将新冠与非新冠检测标本分开包装，单独转运，且新冠检测标本转运箱应有"新冠"标识。

3．个人防护　转运人员个人防护用品穿戴应根据其所在场所的风险等级进行选择：①在发热门诊、隔离病房、过渡病房等高风险采集点的转运人员应穿戴工作服、工作帽、一次性隔离衣、医用防护口罩、乳胶手套；②在普通病房及其他低风险集中采集点的转运人员穿戴工作服、工作帽、医用外科口罩、乳胶手套。

（二）新冠标本包装要求

1．三层包装　①所有标本应放在大小适合的、带螺旋盖、内有垫圈、耐冷冻的标本采集管里，拧紧。容器外注明标本编号、种类、姓名及采样日期。将标本放入大小合适的透明塑料袋内（一层）密封，且每袋装一份标本。②将密封袋放入二层容器，可使用内配适量吸湿材料的包装盒或双层医用垃圾袋。③将二层容器放入具有"生物危害"标识的专用标本转运箱，推荐使用符合《危险品航空安全运输技术细则》A 类物品运输 UN2814 标准的转运箱，密封运输。二层容器应当固定在转运箱中，并保持标本直立。

2．转运箱外表面消毒　标本放置后，应用 75% 乙醇或 500 mg/L

的含氯消毒液对转运箱的外表面进行擦拭或喷洒消毒。

（三）注意事项

1. 标本采集后室温放置不超过 4 h，应在 2～4 h 内送到实验室。

2. 若为新冠混采标本，应将采样登记表放入独立密封袋，随转运箱一同转运。

3. 转运及存放标本的容器在使用前后需使用 500 mg/L 含氯消毒剂或 75% 乙醇进行擦拭或喷洒消毒。

4. 转运期间不能自行打开转运箱，并保持转运箱平稳、避免剧烈震荡颠簸。若发生意外，转运者不要自行处理转运箱，须到接收地点说明情况，共同处理。

5. 标本转运人员应与接收人员进行当面双签收。

三、新冠标本核酸检测中的感染防控

（一）检测场所要求

检测场所应为在市级卫生健康主管部门备案的生物安全等级为二级及以上，且经省级卫生健康行政部门审核备案的临床基因扩增检验的实验室。原则上实验室应当设置以下区域：试剂储存和准备区、标本制备区、扩增和产物分析区，且三区在物理空间上应当是完全相互独立的，不能有空气的直接相通。其中标本制备区涉及转运桶的开启、标本灭活、核酸提取及加入至扩增反应管等操作，因此须配备 II 级生物安全柜等生物安全防护设备。若使用的仪器为标本加样、核酸提取及扩增检测一体的自动化分析仪，则标本制备区、扩增和产物分析区可合并。

（二）检测人员要求

1. 资质要求　具备医学检验、分子生物医学等相关专业的大专及以上学历或具有中级及以上专业技术职务任职资格，并有 2 年以上的实验室工作经历和基因检验相关培训合格证书的人员，方可准入承担新冠核酸检测工作。上岗前须经过严格的规范化培训，掌握实验室生物安全防护知识。

2．个人防护　标本接收、试剂准备与核酸扩增区工作人员穿戴工作服、工作帽、隔离衣、医用防护口罩、护目镜／面屏、手套（必要时双层）、鞋套（必要时）；标本制备区工作人员穿戴工作服、工作帽、医用防护服、医用防护口罩、护目镜／防护面屏、乳胶手套（双层）、防水靴套。

（三）检验操作要求

1．标本查收与包装消毒　应在生物安全二级实验室核心区打开转运箱，取出二层容器。在生物安全柜中打开二层容器，用75% 乙醇擦拭或喷洒消毒后取出密封袋，再用75% 乙醇擦拭或喷洒消毒，检查标本是否密封完好。使用后的二层容器内外壁经75% 乙醇擦拭消毒后移出生物安全柜，待实验结束后使用紫外灯照射消毒。

2．标本灭活　使用含胍盐的灭活型保存液的标本无需进行灭活，可直接进行核酸提取；使用非灭活型保存液的标本，则应先进行灭活处理（56 ℃孵育 30 min 热灭活或使用化学灭活剂处理）。

3．核酸提取与扩增　打开标本采集管加样提取核酸以及添加PCR 扩增反应体系的操作均应在生物安全柜内进行。

（四）实验室管理

1．人员管理　实验室内应做好人员管控，非实验技术人员不得进入实验室，若因特殊情况确需进入实验室的，应严格遵守实验室的相关规定，按需做好个人防护措施，在避免交叉感染的同时杜绝实验室污染。所有进入实验室工作的人员应避免将不必要的个人物品，如手机、书本、背包等带入实验区。

2．环境管理　每天实验后，应使用500 mg/L 含氯消毒剂或75% 乙醇对实验台面、地面进行消毒；生物安全柜内试管架、移液器等使用 75% 乙醇进行擦拭后再开启紫外灯照射消毒 30 min 消毒；严禁随意丢放移液器等实验用品。

3. 建立应急预案，并定期演练　实验室应该建立标本溢撒、职业暴露等的应急预案，并设置应急处置箱，做好相关用物的准备，定期开展演练，做到人人知晓，避免发生意外情况时慌乱应对。

（五）注意事项

1. 标本保存　进行新冠核酸检测的标本应当尽快进行检测。如不能及时检测，应放入专用冰箱保存。可在 24 h 内检测的标本置于 4 ℃保存；24 h 内无法检测的标本应置于 –70 ℃或以下温度保存；如无 –70 ℃保存条件，则于 –20 ℃暂存。保存冰箱应实行双人双锁管理。

2. 标本热灭活　温浴前需旋紧标本管盖，必要时可用封口膜；温浴过程中可每隔 10 min 将标本轻柔摇匀 1 次，以保证标本均匀灭活；温浴后标本需静置至室温或至少 10 min 使气溶胶沉降后再开盖进行后续操作。

3. 污染处置　若标本溢撒造成台面、地面或生物安全柜局限性污染，应立即用吸水纸或毛巾覆盖，去除污染物后再用 1000 mg/L 含氯消毒剂进行擦拭消毒；若大量溢撒，立即采用吸水纸清除污染物后，可用过氧乙酸雾化或加热熏蒸，熏蒸时保持实验室空间密闭，避免污染物扩散。

四、新冠标本微生物检测中的感染防控

（一）标本分拣要求

1. 设置集中分拣点　检验科应设置集中标本分拣点，指定专人负责标本分拣工作，将新冠确诊 / 疑似患者标本与普通患者标本明确区分。新冠转运箱开箱时应先用 75% 乙醇擦拭消毒。分拣时应不开封第一层密封袋。分拣点须配备手卫生用品或设施。

2．个人防护　标本分拣人员应正确穿戴工作服、工作帽、隔离衣、医用防护口罩、护目镜 / 防护面屏、乳胶手套（双层）。如遇手套被污染，应及时更换外层乳胶手套。

3．当面交接　标本转运人员应当面告知标本来源，进一步提升检验科人员生物安全意识。

（二）标本检测要求

1．个人防护　检验操作者应穿戴工作服、工作帽，根据风险评估选用医用防护服、医用防护口罩、护目镜 / 防护面屏、乳胶手套、防水靴套等个人防护用品。如遇手套被污染，应及时更换外层乳胶手套。

2．操作要求　①进行微生物检测接种须在二级生物安全柜内进行；②操作过程尽可能避免打开试管盖，尽可能缩短打开的持续时间，尽可能避免产生气溶胶；③如果必须打开试管盖或有可能产生气溶胶的操作，亦须在二级生物安全柜内进行；④对于需要离心处理的标本，离心时操作者不能离开离心机，应在离心停止至少 15 min 后方可取出，且取出后应在生物安全柜中先消毒再开盖；⑤尽可能在生物安全柜中放入和取出离心机转子；⑥如果离心过程有异常声响，则应停止离心 30 min 以上方可开盖，并做好仪器内消毒；⑦建议有负压条件的检验科启用负压实验室，进一步保障环境和工作人员的生物安全。

（三）注意事项

1．标本拒收　信息不全、标识不清的标本以及容器破裂、溢撒及污染严重的标本应拒收，且应及时更换污染手套，并对污染台面进行清洁消毒。

2．废弃平皿处理　应采用透明塑料密封袋将新冠确诊 / 疑似患者的废弃平皿密封，单独包装并与普通患者的废弃平皿分开收集，经压力蒸汽灭菌处理后按感染性医疗废物进行处置。

五、检验后标本的处置

（一）标本处置人员要求

1. 资质要求 标本处置人员应经过严格培训（如手卫生、职业防护培训、实验室生物安全培训等），能正确穿戴个人防护用品，具备特种作业（如使用压力蒸汽锅）资格证等。

2. 个人防护 标本处置人员的个人防护用品应根据其所处置的标本类别进行选择。①处置新冠检测标本以及新冠疑似或确诊患者的其他检测标本：工作服、工作帽、医用防护服、医用防护口罩、护目镜/面屏、乳胶手套（双层）、防水靴套（必要时）；②处置除①之外的非新冠检测标本：工作服、工作帽、医用外科口罩、隔离衣（必要时）、乳胶手套。

（二）处置要求

1. 分类收集 新冠检测标本以及新冠疑似或确诊患者的非新冠检测标本应与其他类别标本分开收集。固体标本应收集于不易破裂、防渗漏、耐湿耐热、可密封的容器内；实验操作过程中产生的感染性废液，需采用化学消毒（1000 mg/L 含氯消毒剂处理）方式处理后方可排入实验室水处理系统，经统一处理达标后再进行排放；对于新冠核酸扩增产物，应先全部浸泡于 1 mol/L 盐酸中消毒后再转移出实验室。

2. 正确包装 新冠检测标本以及新冠疑似或确诊患者的非新冠检测标本应严格按照国家规定进行正确包装。标本盛装不应超过医疗废物袋的 3/4。应采用双层医疗废物袋收集，并分层进行鹅颈式封口包扎。在外层包装袋上备注医疗废物信息，并标注"新冠"字样。

3. 正确处置 检测工作完成后，应及时处置标本。若为一般人群筛查且检测结果为阴性，剩余标本及核酸可在报告发出 24 h 后进行处置；若为境外等高风险区域人员、新冠肺炎患者的密接者和密接的密接者等集中隔离人员，或检测结果为阳性的标本，应在 −20 ℃

保存 7 天。新冠检测标本、新冠疑似或确诊患者的非新冠检测标本，以及感染性废物（含病原体的培养基、标本、菌种、毒种保存液）应当及时就地进行压力蒸汽灭菌处理，再按感染性废物收集，沿医疗废物通道运出实验室。若标本在检测前已灭活，则无需进行压力蒸汽灭菌处理，直接按医疗废物处置即可。应做好压力蒸汽灭菌质量监控和消毒、销毁记录。

六、检验工作中的常见问题与对策

1．脱防护服之前是否需要全身喷洒消毒液？

对策：脱防护服之前不应对全身喷洒消毒液，以避免消毒剂滥用。如遇防护服被大量血液、体液、呕吐物污染时，应先用吸湿材料去除污染物，再尽快按标准流程进行脱卸。

2．哪些医疗废物出实验室前需要压力蒸汽灭菌处理？

对策：所有含病原体的培养基、标本和菌种、毒种保存液等高危险废物，应当在产生地点进行压力蒸汽灭菌或者化学消毒处理，然后按照感染性废物收集处理。血常规、生化等标本应根据患者类别进行处理，若为新冠疑似或确诊患者的标本，须严格按照新冠医疗废物进行收集，先进行压力蒸汽灭菌或化学消毒处理，再按感染性废物收集处理；若为普通患者标本则不需压力蒸汽灭菌，直接按感染性废物收集处理即可。实验室脱卸的医用防护服、隔离衣、医用防护口罩等个人防护用品，以及其他未含培养基、标本、菌毒种的废物不需要进行压力蒸汽灭菌，按感染性废物收集处理即可。

3．是否需要对仪器内部进行消毒？

对策：一般不需要对仪器内部进行常规消毒。

4．试剂外包装等是否属于医疗废物？

对策：在为新冠疑似或确诊患者诊疗的发热门诊或病房（区）产生的试剂外包装均应当按医疗废物进行分类收集处理，在检验科库房等清洁区产生的未被污染的试剂外包装则按生活垃圾处理即可。

5. 实验室是否需要进行空气消毒?

对策:新冠核酸检测实验室每次检测完毕后应进行房间紫外消毒30 min 或紫外消毒机照射消毒 1 h,必要时可采用核酸清除剂等试剂清除实验室残留核酸。非新冠核酸检测的实验室不需要常规开展空气消毒,可选择自然通风或机械通风进行有效空气交换,每日通风2～3次,每次不少于 30 min。

6. 新冠核酸检测实验室工作人员是否必须穿医用防护服、戴双层乳胶手套以及穿鞋套?

对策:新冠核酸检测实验室工作人员应根据暴露的风险选择个人防护用品。在标本接收区、制备区可选用医用防护服或隔离衣、戴乳胶手套、穿鞋套;在试剂准备区以及核酸扩增与产物分析区的工作人员可穿工作服,戴手套。

7. 标本转运工作人员是否需要穿医用防护服?

对策:不需要。新冠核酸检测标本应密闭运输,且外层转运箱在转运前已进行了消毒,因此标本转运工作人员着工作服、戴医用外科口罩、戴手套即可,不需要穿医用防护服。

8. 新冠核酸检测实验室是否必须采用负压条件?

对策:非必须采用负压条件。可通过安装排风扇、负压排风装置或其他可行的方式控制气流,避免产生逆向污染。

（卫　丽　乔　甫）

参考文献

[1] 国务院应对新型冠状病毒肺炎疫情联防联控机制医疗救治组. 医疗机构新型冠状病毒核酸检测工作手册(试行第二版)(联防联控机制医疗发〔2020〕313 号)[EB/OL].[2020-12-30]. http://www.nhc.gov.cn/yzygj/s7659/ 202012/b89bcd0813da41788688eb14787b3c72. shtml

[2] 国务院应对新型冠状病毒肺炎疫情联防联控机制医疗救治组. 新冠

病毒核酸 10 合 1 混采检测技术规范 [S]．北京，2020.

[3] 国务院应对新型冠状病毒肺炎疫情联防联控机制医疗救治组．新冠病毒核酸筛查稀释混样检测技术指引（联防联控机制医疗发〔2020〕277 号）[EB/OL]．[2020-7-22]．http：//www.nhc.gov.cn/yzygj/s7659/202007/90d971adb7e146bb8a4ad80c4c7c5eb0.shtml

[4] 国家卫生和计划生育委员会．病原微生物实验室生物安全通用准则：WS233-2017 [S]．北京，2017.

[5] 国家卫生健康委员会．新型冠状病毒实验室生物安全指南（第二版）（国卫办科教函〔2020〕70 号）[EB/OL]．[2020-1-23]．http：//www.nhc.gov.cn/qjjys/s7948/202001/0909555408d842a58828611dde2e6a26.shtml

[6] 蒋黎，刘靳波，郭晓兰，等．四川省新型冠状病毒相关实验室检测及生物安全操作专家共识 [J]．实用医院临床杂志，2020，17（02）：3-7.

[7] 肖玉玲，陆小军，康梅，等．2019 新型冠状病毒疫情下医院检验科的生物安全实施方案探讨 [J]．中华检验医学杂志，2020，43（05）：511-514.